A. Diefenbacher · H.-P. Volz · T. Vogelsang · P. Teckhaus
Psychiatrie in der Krankenpflegeausbildung

Springer
Berlin
Heidelberg
New York
Barcelona
Budapest
Hongkong
London
Mailand
Paris
Santa Clara
Singapur
Tokio

A. Diefenbacher · H.-P. Volz
T. Vogelsang · P. Teckhaus

Psychiatrie in der Krankenpflege- ausbildung

2., überarbeitete und erweiterte Auflage

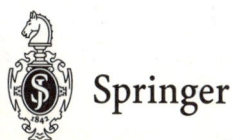

Springer

Dr. med. Albert Diefenbacher, Evangelisches Krankenhaus Königin Elisabeth Herzberge, I. Abt. für Allgemeine Psychatrie, Herzbergstr. 79, 10362 Berlin

PD Dr. med. Hans-Peter Volz, Klinik für Psychiatrie, Friedrich-Schiller-Universität Jena, Philosophenweg 3, 07740 Jena

Thomas Vogelsang, Platane 19 e.V., Sophie-Charlottenstr. 30, 14059 Berlin

Peter Teckhaus, Alexianer Krankenhaus, Station Rochus, Kölner Str. 64, 51149 Köln

ISBN 3-540-63638-2 Springer-Verlag Berlin Heidelberg New York

Die Deutsche Bibliothek - CIP-Einheitsaufnahme

Psychatrie in der Krankenpflege / von Albert Diefenbacher ... - 2., überarb. und erw. Aufl. - Berlin ; Heidelberg ; New York ; Barcelona ; Budapest ; Hongkong ; London ; Mailand ; Paris ; Santa Clara ; Singapur ; Tokio : Springer, 1998
ISBN 3-540-63638-2

Umschlagentwurf: de'blik, 10435 Berlin
Satz: FotoSatz Pfeifer GmbH, 82166 Gräfelfing
SPIN: 10628703   23/3135 – 5 4 3 2 1 0 – Gedruckt auf säurefreiem Papier

Vorwort zur 2. Auflage

Die 2. überarbeitete Auflage dieses Büchleins erfolgt, nachdem es in verschiedenen Bereichen der Aus-, Fort- und Weiterbildung zum Einsatz gekommen ist. Ursprünglich gedacht für den Unterricht in Krankenpflegeschulen wurde es darüber hinaus, auch von den Autoren selber, beim Unterricht von weiteren Berufsgruppen eingesetzt, die mit der Versorgung psychisch Kranker beschäftigt sind. Gefreut hat uns das Interesse im komplementären Bereich, also etwa bei Mitarbeitern von therapeutischen Wohngemeinschaften oder Übergangswohnheimen. Auch bei Beschäftigten in Heimen für geriatrische und gerontopsychiatrische Patienten hat es Interesse gefunden. Nicht zuletzt wurde es auch in der Ausbildung von Musiktherapiestudenten eingesetzt. Besonders nützlich empfanden die „Konsumenten" die ausführlichen Falldarstellungen, mit denen es gelungen sei, psychiatrisches Arbeiten zu verdeutlichen. Geschätzt wurde vor allem aber die plastische Darstellung der Patienten, die das dem Laien oft unverständliche und angstmachende Erleben und Verhalten psychisch kranker Patienten sowohl im akuten Stadium, wie aber auch im Heilungsprozeß nachvollziehbar gemacht habe.

Die 2. Auflage ist in weiten Teilen neu überarbeitet worden. Die Fallbeispiele wurden beibehalten, eingehende Veränderungen mußten auf Grund neuer Entwicklungen beispielsweise die Kapitel über medikamentöse Therapien in der Psychiatrie bzw. rechtliche Aspekte in der Psychiatrie erfahren, ebenso das Kapitel über die Pflegedokumentation. Abschnitte über Grundlagen der psychiatrischen Diagnostik und Enthospitalisierung wurden eingefügt.

Da das Buch auch von Ausbildern und Mentoren eingesetzt wird, haben wir uns entschlossen, unter Beibehaltung der alten diagnostischen Bezeichnung (in Anlehnung an ICD-9) die modernere Begrifflichkeit des ICD-10 einschließlich der Diagnoseschlüssel aufzunehmen. **Dies soll vor allem den Unterrichtenden helfen, die während einer jetzt beginnenden Übergangszeit bestehenbleibende Parallelität zweier unterschiedlicher Begriffssysteme zu verstehen.** Bei Empfehlung des Büchleins im Unterricht sollten die Ausbilder und Mentoren daher darauf hinweisen, daß von den Auszubildenden selbstverständlich nicht die Beherrschung der Diagnoseschlüssel zu verlangen ist!

Stellvertretend für die konstruktive Kritik, die uns bei der Neufassung geholfen hat, möchten wir uns hier bei den Mitarbeitern und Auszubildenden der Krankenpflegeschule des Ev. Krankenhauses Königin Elisabeth Herzberge in Berlin, sowie bei den Teilnehmern der vom Diakonischen Werk Berlin-Brandenburg e.V. – Fortbildung Behindertenhilfe – veranstalteten Seminare bedanken, ebenso bei Martina Diefenbacher, Dipl. Psych. und Dr. theol. Hartwig Grubel für ihre Anmerkungen bei der Überarbeitung des Textes. Frau B. Gnorski war erneut eine große Hilfe bei der Erstellung des Manuskripts.

Berlin/Jena/Köln, im Frühjahr 1998   *Die Autoren*

Vorwort zur 1. Auflage

Grundkenntnisse in Diagnostik, Therapie und Umgang mit psychisch kranken Patienten haben in der Ausbildung des Krankenpflegepersonals mittlerweile einen höheren Stellenwert bekommen, was sich nicht zuletzt darin zeigt, daß jeder Krankenpflegeschüler im Laufe seiner Ausbildung einen Pflichteinsatz auf einer psychiatrischen Abteilung zu absolvieren hat.

Das vorliegende Buch wurde zur Vorbereitung und Begleitung dieses Einsatzes konzipiert. Ohne daß der Leser über einschlägige Vorkenntnisse verfügen muß, soll er sich zum einen das psychiatrische Basiswissen aneignen können, das zum Bestehen seiner Prüfungen erforderlich ist. Zum anderen aber – und dies ist unser Hauptanliegen – soll er den pflegerischen Alltag in der Psychiatrie verstehen lernen und begreifen, welche wichtige Rolle die psychiatrische Krankenpflege in der Therapie des psychisch kranken Patienten spielt. Daher haben wir den Schwerpunkt unserer Darstellung im Teil *Spezielle Psychiatrie* auf ausführliche Fallbeispiele gelegt, in denen der jeweils erforderliche pflegerische Umgang bei Akutbehandlung, Stabilisierung und Vorbereitung der Patienten auf die Entlassung aus der stationären Therapie dargestellt wird. Im zweiten Teil sollen dagegen *Allgemeine Aspekte* erläutert werden. Besonderes Gewicht wurde dabei auf die Darstellung der Pflegeplanung in der Psychiatrie gelegt, die aufgrund gesetzlicher Auflagen inzwischen in den meisten Kliniken eingeführt worden ist. Das entsprechende Kapitel soll zusammen mit dem über das Stationsteam helfen, die krankenpflegerischen Tätigkeitsbereiche in der Psychiatrie in ihren Besonderheiten von denen der anderen beteiligten Berufsgruppen abzugrenzen – vielleicht kann damit ein Beitrag zur Herausbildung eines Berufsbildes „psychiatrische(r) Krankenpfleger(in)" geleistet werden.

Das Buch ist in Teamarbeit entstanden. Wir hielten diese Form der Zusammenarbeit (2 Ärzte, 2 Krankenpfleger) im Rahmen unserer Konzeption eines Lehrbuchs für Krankenpflegeschüler(innen) nicht nur für nützlich, sondern für unumgänglich. Unsere Diskussionen haben uns dabei geholfen, wechselseitig Vorstellungen über die jeweilige Berufsgruppe zu überdenken und auch zu korrigieren. Wir hoffen, daß sich dies insbesondere auch in der Verständlichkeit unseres Textes äußert.

Wir haben versucht, unsere Erfahrungen in stationärer (psychiatrische Universitätsklinik und Landeskrankenhaus), teilstationärer (Sozialpsychiatrie) und ambulanter Psychiatrie (Psychotherapie) zu vermitteln. Dabei griffen wir auf Unterrichtskonzepte zurück, die drei von uns (A.D., T.V. und H.-P. V.) im Unterricht von Krankenpflege- bzw. Krankengymnastikschülern(innen) entwickelt haben.

Besonders erwähnt werden soll, daß kritische Kommentare von Erika Hamann, Dieter Dankemeier-Handrick und Dr. med. Dr. phil. Rolf Saupe wesentliche Anregungen aus krankenpflegerischer wie auch aus ärztlicher Sicht gaben. Frau I. Mast, Herrn Dipl.-Psych. G. Heim und Herrn Dr. R. Stieglitz sei für Anmerkungen zu den Abschnitten über testpsychologische Diagnostik und zum Kapitel über das Stationsteam gedankt. Vor allem möchten wir uns bei Frau C.M. Peitz für die hervorragende Zusammenarbeit bei der Herstellung des Manuskripts bedanken, wodurch die Mühe der Korrekturen und Überarbeitungen erleichtert wurde.

Den größten Teil unserer psychiatrischen Erfahrungen haben wir an der Psychiatrischen Universitätsklinik der Freien Universität Berlin in Berlin-Charlottenburg erworben. Die praktische und theoretische Ausbildung an dieser Klinik sowie der alltägliche Umgang in den Teams und vor allem aber auch mit unseren Patienten auf den einzelnen Stationen haben den hier vorgelegten Leitfaden sicherlich in wesentlichen Teilen geprägt. Verantwortlich für den Inhalt sind selbstverständlich allein die Autoren – Kritik ist uns willkommen.

Berlin/Frankfurt, Herbst 1991   *A. Diefenbacher · H.-P. Volz*
                                                                  T. Vogelsang · P. Teckhaus

Inhaltsverzeichnis

Verzeichnis der Fallbeispiele

Einleitung: Was macht der Psychiater eigentlich?

Wer mit Halsschmerzen zum Hausarzt geht, weiß, was ihn dort erwartet: „Machen Sie bitte mal den Mund auf, strecken Sie die Zunge heraus, und sagen Sie AAAhhh." Vermutlich wird einem dann auch noch mit einem Holzspatel die Zunge ganz weit hinten hinunter gedrückt und mit einer Lampe in den Rachen geleuchtet, was recht unangenehm ist. Danach bekommt man die Diagnose zu hören („das ist ganz rot und also entzündet"). Unter Umständen muß man daraufhin ein paar Tage lang Tabletten einnehmen und täglich Rachen und Mund mit einem Mundwasser spülen. Das alles macht keine Angst und ist üblicherweise nach ein paar Minuten vorbei.

Was der Psychiater oder Nervenarzt dagegen macht, ist häufig unklar. Viele glauben, daß der Psychiater es gelernt habe, seinen Patienten sozusagen anzusehen, was ihnen fehlt. Nicht selten ist die Vermutung, daß er sogar Gedanken lesen könne. Häufig wird unterstellt, daß etwa die Patienten einer psychiatrischen Klinik dort gegen ihren Willen eingesperrt werden, um mit Medikamenten ruhig gestellt zu werden. Auch wird befürchtet, daß jemand, der einmal „in der Psychiatrie" ist, dort nie wieder oder erst nach sehr langer Zeit herauskommt. Dies alles ist aber nicht richtig!

Die Arbeit des Psychiaters unterscheidet sich eigentlich gar nicht so sehr von der eines Hausarztes oder Internisten. Jede ärztliche Untersuchung setzt sich aus mehreren einzelnen Schritten zusammen: Der Patient teilt dem Arzt mit, was für Beschwerden er hat, und der Arzt stellt gezielte Fragen, um die Vorgeschichte dieser Beschwerden zu klären. Danach erfolgt die Befunderhebung. Hier werden einmal Symptome erfragt, die man nicht sehen kann (z.B. Kopfschmerzen), zusätzlich wird eine körperliche Untersuchung durchgeführt, wobei u.U. Hilfsmittel wie das Stethoskop und die Blutdruckmanschette eingesetzt werden. In vielen Fällen reichen diese beiden

Schritte bereits aus, um zu einer Diagnose zu gelangen. Wenn dies nicht möglich ist, müssen weitere Untersuchungen durchgeführt werden, wie z. B. eine Laboruntersuchung (Blutbild, Urinuntersuchung) oder apparative Zusatzuntersuchungen (z. B. EKG oder Röntgenaufnahme). Diese Zusatzuntersuchungen geben dann in Zusammenhang mit Anamnese und dem vom Arzt erhobenen Untersuchungsbefund häufig genügend Informationen, um zu einer Diagnose zu kommen. Auf Grundlage dieser Diagnose kann dann eine Behandlung für den Patient empfohlen werden. Dabei können Medikamente (z. B. zur Blutdrucksenkung), aber auch nichtmedikamentöse Verfahren (z. B. Entspannungsverfahren zur Blutdrucksenkung) verordnet werden. Unter Umständen werden weitere Therapeuten vom Arzt hinzugezogen, wie z. B. Krankengymnasten beim Vorliegen von bandscheibenbedingten Beschwerden.

Dieses Vorgehen wird, wie gesagt, von Hausarzt, Internist und Psychiater gleichermaßen befolgt. Der Unterschied zwischen Hausarzt und Psychiater liegt dabei weniger in der Reihenfolge bzw. in den Bestandteilen dieser Untersuchung, als vielmehr in einer unterschiedlichen Schwerpunktsetzung, wie Tabelle 1 verdeutlicht.

Das **Kernstück der psychiatrischen Untersuchung** ist die Erhebung des psychopathologischen Befundes, also die Erhebung und Zusammenstellung von psychopathologischen Symptomen. Psycho-

Tabelle 1. Untersuchungen von Hausarzt und Psychiater

	Hausarzt	Psychiater
Anamnese (welche Beschwerden?)	+	+
Familienanamnese	+	+
Vorgeschichte (frühere Erkrankungen?)	+	+
Untersuchung	+	+
– körperlich	+++	+
– psychopathologisch	+	+++
Zusatzuntersuchungen (Labor, EKG etc.)	++	+
Diagnose	+	+
Therapie	+	+
– psychotherapeutisch	(+)	++
– medikamentös	+++	++
– andere (z. B. Entspannung)	+	++

pathologische Symptome sind dabei solche Symptome, die für das Vorliegen einer Erkrankung im psychischen Bereich sprechen: Es kann sich hierbei um Symptome handeln, die nur der Patient selber erlebt (z.B. Stimmen hören) oder die auch vom Psychiater gesehen werden können (z.B. starre, ausdrucksarme Mimik bei depressiven Patienten). Es gibt über 100 solcher psychischer Symptome, deren Erhebung der Psychiater in seiner Ausbildung lernt. Diese Symptome werden der Übersichtlichkeit halber in mehrere Gruppen untergliedert, von denen im folgenden einige genannt seien:

- Orientierung (zur Zeit, zum Ort, zur Situation, zur Person),
- Merkfähigkeit und Gedächtnis,
- Aufmerksamkeit und Konzentration,
- Wahrnehmungsstörungen (z.B. Halluzinationen),
- Denkstörungen (z.B. Wahn),
- Störungen des Gefühlserlebens (affektive Symptome, z.B. deprimiert),
- Antrieb (z.B. gesteigert oder verarmt bis bewegungslos),
- Angst,
- Zwangssymptome,
- Intelligenz,
- andere Symptome (z.B. Schlafstörungen, Appetit-, Gewichtsverlust),
- Suizidalität (Todesgedanken, Gedanken an Selbsttötung).

Der Patient wird also in der Praxis dem Psychiater zunächst seine Beschwerden erzählen (z.B. Ängste, Schlafstörungen). Der Psychiater wird daraufhin wie bei einer Checkliste die anderen Bereiche absuchen müssen, um weitere möglicherweise vorhandene Symptome zu erheben. Berichtet der Patient beispielsweise neben seinen Durchschlafstörungen über nächtlich auftretende Angstattacken, eine deprimierte Stimmung tagsüber, Energieverlust und Todesgedanken, so könnte eine depressive Erkrankung vorliegen. Gibt der Patient aber an, häufig Stimmen zu hören, die ihn beleidigen und bedrohen, weswegen er nicht einschlafen könne, so spricht dies vielleicht für das Vorliegen einer schizophrenen Erkrankung.

Wie der Internist setzt der Psychiater die psychischen Symptome zu einem Gesamtbild zusammen, er beschreibt also in einem ersten Schritt ein sog. **Syndrom**, d.h. ein Mosaik aus bestimmten Symptomen. Wie der Internist erhebt er dann die weitere Vorgeschichte und führt auch eine orientierende körperliche Untersuchung durch.

Berichtet z. B. ein 60jähriger Patient, daß er seit 15 Jahren immer wieder einige Monate lang jedes Jahr eine depressive Verstimmung erleidet, so könnte hier eine depressive Erkrankung vorliegen (vgl. Kap. 2). Fällt dem Psychiater dagegen bei der körperlichen Untersuchung auf, daß ein Patient, der niemals früher über Verstimmungen und Energieverlust zu berichten weiß, eine eindrückbare Haut hat und eine vergrößerte Schilddrüse, so wird er zunächst eine Schilddrüsenunterfunktion (Hypothyreose) mit einem Labortest ausschließen müssen (vgl. Kap. 3).

Häufig sind auch körperliche Erkrankungen mit psychischen Begleitsymptomen verbunden, so daß in der Praxis eine Zusammenarbeit zwischen Hausarzt, Internist und Psychiater sinnvoll ist.

In Deutschland gibt es einige **Berufsgruppen**, die psychisch Kranke betreuen, so daß hier oftmals eine Unklarheit über die Bedeutung der jeweiligen Berufe herrscht. Zur Orientierung wollen wir folgendes festhalten: Ein **Neurologe** ist ein Arzt, der sich hauptsächlich mit organischen Erkrankungen des Nervensystems beschäftigt (z. B. multiple Sklerose, Schlaganfall, Bandscheibenvorfall), der **Neurochirurg** ist ein Arzt, der sich auf Operationen im Bereich des zentralen (Gehirn und Rückenmark) und peripheren Nervensystems spezialisiert hat, der **Epileptologe** kümmert sich primär um Patienten mit Krampfanfällen (Epilepsien), ein **Nervenarzt** hat zwei Ausbildungen, als Neurologe und Psychiater, durchlaufen. Überwiegend mit psychisch kranken Patienten beschäftigt sich der **Psychiater**, wobei hier zum Neurologen auch Überschneidungen bestehen, da einige psychische Erkrankungen oder Verhaltensauffälligkeiten klare organische Ursachen haben (wie z. B. ein Schlaganfall als Ursache einer depressiven Verstimmung). Zur Zeit dauert eine Ausbildung zum *Facharzt für Psychiatrie und Psychotherapie* 5 Jahre. Jeder Psychiater erlernt im Rahmen seiner Ausbildung psychotherapeutische Techniken (z. B. Verhaltenstherapie, vgl. Kap. 12). Ärzte anderer Fachrichtungen und Psychologen können durch eine mehrjährige Zusatzausbildung in Psychotherapie ebenfalls die Qualifikation eines Psychotherapeuten erwerben. **Psychologen** haben im Gegensatz zu Psychiatern oder Nervenärzten nicht Medizin, sondern Psychologie studiert. Falls Psychologen mit psychisch Kranken arbeiten (im Krankenhaus oder in einer Praxis), setzen sie psychotherapeutische Techniken

oder psychodiagnostische Testverfahren ein (vgl. Kap. 10, Stationsteam), anders als der Arzt führt der Psychologe aber keine körperliche Untersuchung durch und nimmt auch nicht am Nachtdienst teil.

Psychiatrische Krankheitslehre

Die **psychiatrische Krankheitslehre (Nosologie)** versucht, die Vielzahl psychischer Erkrankungen zu systematisieren und in einheitli-
chen Krankheitsgruppen zusammenzufassen. Am weitesten anerkannt ist eine Gliederung in 3 große Gruppen (triadisches System der
Psychiatrie):

- **1. Endogene Psychosen:** Schizophrenien, affektive Psychosen
  (Manie, endogene Depression).
- **2. Organische (exogene) Psychosen:** akutes hirnorganisches Psychosyndrom, chronisches hirnorganisches Psychosyndrom.
- **3. Erlebnisreaktive Störungen:** neurotische, Belastungs- und
  somatoforme Störungen, Persönlichkeitsstörungen.

Diese z. T. sicherlich grobe Gliederung hat eine lange Tradition. Sie ist
weitgehend als Orientierungshilfe anerkannt und in diesem Sinne
auch nützlich. Sie besagt folgendes: Für die **organischen (exogenen,
d.h. von außen verursachten) Psychosen** gibt es körperliche Ursachen.

Die **erlebnisreaktiven Störungen** sind umweltbedingt, sie sind
Ergebnis akuter oder chronischer zwischenmenschlicher Konflikte.
Solche Störungen werden auch *psychoreaktiv* genannt.

Demgegenüber sind **endogene Psychosen** weder durch uns
bekannte körperliche Ursachen bedingt, noch sind sie ausschließlich
psychoreaktiv verursacht. Ihre Ursachen sind (noch) unbekannt.
Man geht davon aus, daß sie *multifaktoriell* entstehen, d.h. daß mehrere Ursachen an ihrem Zustandekommen beteiligt sind, wobei einer
vererbbaren Anlage eine gewisse Bedeutung zukommt, die deutlich
größer ist als bei den beiden anderen Gruppen.

Aus verschiedenen Gründen, die wir hier nicht diskutieren wollen,
hat man in den letzten Jahren damit begonnen, neue Diagnosebe-
griffe einzuführen. Dies ist Ausdruck des angewachsenen Wissens
und der erweiterten Behandlungsmethoden in der Psychiatrie. Die
neuen diagnostischen Begriffe sind in einem eigenen System zusam-

mengefaßt worden, in der sog. ICD-10 (*International Classification of Diseases*, 10. Revision). Wir haben die neuen diagnostischen Begriffe, soweit es ging, neben die alten gestellt. Dies soll während der jetzt beginnenden Übergangszeit dabei helfen, daß alte und neue Begriffe gleichermaßen verstanden werden.

Die Diagnoseziffern (z. B. F 7) haben wir beigefügt, damit Dozenten und Ausbildungsleiter sich schneller orientieren können. **Die Auszubildenden brauchen diese Ziffern nicht zu lernen!**

Spezielle Psychiatrie

Schizophrenie

Wir beginnen dieses Kapitel mit 2 Fallbeispielen. Fallbeispiel A beschreibt einen Patienten mit akuter **paranoid-halluzinatorischer Schizophrenie** (ICD-10: paranoide Schizophrenie, F 20.0), Fallbeispiel B einen Patienten mit **chronischer Schizophrenie** (ICD-10: schizophrenes Residuum F 20.5).

Fallbeispiel A: Paranoid-halluzinatorische Schizophrenie (ICD-10: paranoide Schizophrenie, F 20.0)

Aufnahmesituation. Herr P. kommt in Begleitung des Arztes vom Dienst und eines Kripo-Beamten zur Station. Bei der Begrüßung fällt die für die Jahreszeit viel zu warme Kleidung auf. Außerdem hat Herr P. 2 verschiedene Schuhe an. Eine normale Begrüßung ist unmöglich; der Patient gestikuliert, stößt laufend Schimpfwörter aus: „Ihr kriegt mich nicht", wiederholt er ständig. Dabei blickt er sich häufig um, als suche er den Absender der ihn bedrohenden Stimmen. Körperhaltung und Mimik bieten Zeichen von großer Anspannung. Herr P. reagiert nur mit kurzen Blicken auf Versuche, seine Aufmerksamkeit auf andere Dinge zu lenken. So ist es auch zunächst unmöglich, ihm sein Zimmer bzw. die Station zu zeigen. Um die starke Angst und Unruhe und die Stimmen, die ihn z. Z. beherrschen, zu dämpfen, wird ein angst- und spannungslösendes Medikament angesetzt. Da die Reaktion von Herrn P. auf das Angebot medikamentöser Hilfe unvorhersehbar ist, halten sich 2 Pfleger im Hintergrund, während ein dritter dem Patienten ohne viel Umschweife oder Erklärungen das Medikament anbietet. Zunächst brüllt Herr P. den Pfleger an: „Hau ab, Winzling!", um sich dann abzuwenden und laut singend den Stationsflur zu durchqueren. Dann steuert er lachend auf den Pfleger zu, nimmt sich den Medizinbecher und leert ihn, wobei er sein grundlos erscheinendes Lachen nur kurz unterbricht. Im Verlauf der nächsten Stunden überquert Herr P. viele Male den Stationsflur; der Pfleger beobachtet, wie er innehält, um sich einem Bild an der Wand zuzuwenden. Er schaut sich jetzt genauer um, wendet seine Aufmerksamkeit der Umwelt zu; die Stimmen scheinen etwas in den Hintergrund getreten zu sein, Angst und Unruhe werden abgeschwächt. Die Kontaktaufnahme ist damit erleichtert. Um Herrn P. aber keinen weiteren Reizen auszusetzen, wird das Aufnahmegespräch zunächst verschoben.

Gespräch mit der Freundin. Diese beschreibt, daß ihr Freund seit ca. 10 Tagen verändert sei: Er verlasse nicht mehr die Wohnung, stehe oft am Fenster, schaue zum Himmel und führe laute Streitgespräche – er habe ihr nur einmal kurz etwas erklärt von „Außerirdischen", die ihn beobachten und beschimpfen; es sei eine große Verschwörung im Gange. In der letzten Woche sei er fast nur noch mit den Außerirdischen beschäftigt gewesen, habe sie, die Freundin, gar nicht mehr wahrgenommen. Gestern habe sie fluchtartig die Wohnung

verlassen; er habe sie angebrüllt: „Du Schlampe steckst mit
denen unter einer Decke!", und sei ihr bedrohlich nahegekom-
men. Heute nun sei sie von der Polizei angerufen worden, weil
ihr Freund Möbelstücke vom Balkon auf die Straße geworfen
habe. Bei ihren Beschreibungen wirkt die junge Frau sehr
betroffen. So kenne sie ihren Freund überhaupt nicht; er sei
sonst ein ganz normaler, aktiver junger Mann, der sie immer
gut behandelt habe.

Es werden noch folgende biographische Daten gesammelt.
Der 22jährige Patient, Medizinstudent im 5. Semester, war
noch nie in nervenärztlicher Behandlung. Laut seiner Freundin
hat Herr P. weder Alkohol- noch sonstige Drogenprobleme, er
sei körperlich gesund, habe einen großen Freundeskreis und
sei neben seinem Studium seit 2 Jahren als Kellner in einer
Kneipe tätig. Auch dort habe es nie Probleme gegeben. Die
Eltern leben in der Heimatstadt des Patienten, der Kontakt sei
gut. Herr P. habe sich in den letzten Wochen auf eine Prüfung
vorbereitet, die er selbst als ziemlich schwer eingeschätzt habe.

Die Freundin wird gebeten, noch einige private Dinge (Kleidung etc.) zur Station zu bringen, da Herr P. vermutlich eine
Weile stationär behandelt werden muß.

**Fallbeispiel B: Chronische Schizophrenie mit ausgeprägter Negativ-
symptomatik (ICD-10: schizophrenes Residuum, F 20.5)**

Aufnahmesituation. Herr S. kommt in Begleitung einer Sozialarbeiterin des sozialpsychiatrischen Dienstes zu uns auf die
Station. Da wir Herrn S. bereits von einigen Aufenthalten bei
uns kennen, fällt uns sofort sein ungepflegtes Äußeres auf. Er
wirkt etwas verwahrlost. Ein Pfleger der Station begrüßt die
beiden und begleitet sie in das Arztzimmer, in dem das Aufnahmegespräch stattfindet. Herr S. ist, wie wir wissen, seit seinem 28. Lebensjahr an einer paranoiden Schizophrenie
erkrankt. Er hatte mehrere stationäre Aufenthalte in psychiatrischen Kliniken aufgrund akuter Schübe seiner Krankheit,

2 davon auf unserer Station. Zum letzten Mal behandelten wir Herrn S. im vergangenen Jahr und entließen ihn dann nach Hause. Die Weiterbehandlung wurde von einem niedergelassenen Nervenarzt durchgeführt. Am Aufnahmegespräch nimmt außer dem Patienten, dem Pfleger und dem Stationsarzt auch noch die Sozialarbeiterin teil. Wie wir erfahren, lebt der nun 44jährige Herr S. zusammen mit seinem Sohn (18 Jahre) und seiner Ehefrau in einer gemeinsamen Wohnung. Seit seinem letzten Klinikaufenthalt ist Herr S. aufgrund seiner Erkrankung berentet und geht tagsüber keiner Beschäftigung nach. Soweit er kann, kümmert er sich um Einkäufe bzw. leichte Haushaltsarbeiten. Seine Ehefrau ist berufstätig; sie sei jedoch z.Z. (seit 3 Wochen) in Kur, sein Sohn nur selten zu Hause.

Zum Aufnahmegrund. Vor einigen Tagen habe er abends im Fernsehen gehört, wie jemand zu ihm sagte: „Der Verräter muß sterben!". Er habe sich sofort angesprochen gefühlt; sonst könne ja niemand gemeint sein. Die Nacht darauf habe er nur wenig geschlafen; er habe darauf gewartet, daß sein Sohn käme und ihm die Todesspritze gäbe. Dieser wäre jedoch nicht nach Hause gekommen. Heute morgen nun habe er wieder deutlich das Piepen wahrgenommen – er kenne das schon von früher. Damit würden „sie" immer mit ihm Kontakt aufnehmen. „Sie" hätten ihm signalisiert, daß es nun soweit wäre, die Welt von ihm zu befreien, denn nur so würde sein Sohn von den Drogen loskommen. Er sei nun auf das Balkongeländer gestiegen und habe auf weitere Zeichen gewartet. Von Passanten alarmiert, sei die Polizei gekommen. Der zur gleichen Zeit eintreffende Sohn habe dann die ihm bekannte Sozialarbeiterin des sozialpsychatrischen Dienstes gerufen, die ihn dann hierher gebracht habe. Diese Infomation über den Patienten erfahren wir nur sehr bruchstückhaft und z.T. nur sehr zögernd. Herr S. berichtet unvollständig und wirkt dabei nur wenig beteiligt. Zeitweise lauscht er auf, lächelt wissend oder lacht, ohne daß dies für uns nachvollziehbar ist. Abgesehen von diesen Momenten wirkt Herr S. sehr abgestumpft und zurückgezogen.

1.1
Diagnose

Wir erkennen an den Fallbeispielen A und B recht gut das breite und zunächst verwirrende Spektrum psychopathologischer Symptome bzw. Symptomkombinationen (Syndrome), die der Schizophrenie eigen sind. Wir werden nun im folgenden zunächst die wichtigsten Symptome näher erläutern, wobei wir uns an das Diagnoseschema der Weltgesundheitsorganisation (WHO), die *International Classification of Diseases* (ICD) in ihrer 10. Auflage (= ICD-10), halten.

1.1.1
Symptome bei schizophrenen Störungen

1. Anhand von Fallbeispiel A ist zunächst besonders gut das Symptom **Wahn** zu erkennen: In diesem Fall liegt ein deutlich ausgeprägter Verfolgungswahn vor. Die Denkinhalte des Patienten zeichnen sich dadurch aus, daß er felsenfest davon überzeugt ist, andere würden ihn verfolgen, bedrohen oder bespitzeln. Er ist sicher, daß in seiner Wohnung Mikrophone versteckt sind, Geheimdienste beschatten ihn. Er traut sich nicht mehr, seine Wohnung zu verlassen, da man ihn dann mit Sicherheit erschießen würde. In dieser Überzeugung ist er **unkorrigierbar,** läßt sich auch durch das ausgefeilteste Argument nicht vom Gegenteil überzeugen. Das Kriterium des Unkorrigierbaren ist das herausragende Kennzeichen **wahnhafter** Denkinhalte. Da der Patient in der Realität aber nicht verfolgt wird, ist zusätzlich ein weiteres Kriterium wahnhaften Denkens erfüllt: Die Vorstellungen sind auch **irreal.** Wenn – wie im vorliegenden Beispiel – das wahnhafte Denken unverrückbar das eigene Verfolgtwerden zum Inhalt hat, spricht man von Verfolgungswahn. Wahnvorstellungen können sehr bizarr sein; so berichtete ein Kranker z.B. davon, daß in seinem Rückenmark ein Computer eingepflanzt sei, über den er ferngesteuert werde. Andere Wahninhalte können sein: Beziehungswahn, Abstammungswahn, Sendungswahn oder coenästhetischer Wahn.

2. Die Wahrnehmung, also die Kontaktaufnahme mit der Außenwelt über die „5 Sinne" ist gestört; es liegen **Sinnestäuschungen** vor (**Halluzinationen**). Unter Halluzinationen versteht man eine Wahr-

nehmung von Sinneseindrücken, denen kein entsprechender Sinnesreiz zugrundeliegt. Sie können für jedes Sinnesgebiet auftreten, dementsprechend unterscheidet man akustische, olfaktorische (Geruch), gustatorische (Geschmack), taktile (Sensibilität) und optische (Sehen) Halluzinationen. Bei schizophrenen Psychosen sind akustische Halluzinationen am häufigsten: Der Patient hörte eine oder mehrere Stimmen, die er als von außen kommend wahrnimmt und die er nicht beeinflussen kann (es handelt sich also nicht um Selbstgespräche!). Diese Stimmen können eine **dialogisierende** Form annehmen (d.h. zwei oder mehr unterschiedliche Stimmen unterhalten sich über den Patienten. Sie können **kommentierender** Natur sein, wobei das Verhalten des Patienten von überwiegend beleidigenden Bemerkungen begleitet wird: „Jetzt schaut der blöde Kerl schon wieder aus dem Fenster", „Was macht diese Nutte denn hier auf der Straße" etc.). Derartige Halluzinationen können extrem ängstigend sein, sie schüchtern die Patienten ein, treiben manche sogar zur Verzweiflung, so daß sie glauben, sich nur durch einen Selbstmord vor ihnen retten zu können. Wenn diese Stimmen Befehle erteilen und bestimmend für das Verhalten des Patienten werden (**imperative Phoneme**), kann dies dazu führen, daß der Patient zu einer Gefahr für sich selbst oder andere wird: „Springe aus dem Fenster", „Das ist Dein Feind, töte ihn". Die anderen Formen von Halluzinationen sind seltener: Unter **coenästhetischen Halluzinationen** versteht man Leibhalluzinationen, d.h. das Empfinden, am eigenen Körper verändere sich etwas: „Meine Arme sind viel länger geworden", „Mein Gesicht ist verzerrt". Nicht selten beobachtet man solche Patienten dabei, wie sie sich versonnen in einem Spiegel betrachten und auf diese Weise versuchen, sozusagen über eine optische Kontrolle die erlebten Körperveränderungen in den Griff zu bekommen. **Optische, Geruchs-** oder **Geschmackshalluzinationen** sind seltener; sie kommen häufiger bei **organisch bedingten Psychosen** (s. Kap. 3) vor, am bekanntesten sind die „weißen Mäuse" beim **Alkoholentzugsdelir** oder Geruchswahrnehmungen als sog. Auren zu Beginn eines epileptischen Anfalls.

3. Jeder Mensch hat das Gefühl, nur er selbst und niemand anders zu sein. Er kann über sich selbst verfügen und bestimmen, was er unternehmen will; diese Einzigartigkeit macht sein unverwechselbares „Ich" aus und grenzt ihn gegenüber seiner Umwelt ab. Dieses Selbstgefühl ist bei Schizophrenie häufig gestört: Man spricht davon,

daß die Ich-Grenzen brüchig sind; es liegen **Ich-Störungen** vor; dabei sind die Grenzen zwischen der eigenen Person und der Umwelt nicht mehr eindeutig. Es gibt mehrere Formen von Ich-Störungen:

- **Gedankenausbreitung:** Der Patient glaubt, daß seine Gedanken laut werden und sich ausbreiten, so daß sie von anderen Personen gehört werden können.
- **Gedankeneingebung:** Er denkt, ihm fremde Gedanken werden – etwa durch fremde Mächte – in sein Gehirn eingepflanzt. In einem nächsten Schritt kann er der festen Überzeugung sein, ferngesteuert zu werden, Handlungen zu begehen, die er gar nicht begehen will.
- **Gedankenentzug** („Man nimmt mir meine Gedanken weg").

Die eben genannten Ich-Störungen sind bei Schizophrenien weit häufiger als bei anderen psychotischen Störungen. Es gibt aber auch Ich-Störungen, die nicht selten bei **Depressionen** oder neurotischen Störungen (s. unter Kap. 2.6 und 4.4) vorkommen:

- **Derealisationserlebnisse:** Hier fühlt sich der Patient selbst in einer ihm vertrauten Umgebung eigenartig, fremd, ungewohnt und neu („Alles ist hier so unwirklich, wie hinter Glas").
- **Depersonalisationserlebnisse:** Dabei hat der Patient das Gefühl, dem eigenen Ich gegenüber fremd geworden zu sein („Ich bin nicht mehr ich, ich kenne mich selbst nicht mehr").

4. Unter Punkt 1 wurde bereits auf Störungen der Inhalte des Denkens eingegangen. Sehr wichtig und häufig bei Schizophrenien sind aber auch Störungen des **Denkablaufs.** Der Patient kann im Gespräch keinen Gedankengang zu Ende führen (er verliert ständig den Faden); er reißt ein Thema an, wechselt dann ohne Übergang auf ein anderes, das mit dem ersten gar nicht mehr in Zusammenhang steht, wobei er dies nicht zu bemerken scheint (**Sprunghaftigkeit**). Sind die gedanklichen Verknüpfungen für den Zuhörer noch nachvollziehbar, so spricht man von **Ideenflucht.** Sind die Verknüpfungen so stark gelockert, daß die Sprachäußerungen nicht mehr verständlich sind, dann ist der Gedankengang zerfahren oder **inkohärent**, was in ausgeprägten Fällen bis zum **Wortsalat** führen kann, einer unverständlichen Aneinanderreihung von Wörtern, manchmal sogar nur von einzelnen Silben. Diese Denkstörungen werden als **formale Denkstörungen** bezeichnet.

5. Der **Affekt**, das gefühlsmäßige Erleben, kann flach, d.h. ohne sichtbare Regung, monoton, sein. Oder die Gefühlsäußerung steht völlig im Gegensatz zu dem, was der Patient berichtet: Ruhig teilt er mit, seine Zunge werde in Stücke geschnitten, dabei fängt er plötzlich sogar an, versonnen zu lächeln; hier ist der Affekt also ohne Bezug zum Inhalt des Gesagten (**parathym**). Möglich sind aber auch plötzliche und unerklärliche Zornesausbrüche, wobei der Patient später vielleicht zu berichten weiß, daß eine Stimme ihm gesagt habe, er müsse sich jetzt unbedingt zur Wehr setzen, denn gleich wolle man ihn umbringen.

6. Der **Wille**, die selbstinitiierte, zielgerichtete Aktivität, die **Intention**, ist gestört: Entweder fehlt der Antrieb oder das Interesse ist nicht ausreichend vorhanden, oder eine Handlung kann nicht bis zu ihrem Abschluß durchgeführt werden. Es handelt sich dabei um eine schwerwiegende Störung, eine tiefgreifende Unfähigkeit, und nicht etwa darum, daß der Patient „keine Lust hat", wie das jeder von uns auch kennt. Diesen Verlust der Zielvorstellung kann man auch als **Störung des intentionalen Bogens** beschreiben, d.h. der Weg von einer geplanten oder begonnenen Handlung bis zu deren Beendigung kann nicht mehr vollständig ausgeführt werden: Der Patient bleibt sozusagen „auf der Strecke", seine Energie „verläuft im Sande". Es ist klar, daß dies zu tiefgreifenden Störungen im Berufsleben oder in der Ausbildung führen kann; viele Patienten sind durch eine ausgeprägte Intentionsstörung arbeitsunfähig, bei manchen steht eine derartige Störung sogar am Beginn ihrer Erkrankung. Unter Umständen tritt auch eine Unfähigkeit, den eigenen Haushalt zu führen, ein, die bei alleinstehenden Patienten häufig zur Verwahrlosung der Wohnung führt. Manche Patienten werden, da sie nicht zur Arbeit gehen, entlassen; wenn sie ihre Miete nicht mehr zahlen und ihre Wohnung verlieren, werden sie sogar obdachlos. Eine Sonderform solcher Willensstörungen besteht darin, daß sich der Patient nicht zwischen unterschiedlichen Handlungsmöglichkeiten entscheiden kann: Völlig hilflos und ratlos steht er vor einem, kann nicht äußern, was er selbst gern möchte; vielleicht hebt er gerade eben zu einem Satz an, um dann aber gleich wieder ratlos innezuhalten. Fallbeispiel A zeigt diesen Zustand, in dem gleichzeitig gegenläufige Vorstellungen oder Absichten nebeneinander bestehen. In unserem Beispiel möchte der Kranke z.B. einerseits auf der Station bleiben, andererseits aber auch sofort entlassen werden; dieses Dilemma äußert sich in einer erhebli-

chen Entscheidungsschwäche. Hier spricht man auch von **Ambivalenz**.

7. Beobachtbar sind auch Störungen der **Psychomotorik:** Der Patient liegt stocksteif im Bett und reagiert überhaupt nicht mehr auf seine Umwelt, wobei der Tonus seiner Muskulatur erhöht ist, seine Extremitäten lassen sich passiv nur wie gegen einen Widerstand bewegen (sog. **katatoner Stupor**), oder er führt scheinbar sinnlose Bewegungen aus, die überdies seltsam verzerrt erscheinen, z.B. übt er folgendes Ritual beim Überqueren des Stationsganges aus: Er geht 2 Schritte vorwärts, bleibt dann stehen, duckt sich, schaut sich nach rechts und links um, überschreitet dann eine nicht vorhandene Schwelle – all dies wiederholt er exakt in demselben Abstand; er geht die Länge des Gangs hinunter und antwortet nicht, wenn man ihn nach dem Grund für dieses seltsame, zeitraubende Verhalten fragt. Solche bizarren Bewegungsabläufe (**Manierismen**) sind aber nur scheinbar sinnlos: Vielleicht berichtet er später, daß er ursprünglich geglaubt habe, sich nur auf diese Weise vor Strahlen, die ihm den Weg versperrt hatten, schützen zu können, und es habe ihm überhaupt sehr viel Angst bereitet, sich über den Flur zu bewegen; auf die genannte Art sei es ihm aber doch halbwegs sicher möglich gewesen.

8. Fast immer bereitet es dem Patienten Schwierigkeiten, seine zwischenmenschlichen Beziehungen, den Kontakt zur Umwelt, aufrechtzuerhalten: Er vernachlässigt seine sozialen Bindungen und isoliert sich auch emotional. Manche Patienten werden extrem egozentrisch, kapseln sich ab und leben nur noch in einer eigenen Phantasiewelt ohne soziale Kontakte; in diesem Fall spricht man von **Autismus**. Andere wiederum werden außerordentlich zudringlich, rufen Verwandte oder Nachbarn ständig an, was als außerordentliche Belästigung empfunden werden kann.

1.2
Diagnosesicherung

Wie so oft in der Medizin, gibt es kein spezifisches Symptom aus der eben angeführten Aufzählung, dessen Vorhandensein alleine das Vorliegen einer Schizophrenie beweisen könnte. Immer muß geprüft werden, welche Kombination von Symptomen vorliegt, die sich dann zu bestimmten Gruppen, sog. **Syndromen**, zusammenfassen läßt.

Schon früh wurde versucht, in diese Symptomvielfalt eine gewisse Ordnung zu bringen, zu unterscheiden zwischen diagnosesichernden (spezifischen) und lediglich zusätzlich vorliegenden (unspezifischen) Symptomen. Im folgenden sollen zunächst diese Versuche kurz geschildert werden.

Der Schweizer Psychiater Eugen Bleuler (1857–1939) unterschied zwischen sog. **Grundsymptomen** (charakteristisch für Schizophrenie) und sog. **akzessorischen Symptomen**, die das Grundbild lediglich modifizieren und die auch bei anderen Krankheiten vorkommen können.

Zu den Grundsymptomen zählte er die *4 großen A der Schizophrenie:*

- Assoziationsstörungen (formale Denkstörungen),
- Affektstörungen (z.B. Affektverflachung, Parathymie),
- Ambivalenz,
- Autismus;

zu den akzessorischen Symptomen:

- Sinnestäuschungen (z.B. akustische Halluzinationen),
- Wahnideen (Verfolgungs-, Größen- oder Beziehungswahn),
- katatone Symptome (psychomotorische Störungen wie Stupor oder Erregungszustand).

Ein anderer, ebenfalls sehr bekannter Versuch, die Vielzahl der Symptome in wegweisende und nicht-wegweisende zu ordnen, geht auf den deutschen Psychiater Kurt Schneider (1887–1967) zurück. Er unterschied Symptome ersten Ranges, die bei Ausschluß einer hirnorganisch zu begründenden Psychose hohen diagnostischen Wert für das Vorliegen einer Schizophrenie haben, von Symptomen zweiten Ranges, die bei Schizophrenien zwar häufig beobachtet werden können, da sie aber auch häufig bei anderen psychischen Erkrankungen vorkommen, von untergeordnetem diagnostischem Wert sind.

Symptome ersten Ranges sind:

- dialogisierende und kommentierende Stimmen, Gedankenlautwerden,
- leibliches Beeinflussungserleben,
- Eingebung, Entzug oder Ausbreitung von Gedanken, jegliche Form von Fremdbeeinflussungserleben,

- Wahnwahrnehmungen (abnormes Bedeutungserleben, d. h. harmlosen Wahrnehmungen werden wahnhafte Bedeutungen zuerkannt).

Symptome zweiten Ranges sind:

- sonstige akustische Halluzinationen,
- Coenästhesien (z. B. die Empfindung, daß sich das Gehirn in eine flüssige Masse verwandele),
- optische, olfaktorische oder gustatorische Halluzinationen,
- krankhafte Eigenbeziehung (Beziehungswahn, d. h. eigentlich belanglose Ereignisse werden als die eigene Person beeinträchtigend erlebt),
- Wahneinfälle (hier wird keine Beobachtung wahnhaft fehlinterpretiert, wie dies bei der Wahnwahrnehmung der Fall ist. Es handelt sich vielmehr um reine, plötzlich einfallende Wahnideen, z. B. die Überzeugung, Gott zu sein).

Wir haben diese Übersicht referiert, um die historisch gewachsenen Versuche der Diagnosensicherung bei der Schizophrenie zu schildern. Überhaupt ist es besser, nicht von „der" Schizophrenie zu sprechen, sondern vielmehr von einer Gruppe von Schizophrenien, wobei man im wesentlichen die im folgenden dargestellten Gruppen unterscheiden kann. Wichtig sind solche Unterscheidungen, weil auf ihrer Grundlage Aussagen über die Prognose der Erkrankung gemacht werden bzw. unterschiedliche Therapiemöglichkeiten gewählt werden können.

Wenn – wie in Fallbeispiel A – inhaltliche Denkstörungen mit einem Verfolgungswahn vorliegen, der Patient Stimmen hört, die über ihn sprechen, und sein formaler Gedankengang aufgelockert oder gar zerfahren ist, dann liegt eine **paranoid-halluzinatorische Schizophrenie** vor (ICD-10: paranoide Schizophrenie, F 20.0).

Fallbeispiel B zeigt dagegen eher diskretere, wenngleich ebenfalls schwerwiegende Symptome, die nach ICD-10 als schizophrenes Residuum (F 20.5) bezeichnet werden. Dabei ist es möglich, daß ein Patient ein oder mehrere Male an einem schizophrenen Schub erkrankt war, wobei sich die akute psychotische Symptomatik mit Halluzinationen, inhaltlichen Denkstörungen oder ausgeprägter Zerfahrenheit stets gebessert, aber nie vollständig zurückgebildet hat. Im Laufe der Jahre stellen sich dann uncharakteristische Symptome ein, wie Leistungsabfall, Verlust an affektiver Schwingungsfähigkeit, Einbußen an Vitalität und Dynamik (sog. Negativsymptome). Später kommt es oft zu einem autistischen, auf sich selbst zurückgezogenen Verhalten, das zunehmend zur sozialen Isolierung führt. Parathymie (inadäquate affektive Äußerungen) ist ebenfalls recht häufig, darüber hinaus Zerfahrenheit des Denkens in eher geringerem Ausmaß, Manierismen und Stereotypien (monoton wiederkehrende Handlungsabfolgen). Häufig leidet auch die Körperhygiene.

Neben diesen beiden in Fallbeispiel A und B ausführlich beschriebenen Schizophrenietypen kommen noch die beiden folgenden Untergruppen vor, die insgesamt eher seltener auftreten:

Ist überwiegend die Psychomotorik betroffen, so spricht man von **katatoner Schizophrenie** (ICD-10: F 20.2). Bei dieser Unterform schwankt die Symptomatik oft zwischen zwei Extremen, z. B. Stupor (völlige Reglosigkeit, keine Reaktion auf Ansprache, Nahrungsverweigerung) und Erregungszuständen, die unvorhersehbar, ohne äußeren Anlaß und nicht zweckgerichtet plötzlich eintreten können (**katatoner Bewegungssturm**). Im katatonen Stupor kann z. B. ein fast automatenhaftes Befolgen von Befehlen vorliegen, im Vordergrund steht jedoch ein ausgeprägter **Negativismus**, d. h. Aufforderungen werden stets mit ihrem Gegenteil beantwortet. Die Bewegungsarmut kann dazu führen, daß unbequeme Körperhaltungen, wie z. B. ein angewinkelt erhobener Arm, oft über lange Zeit beibehalten werden, ohne daß der Patient selbst eine aktive Veränderung vornimmt (**Katalepsie**). Bei katatonem Bewegungssturm kann es zu fremd-, aber auch zu ausgeprägten selbstaggressiven Verhaltensweisen kommen, z. B. rennt der Patient durch eine geschlossene Glastür. Ein katatoner Zustand kann u. U. lebensbedrohlich werden, nämlich dann, wenn es zu einer Entgleisung des vegetativen Nervensystems mit hochfebrilen Temperaturen bis weit über 40 °C, Muskeltonussteigerungen und ausgeprägter Akinese kommt (sog. **perniziöse** oder **febrile Katatonie**). Da dieses Krankheitsbild lebensgefährlich ist, kommt – falls es sich durch Neuroleptika nicht beherrschen läßt – hier ggf. auch eine Elektrokrampftherapie als lebensrettende Maßnahme (s. unter 13.7) in Betracht.

Bei der **Hebephrenie** (ICD-10: hebephrene Schizophrenie, F 20.1) stehen zerfahrenes Denken sowie abgeflachter und inadäquater Affekt im Vordergrund, oft verbunden mit permanentem albernem Kichern und auf sich selbst bezogenem Lächeln. Psychomotorisch sind Grimassieren und Manierismen häufig, das Verhalten wird exzentrisch, die Patienten verlieren mehr und mehr ihre sozialen Kontakte. Halluzinationen kommen vor, auch Wahn; letzterer ist aber im Gegensatz zum paranoid-halluzinatorischen Typ, wo nicht selten ausgefeiltere Wahnsysteme vorkommen können, überwiegend zusammenhanglos und nicht systematisiert. Diese Form beginnt meist zwischen dem 15. und 25. Lebensjahr; daher wurde früher auch von „jugendlichem Irresein" gesprochen.

Bei der **Schizophrenia simplex** (ICD-10: F 20.6) handelt es sich um ein seltenes, schwer zu diagnostizierendes Krankheitsbild, bei dem langsam Verhaltensauffälligkeiten und v. a. die unter „schizophrenem Residuum" geschilderten Negativsymptome auftreten. Allerdings setzt diese Entwicklung ein, ohne daß vorher paranoid-halluzinatorische Perioden durchlaufen wurden. Im Extremfall werden die Betreffenden selbstversunken, untätig und ziellos. Im ICD-10 werden noch undifferenzierte Schizophrenie (F 20.3) und postschizophrene Depression (F 20.4) unterschieden. Auf diese Krankheitsformen kann im Rahmen dieses Leitfadens nicht eingegangen werden.

Fallbeispiel A (Forts.): Paranoid-halluzinatorische Schizophrenie

Die ersten Tage auf der Station. Herr P. ist jetzt einige Tage auf der Station, sein Verhalten ändert sich stündlich, meistens wandelt er scheinbar ziellos über die Station, dabei gestikuliert er oft oder spricht mit lauter Stimme, wobei er offensichtlich gegen Stimmen angeht, die ihn bedrängen. Mehrmals müssen die Pfleger eingreifen, wenn Herr P. wortlos Teile des Frühstücks vom Tisch fegt. Ein anderes Mal wendet er sich der Stationstür zu, die er, mit einem Stuhl bewaffnet, zu öffnen versucht. Zeitweise nähert er sich den teilweise verängstigten Patienten bedrohlich, meist hält er aber inne und wendet sich abrupt ab. Nur einmal müssen die Pfleger eingreifen, als er einen sitzenden Patienten von hinten in den Schwitzkasten nimmt und versucht, ihn zu würgen. Herr P. steigert sich dabei in einen Erregungszustand und verliert den Rest seiner Kontrolle, was sich darin äußert, daß er ungesichert um sich schlägt und tritt.

Pflege in den ersten Tagen. Im Team wird als Hauptziel festgelegt, durch ständige Beobachtung zu verhindern, daß Herr P. sich selbst oder andere Patienten in Gefahr bringt. Dafür ist die Organisation einer „Rund-um-die-Uhr"-Überwachung nötig, d.h. eine Pflegekraft ist damit beschäftigt, den Patienten zu beobachten (nachts steht das Bett des Patienten im Blickfeld der Nachtwache), günstige Momente für die Medikamentengabe abzupassen, z.B. wenn der Patient zugänglicher wird und von sich aus Kontakt aufnimmt, den Patienten auf Nebenwirkungen hin zu beobachten und ihn von fremd- oder selbstgefährdenden Aktionen abzuhalten. Da Herr P. wahrscheinlich Befehlen von Stimmen ausgesetzt ist, müssen wir mit allem rechnen, die Stimmen könnten z.B. auch befehlen, durch das geschlossene Fenster zu springen. Unangenehme Nebenwirkungen der Neuroleptika können Sitzunruhe, Störungen des normalen Bewegungsablaufes (Eingebundenheit) und Kreislaufschwächung (Hypotonie, Tachykardie) sein. Eine u.U. gefährliche Nebenwirkung ist das Zungen-Schlund-Syndrom, bei dem der Patient zunächst scheinbar die Kontrolle über seine Zunge verliert (mögliche Zeichen: verwaschene Sprache, starker Speichelfluß), später kann es zu Panik kommen, da der Patient unter Erstickungsängsten leidet. Diese Nebenwirkungen sind medikamentös gut behandelbar (Gabe von Akineton i.v.) und können dem Patienten durch rechtzeitiges Erkennen erspart werden. Bei Kontaktaufnahme sind Ruhe und sicheres Auftreten sowie akzeptierende Grundhaltung wichtig. Mit Fragen oder mehrdeutigen Aussagen ist Herr P. überfordert. Wir bevorzugen deshalb kurze, klare Sätze mit eindeutigem Inhalt. Zweitens ist es wichtig, dem Patienten die Distanz zu gewähren, die er zwischen sich und seiner Umwelt braucht. Wir müssen darauf achten, ihn nicht zu bedrängen, ihm nicht zu nahe zu kommen. In dieser schwierigen Phase sollten verunsicherte, ängstliche Mitpatienten immer aufs neue beruhigt werden. Wir schirmen Herrn P. vor äußeren Reizen (Telefonanrufen, Besuchen) ab, die Station darf er zur Zeit nicht verlassen. Nach dem Angriff auf einen Mitpatienten und dem darauf folgenden Erregungszustand wird Herr P. nach ärztlicher Anordnung wegen erheblicher Fremdgefährdung für eine Stunde in seinem Bett fixiert. In dieser Zeit muß eine Pflegekraft bei ihm bleiben, da der Patient in fixiertem Zustand völlig hilflos ist. Nachdem ein vom Arzt i.v. injiziertes Neuroleptikum ihn deutlich beruhigt hat, wird Herr P. defixiert.

Fallbeispiel B (Fortsetzung): Schizophrenes Residuum

Die ersten Tage auf der Station. Herr S. ist seit 4 Tagen auf unserer Station. Er macht einen nervösen Eindruck und läuft sehr viel umher, meist im Bereich des Stationsflures. Es ist schwer, mit ihm in Kontakt zu kommen. Auf die anderen Patienten macht Herr S. einen undurchsichtigen, zeitweise etwas unheimlichen Eindruck. Die meisten halten sich auf Distanz. Auf Ansprache reagiert er nur verzögert oder wendet sich ab. Wenn ihn ein Patient anspricht, wonach er denn auf dem Flur lauschen würde, grinst er und meint zu dem Mitpatienten: „Na, sie – das weißt Du doch!" Sein Erscheinungsbild läßt nicht gerade auf gute Hygiene schließen. Morgens aufgestanden, zieht er sich unvollständig an, um unter Umgehung des Bades zum Speiseraum zu gehen. An den Mahlzeiten nimmt er regelmäßig teil, zeitweise wirkt er dabei etwas „automatisch". Manchmal liegt er mit der Tagesbekleidung unter der Bettdecke. Sein Schlaf ist zeitweise unterbrochen, dann steht er auf, raucht einige Zigaretten, um sich dann wieder ins Bett zu legen. Im ganzen wirkt Herr S. sehr angespannt. An der stationären Beschäftigungstherapie nimmt er seit gestern teil. Hier ist er nur schwer zu motivieren.

Pflege in den ersten Tagen. Im Stationsteam werden die vorläufigen, kurzfristigen Pflegeziele besprochen und festgelegt, die den weiteren Umgang mit Herrn S. bestimmen. Im Vordergrund steht, daß sich ein Vertrauensverhältnis bildet, ohne daß wir in sein Wahnsystem integriert werden. Wir müssen also seinen Wahn zunächst akzeptieren und als zu ihm zugehörig befinden.

Äußerungen wie: „Das ist ja gar nicht möglich, daß Sie das Piepen hören; ich hör's ja auch nicht" oder ein Sich-darüber-
Amüsieren würden Herrn S. nur von uns abwenden oder uns
als Feind für ihn darstellen. Dies würde ihn dazu veranlassen,
seinen Wahn vor uns zu verteidigen. Unser Ziel ist es aber, daß
sich Herr S. von seinem Wahn distanziert, ohne daß er ihn nur
scheinbar unterdrückt. Da die meisten der Kollegen Herrn S.
schon vom letzten Aufenthalt her kennen, haben wir einen
kleinen Vertrauensbonus. Ein Pfleger, zu dem Herr S. guten
Kontakt hat, wird Hauptansprechpartner. Dieser ist dann auch
zuständig für das Erinnern an die Körperhygiene und die
damit verbundenen Tätigkeiten. Er steht Herrn S. hilfreich
erinnernd, jedoch nicht drängend zur Seite. Da Herr S. etwas
umständlich und langsam ist, zeitweise auch etwas gereizt reagiert, sind Geduld und Fingerspitzengefühl erforderlich. Wir
wissen ja, daß Herr S. Signale empfängt, die ihn darauf hinweisen, daß er bald stirbt. Also sollten wir die Gefahr eines Suizidversuchs nicht unterschätzen und ihn im Auge behalten – auch
ohne daß wir ständig neben ihm stehen. Die Stationstür bleibt
jedoch nach Absprache im Stationsteam offen, weil wir die
Gefahr des Verlassens der Station als insgesamt tragbar einschätzen. Einige Motivationsarbeit ist zu leisten, was die Teilnahme an Stationsgruppe und Beschäftigungstherapie angeht.
Wir bestehen jedoch freundlich auf der Teilnahme, mit ein
wenig Verhandlungsspielraum. Die Stationsgruppe bietet eine
gute Möglichkeit, Herrn S. das Unheimliche gegenüber den
Mitpatienten zu nehmen und ihn damit in die Gruppe zu integrieren. Eine wichtige Kontrollfunktion haben wir bei der
Medikamentengabe und der Überwachung der Nebenwirkungen. Regelmäßige Kontrollen des Blutdrucks und der anderen
Vitalfunktionen sind angebracht. Ebenso wie die eventuellen
Nebenwirkungen muß natürlich auch die Wirkung der Medikamente dokumentiert und weitergegeben werden, da gerade das
Pflegeteam, das ja die meiste Zeit beim Patienten verbringt,
dies am ehesten erkennt.

1.3
Therapie

In der **akuten Phase** der Behandlung stehen Neuroleptika eindeutig im Vordergrund. Diese Medikamente wirken zentral dämpfend und antipsychotisch. Sie greifen in den zentralen Dopaminstoffwechsel ein (s. unter 13.3). Bestimmend für die Auswahl eines Neuroleptikums ist die zu beeinflussende Zielsymptomatik; Zielsymptome sind dabei überwiegend die sog. **produktiven Symptome**, wie Halluzinationen, Wahn und formale Denkstörungen:

- **Floride paranoid-halluzinatorische Psychose** oder **Katatonie:** Eher sog. hochpotente Neuroleptika wie Haloperidol (Haldol) in einer Dosierung von 5–20 mg täglich als Tropfen oder Tabletten, ggf. auch i.v.
- **Psychomotorische Erregtheit:** Stärker dämpfende, niederpotente Neuroleptika wie Levomepromazin (Neurocil), Dosierung 25–100 (200) mg täglich in Tropfenform. Hier ist ggf. die i.m.-Injektion bei akuten Bildern möglich.

Zur **Langzeitbehandlung** bzw. **Rezidivprophylaxe** sind Depotneuroleptika zu erwägen, d.h. Substanzen, die nur alle 2 oder 4 Wochen i.m. injiziert werden müssen (z.B. Haldol Decanoat, Fluanxol Depot).

Bei **schizophrenen Residualzuständen** mit im Vordergrund stehender Antriebsverarmung sind sog. atypische Neuroleptika wie Clozapin (Leponex), Risperidon (Risperdal), Olanzapin (Zyprexa) oder Sertindol (Serdolect) indiziert (s. unter 13.3).

Bei **depressiven Verstimmungszuständen**, wie sie gerade nach dem Abklingen eines akuten schizophrenen Schubs nicht selten sind (sog. postremissiver Erschöpfungszustand nach ICD-10: postschizophrene Depression, F 20.4), können Neuroleptika mit antidepressiver Komponente nützlich sein (Thioridazin [Melleril], Sulpirid [Dogmatil] oder die bereits weiter oben erwähnten atypischen Neuroleptika. Sehr vorsichtig können bei ausgeprägten depressiven Verstimmungen in solchen Fällen auch niedrig dosiert Antidepressiva eingesetzt werden. Hier ist aber zu beachten, daß diese gerade bei schizophrenen Patienten auch eine psychotische Symptomatik auslösen können.

Eine Elektrokrampftherapie (EKT) kann bei katatonem Stupor lebensrettend sein. Ansonsten kommt diese Therapie überwiegend bei schweren pharmaka-resistenten Depressionsformen zur Anwendung und nicht – wie viele immer noch glauben – bei Schizophrenien (s. unter 13.7).

1.3.1
Nebenwirkungen der Neuroleptika

Bei hochpotenten Neuroleptika ist die gefährliche akute Nebenwirkung eines **Zungen-Schlund-Syndroms** (unwillkürliche Verkrampfung der Zungen- und Mundbodenmuskulatur) zu beachten. Da es dabei auch zu Atemstörungen kommen kann, handelt es sich um einen Notfall! Patienten sollten über diese akute Nebenwirkung, die durch das Anticholinergikum Biperiden (Akineton) durch i.v.-Gabe in der Regel in kurzer Zeit problemlos zu beheben ist, aufgeklärt werden: So verliert diese Nebenwirkung viel von ihrem Schrecken.

Wichtig für das Pflegepersonal: Sollte ein sich selbst oder andere akut gefährdender Patient ans Bett fixiert sein, ist auch aus diesem Grund (Erstickungsgefahr bei fixierten Patienten) eine Dauerüberwachung durch eine Sitzwache unbedingt erforderlich.

Nach längerer Anwendung u.a. hochpotenter Neuroleptika kann es zu einem medikamentös induzierten **Parkinsonoid** kommen. Dieses Bild sieht aus wie das aus der Neurologie bei älteren Patienten bekannte Parkinson-Syndrom mit eingebundener Körperhaltung, Tonuserhöhung der Muskulatur, kleinschrittigem Gang und fehlenden Mitbewegungen der Arme beim Gehen sowie Tremor. Falls dies auftritt, sollte die Medikation – wenn möglich – reduziert werden, ggf. kann zusätzlich Akineton oder Atosil gegeben werden.

Bei den niederpotenten Neuroleptika stehen dagegen eher Herz-Kreislauf-Nebenwirkungen im Vordergrund (**hypotone Kreislaufdysregulation**), so daß besonders zu Beginn der Behandlung regelmäßige Herz-Kreislauf-Kontrollen (Blutdruck und Puls) erfolgen müssen. Falls diese Nebenwirkung stark ausgeprägt ist, empfiehlt sich die Zugabe von Ergotaminpräparaten, z.B. Dihydergot retard, v.a. aber sollten die Patienten angehalten werden, ein physikalisches Kreislauftraining durchzuführen, z.B. im Rahmen der Bewegungstherapie.

Eine nach jahrelanger Einnahme auftretende Nebenwirkung sind die sog. **Spätdyskinesien**. Diese sind oft auf den Mundbereich beschränkt (orale Hyperkinesen = Schmatz- und/oder Zungenwälzbe-wegungen), können aber auch in Form von Torsionsdystonien (krampfartige, langsame, schraubartige Bewegungen von Hals und Rumpf) auftreten. In leichterer Form treten sie bei bis zu 30 % aller mit Neuroleptika behandelten Patienten auf, in schwerer Form unge-fähr bei 1–2 %. Sie sind therapeutisch oft schlecht zu beeinflussen. Daher sollte die Indikation einer jahrelangen Neuroleptikabehand-lung immer wieder kritisch überprüft werden.

Wichtig sind auch **endokrine Nebenwirkungen**, wie Amenorrhöe, Galaktorrhöe, Abnahme von Libido und Potenz.

Wegen – allerdings insgesamt seltener – **Blutbild-** oder **Leberstoff-wechselveränderungen** sollten regelmäßige Kontrollen der entspre-chenden Laborwerte durchgeführt werden (s. zusammenfassend Kap. 13).

Fallbeispiel A (Fortsetzung): Paranoid-halluzinatorische Schizophrenie

Die folgenden Wochen. Herr P. ist jetzt 14 Tage auf der Station. Er steht sichtbar weniger unter dem Druck, sich gegen Stim-men wehren zu müssen. Auch nimmt er mehr Notiz von seiner Umwelt und findet mehr Ruhe, was sich auch darin äußert, daß er nachts durchschläft. Es fällt Herrn P. schwer, Anliegen zu formulieren, seine Sätze brechen oft abrupt ab; auch bei einfa-chen Tätigkeiten, etwa bei der Zubereitung des Frühstücks, unterbricht er angefangene Handlungen immer wieder, es scheint dann, als kämpfe er gegen einen inneren Widerstand an. Wie dünn das Eis noch ist, zeigt sich, als ihn eine Schwester bittet, sein schmutziges Hemd zu wechseln. Da er den Schlüssel für seinen Schrank nicht finden kann und das Problem damit unlösbar ist, fängt er an, wütend mit den Fäusten an die Wand zu schlagen, „unmöglich, einfach unmöglich!" schreit er dabei und kann nur mit einiger Mühe wieder beruhigt werden.

Durch unsere Unterstützung soll Herr P. zunächst seine Grundbedürfnisse (z.B. Körperpflege, Nahrungsaufnahme) wie-der ausreichend befriedigen, darüber hinaus soll eine reizarme Atmosphäre geschaffen werden. Wir suchen nun häufiger direkten Kontakt zu Herrn P., sprechen ihn an, er erträgt jetzt mehr Nähe als in den ersten Behandlungstagen. Dabei vermeiden wir einen häufigen Wechsel von Kontaktpersonen, tiefschürfende Fragen, mehrdeutige Aussagen oder ähnliches. Unsere Kontaktaufnahme soll ein Angebot sein, er muß weiter die Möglichkeit haben, sich zurückzuziehen. Gegebene Versprechen und Zeitangaben sind einzuhalten, Herr P. kann nicht improvisieren und auch kaum warten. Wir gehen davon aus, daß die Stimmen zumindest zeitweise noch vorhanden sind, bei Herrn P. macht sich das durch vermehrte Unruhe bemerkbar, er bricht dann auch Kontaktversuche sofort ab. Dann verstärken wir unsere Beobachtungen entsprechend den ersten Behandlungstagen. Durch einen Rhythmus hinsichtlich Schlaf, Körperpflege, Ernährung, den wir kontrollieren und erhalten, können wir den Bezug zu realen bzw. normalen Dingen fördern. Besondere Aufmerksamkeit schenken wir weiterhin der Kontrolle von Medikamenteneinnahme, -wirkung und -nebenwirkung. Durch unsere genaue Beobachtung und Dokumentation können die Medikamente vom Arzt jeweils so dosiert werden, daß Herr P. weder von Halluzinationen und Unruhe (häufig bei Unterdosierung) noch von starker Eingebundenheit, Müdigkeit bis hin zur Apathie (häufig bei Überdosierung) beeinträchtigt wird.

Fallbeispiel B (Fortsetzung): Chronische Schizophrenie mit ausgeprägter Negativsymptomatik

Die folgenden Wochen. Herr S. ist etwas zugänglicher geworden, was sich im Kontakt zu uns und auch zu seinen Mitpatienten ausdrückt. Sein Wahn ist etwas in den Hintergrund gerückt und bestimmt nicht mehr überwiegend sein Handeln. Einige seiner Mitpatienten, denen es schon recht gut geht, nehmen ihn mit, wenn sie eine kleine Runde auf dem Klinikgelände drehen wollen. Zwar äußert er immer noch, das Piepen zu hören, jedoch ist dessen Bedeutung nicht mehr so eingreifend und eindeutig. In punkto Hygiene ist er jedoch auch weiterhin auf unsere Hilfe oder Erinnerung angewiesen. Vor einer Woche hatte er nach einer Erhöhung der Neuroleptikamedikation Nebenwirkungen in Form von Steifheit in Armen und Halsmuskulatur, ebenso stellten wir einen leichten Tremor (Zittern) fest. Herr S. erhielt daraufhin ein Anti-Parkinson-Mittel, das diese Symptome bekämpfte. Von ihm aus kommt leider nur wenig Initiative, Kontakt aufzunehmen, so daß Herr S. auf Angebote von außen angewiesen ist; wenn diese nicht vorhanden sind, zieht er sich wieder in sich zurück. Herr S. nimmt auf unser Anraten hin an einer Bewegungsgruppe teil, die speziell auf die Lockerung der Muskulatur abgestimmt ist und auch zum besseren Empfinden des Körpers dient. Er erhält nun auch zeitweise Besuch von seiner Frau, die aus ihrer Kur zurückgekehrt ist. Hier fällt auch stark seine Abflachung auf, denn Herr S. verhält sich bei den Besuchen stets sehr uninteressiert, als sei sie ihm gleichgültig.

Die kurzfristigen Pflegeziele (wie z. B. Kontakt herstellen, bessere Hygiene) sind nur teilweise erreicht worden, was uns veranlaßt, längere Zeiten einzuplanen bzw. die Ziele nicht zu hoch zu stecken. Wir müssen berücksichtigen, daß Herr S. schon viele Jahre krank ist und eine vollständige Rückbildung nicht zu erwarten ist. Im Stationsteam wird besprochen, daß wir Herrn S. jetzt zunehmend belasten wollen, auch um zu sehen, inwieweit er leistungsfähig ist. Die Hilfestellungen bei der Körperhygiene sollen nach und nach auf Hinweise reduziert werden. Mit Herrn S. soll ein Aktivitätenplan erarbeitet werden, der nicht zu hoch angesetzt wird, ihn jedoch auch fordert. Da Herr S. sich zunehmend von seinem Wahn distanziert, die Krise überwunden scheint und nun vorwiegend soziale Probleme im Vordergrund stehen, überlegen wir, ob wir Herrn S. anbieten, sich einmal eine Tagesstätte anzuschauen und sich dort vorzustellen. Eine solche Betreuungsmöglichkeit in der Nähe seiner Wohnung wäre ein Angebot, seinen Tagesablauf nach der Entlassung zu strukturieren, und böte eine Aufgabe. Ebenso könnte er dort vielleicht Kontakte aufbauen. Eine frühere Entlassung, die so möglich wäre, würde den Effekten der Hospitalisierung entgegenwirken.

Fallbeispiel A (Fortsetzung): Paranoid-halluzinatorische Schizophrenie

Entlassungsphase. Herr P. ist seit 8 Wochen auf der Station. Nach unseren Beobachtungen und seinen eigenen Angaben fühlt er sich gut, er zeigt viel Interesse und Initiative bei Stationsaktivitäten, nimmt auch an Ausflügen teil, hat normale Kontakte zu Mitpatienten und nimmt auch wieder Kontakt zum Freundeskreis und zur Freundin auf. Abends zieht er sich früh ins Bett zurück. Die Müdigkeit, oft auch tagsüber, ist für ihn ein großes Problem. „Ich schaffe mein Pensum nicht", klagt er häufig. Außerdem kann er höchstens 3 Seiten eines Buches lesen, dann verläßt ihn, nach eigenen Angaben, seine früher gute Konzentration. Seinen Aufenthalt auf der Station in den letzten 8 Wochen bezeichnet er als „Krise", er sei wohl „sehr durcheinander" gewesen, aber jetzt würden ihn die Medikamente daran hindern, „normal" zu leben.

Bis zur Entlassung soll mit Herrn P. noch folgendes erreicht werden: Er soll trotz subjektiven Wohlbefindens noch Zeit erhalten, sich zu stabilisieren und die verbliebenen Defizite zu bearbeiten, außerdem soll er die überstandene Krise als Krankheit begreifen lernen und die entsprechenden Konsequenzen (ambulante Weiterbehandlung) ziehen. Im Kontakt und bei Gesprächen ist Herr P. jetzt fast der gesunde, junge, aktive Mann, der er vor Krankheitsausbruch war. Er möchte so weit wie möglich sein normales Leben weiterführen, die Station mit ihrem Programm, den Terminen und Verpflichtungen beginnt ihn zu stören. Er wirft uns jetzt manchmal vor, für seine jetzigen Behinderungen (Müdigkeit, Konzentrationsschwäche) verantwortlich zu sein, indem wir ihm Medikamente mit entsprechenden Nebenwirkungen einflößen. Ohne seine schwere Krankheitsphase im Detail wieder aufzurollen und ihn mit seinen gerade überstandenen Wahnvorstellungen zu konfrontieren, was nicht sinnvoll, da überlastend wäre, müssen wir ihn mit unserer Einschätzung konfrontieren und ihn dafür sensibilisieren, daß es sich um eine Krankheit und nicht um eine Krise handelt. Dabei thematisieren wir auch seine Defizite als

Krankheitsfolgen. Herr P. versucht dann manchmal, das Thema zu wechseln oder das Gespräch auf eine lockere, oberflächliche Ebene zu ziehen. Manchmal scheint der Punkt erreicht, an dem Herr P. sich ärgerlich von der Station abwendet, mit „ihr wollt mir hier was einreden" beendet er das Gespräch dann abrupt. Durch eine großzügige Ausgangsregelung und Nachturlaube über einige Wochenenden ermöglichen wir Herrn P. den Freiraum, den er jetzt beansprucht. Durch die Miteinbeziehung der Freundin ins Arztgespräch gelingt es, seine Lebenspartnerin für die Probleme ihres Freundes hinsichtlich Krankheitseinsicht bzw. Krankheitsgefühl zu sensibilisieren. Herr P. vereinbart, ohne selbst recht davon überzeugt zu sein, auch auf ihre Initiative hin einen Termin bei einem niedergelassenen Nervenarzt und verspricht, bis zu diesem Termin zunächst die Medikamente wie bisher weiter zu nehmen. Daraufhin wird er aus der stationären Behandlung entlassen.

Fallbeispiel B (Fortsetzung): Chronische Schizophrenie mit ausgeprägter Negativsymptomatik

Entlassungsphase. Herr S. reagiert auf die zunehmende Belastung mit schneller Überforderung. Er zieht sich vermehrt zurück, kommt morgens nur schwer aus dem Bett. Er trödelt lange bei dem sonst eher kurzen Badbesuch. Auch in der Beschäftigungstherapie entfernt er sich zunehmend, muß immer wieder an die Teilnahme erinnert werden. Werden die Anforderungen jedoch wieder reduziert, geht es deutlich besser. Hinsichtlich Kontakt bzw. Freizeitgestaltung hat Herr S. auch starke Probleme und ist nach wie vor auf Ansprache von außen angewiesen; bei entsprechender Motivation nimmt er an vielen Aktivitäten aber auch gern teil.

Dies hat uns gezeigt, daß er nur sehr gering belastbar ist und schnell überfordert reagiert. Unsere Überlegung, Herrn S. einen Tagesstättenplatz anzubieten, setzen wir nun in die Tat um. Hier kann das Beschäftigungsangebot gut den entsprechenden

Bedürfnissen und Fähigkeiten des Patienten angeglichen werden, und damit ist eine langfristige Betreuung gewährleistet. In einem gemeinsamen Gespräch erläutern wir Herrn S. und auch seiner Ehefrau diese Überlegung. Da Herr S. vorsichtig zögernd einwilligt, sich einmal die Tagesstätte anzuschauen, begleitet ihn ein Pfleger der Station beim Erstbesuch. Herr S. kann sich darauf einlassen, einige Tage zur Probe an dem Programm teilzunehmen. Um ihm den Übergang leichter zu machen, verlängern wir die Probezeit auf eine Woche und können ihn daraufhin nach Hause entlassen, von wo aus er weiterhin die Tagesstätte besucht. Die weitere medizinische Betreuung erfolgt in einer der Klinik angegliederten Ambulanz.

1.4
Soziotherapie, Psychotherapie und Rehabilitation

Gerade bei schizophrenen Psychosen sind **Sozio- und Psychotherapie** (im weitesten Sinne) wichtig. Zielsymptome können sein: Konzentrationsstörungen, soziales Verhalten (soziale Wahrnehmung, Selbstbehauptung), Wahrnehmung eigener Gefühlsregungen.

Mögliche Therapieformen sind: Beschäftigungstherapie, Konzentrationstraining, Musiktherapie, Selbstsicherheitstraining (d.h. kleine Gruppen, in denen der Umgang mit anderen, also die soziale Kommunikation, geübt werden kann).

Das häufige Vorkommen von Störungen der Psychomotorik unterstreicht die Wichtigkeit bewegungstherapeutischer Ansätze, die weit mehr als eine bloße Morgengymnastik sein können.

Wie weiter oben schon angedeutet, sind berufliche oder soziale Probleme bei schizophrenen Patienten die Regel; besonders prekär wird ihre Lage dann, wenn sie alleinstehend sind. Die Strukturierung dieses Bereiches obliegt dem **Sozialdienst**, der beispielsweise zwecks Regelung ausstehender Mietzahlungen Kontakt zum Vermieter aufnehmen muß oder sich ggf. um einen Platz in einer Rehabilitationseinrichtung kümmert. Ist ein Patient krankheitsbedingt nicht mehr in der Lage, alleine für sich zu sorgen, muß dem Rechnung getragen werden, um einen weiteren sozialen Abstieg – Verwahrlosung mit möglicherweise folgendem Suizid – zu verhindern: Therapeutische Wohngemeinschaften, betreutes Einzelwohnen und Wohnheime für psychisch Kranke kommen hier in Frage. In einigen Fällen wird allerdings auch die Unterbringung in einer Abteilung für chronisch Kranke in einer Landesnervenklinik in Erwägung gezogen werden müssen.

Anzustreben ist jedenfalls, daß der Patient so weit wie möglich wieder in seinen familiären und beruflichen Lebenszusammenhang zurückkehren kann. Gerade beim beruflichen Wiedereinstieg ist aber auf die Vermeidung überfordernder Situationen am Arbeitsplatz zu achten. Hilfreich kann es hier z. B. sein, wenn ein Patient zunächst tagsüber an seine alte Arbeitsstelle geht, nachts aber wieder in eine spezielle klinische Einrichtung zurückkommt (Nachtklinik).

Um diesen Bereich der Rehabilitation, also der Wiedereingliederung in die alten Lebenszusammenhänge, kümmern sich einerseits die niedergelassenen Nervenärzte, andererseits aber auch spezielle sozialpsychiatrische Einrichtungen (s. dazu genauer Kap. 14).

1.5
Epidemiologie

Schizophrenien sind häufig. Etwa 1 – 2 % der Bevölkerung erkranken mindestens einmal in ihrem Leben an einem schizophrenen Schub. Frauen und Männer erkranken etwa gleich häufig; das Erkrankungsalter liegt zwischen dem 20. und 40. Lebensjahr, bei Männern im Mittel früher als bei Frauen.

1.6
Verläufe

Bei bipolaren affektiven Psychosen (s. Kap. 2) spricht man von **Krankheitsphasen,** da nach Abklingen der akuten Symptomatik meistens keine oder nur eher gering ausgeprägte Restzustände zurückbleiben.

Bei Schizophrenien bleiben dagegen häufig Restzustände (**Defekte**) zurück, die überdies stärker ausgeprägt sind. Chronische Verläufe sind hier weit häufiger als z.B. bei endogenen Depressionen. Man spricht beim akuten Auftreten einer schizophrenen Erkrankung von einem **Schub** (oder auch einer **akuten Exazerbation** einer Psychose). Schizophrenien können schubweise verlaufen und immer wieder ausheilen, wobei ein Schub wenige Wochen bis mehrere Monate dauern kann. Die Ausheilung kann dabei vollständig sein (**Vollremission**) oder Defekte zurücklassen (**Teilremission**).

Die Erkrankung kann akut beginnen, sie kann aber auch schleichend, langsam, fast unmerklich einsetzen, ohne ausgeprägte Halluzinationen oder Wahngedanken, sondern eher mit einem Überwiegen sozialer Behinderungen oder affektiver und Willensstörungen, also mit einer Verflachung der Persönlichkeit, einem Versanden der ursprünglich persönlichkeitseigenen Energie. In diesem Fall spricht man von einer sog. **Minus-** oder **Negativsymptomatik**, die bei chronischen Verläufen und Residualzuständen häufig ist. Demgegenüber sind Halluzinationen und Wahngedanken Beispiele für eine **Plussymptomatik**; die Energie des Patienten ist nicht versandet, er ist durchaus noch „produktiv", wenn auch in „ver-rückter" Weise.

Chronisch progrediente Verläufe sind stetig fortschreitend, mit mehr oder weniger großer Geschwindigkeit; sie können dabei immer wieder – insbesondere zu Beginn – von Schüben mit akuter, produktiver oder Plussymptomatik unterbrochen werden. Man spricht dann von einer „akuten Exazerbation einer chronisch-progredienten Schizophrenie" oder z.B. vom „5. Schub einer paranoid-halluzinatorischen Psychose".

Festzuhalten bleibt: Mindestens 25 % aller Schizophrenien heilen folgenlos aus, in ca. 50 % kommt es zu einer Teilremission (Remission mit Residualdefekt). Im restlichen Viertel kommt es – meist nach jahrelangem chronischem Verlauf – zu schweren Defektzuständen.

Paranoid-halluzinatorische Syndrome sind die häufigste Erscheinungsform schizophrener Psychosen und kommen bei ca. 80 % aller schizophrenen Patienten mindestens einmal im Verlauf vor.

Paranoid-halluzinatorische und katatone Schizophrenien haben insgesamt eine eher gute Prognose, Hebephrenien dagegen eine schlechte. Generell kann man sagen: Je akuter die Psychose, desto günstiger die Prognose.

Suizidversuche und **Suizide** sind nicht selten, insbesondere dann, wenn der Patient in der akuten Psychose unter dem lebhaften Einfluß imperativer Stimmen steht, die ihn zum Suizid auffordern.

1.7
Ätiologie

Man geht heute davon aus, daß eine Reihe von Faktoren gemeinsam zum Auftreten einer Schizophrenie beiträgt (**multifaktorielle Theorie der Schizophrenie**). Für eine Beteiligung genetischer Faktoren spricht z. B. ein familiär gehäuftes Auftreten dieser Erkrankung (Zwillingsforschung).

Eine wichtige biologische Theorie ist die sog. **Dopaminhypothese**: Erhöhte Aktivität von Dopamin im ZNS führt nach dieser Annahme zu psychotischen Symptomen; Neuroleptika vermindern die Aktivität des Dopamins und wirken deshalb antipsychotisch. Umgekehrt können z. B. bei Parkinson-Patienten, die ja an einem Dopaminmangel leiden, durch einen Dopaminüberschuß (in Form von Anti-Parkinson-Medikamenten) psychotische Symptome ausgelöst werden.

Man könnte sagen, daß bestimmte Menschen aufgrund des Zusammenkommens verschiedener Faktoren ein erhöhtes Risiko aufweisen, an einer Schizophrenie zu erkranken. Auf der Grundlage einer derart erhöhten *Vulnerabilität* können dann soziale oder psychische Belastungen den Anstoß zu einer Erkrankung geben.

1.8
Differentialdiagnose

Körperlich begründbare Psychosen (s. Kap. 3) können mit einer schizophrenieähnlichen Symptomatik ablaufen, z. B. Enzephalitiden oder die progressive Paralyse, Spätform der Syphilis. Vor allem aber können **Pharmaka** psychotische Bilder auslösen; das Beispiel der dopaminhaltigen Arzneimittel – wie sie bei Morbus Parkinson zur Anwendung kommen – haben wir bereits erwähnt (Madopar, Pravidel).

Wichtig ist, daß Veränderungen durch Rauschmittel und Stimulantien akut in der Form psychotischer Zustände ablaufen können (sog. **Horrortrips**). Es kann aber auch vorkommen, daß durch ihren Gebrauch – insbesondere von Halluzinogenen (LSD) – paranoid-halluzinatorische Syndrome ausgelöst werden, die einen chronischen

Verlauf nehmen. Dann ist am ehesten davon auszugehen, daß hier eine Prädisposition für eine schizophrene Erkrankung vorgelegen hat, die durch den Gebrauch des Halluzinogens gewissermaßen zum Ausbruch gekommen ist (sog. **drogeninduzierte Psychose**).

Zur Abgrenzung gegenüber Manien bzw. schizoaffektiven Psychosen s. unter 2.4, gegenüber sog. Borderlinestörungen unter 4.5.

Paranoia (ICD-10: Wahnhafte Störung, F 22.0) ist eine Störung des schizophrenen Formenkreises, bei der ein hochsystematisierter Wahn (z. B. Verfolgungs- oder Größenwahn) ohne Halluzinationen und formale Denkstörungen im Vordergrund steht. Paranoia kann v. a. bei älteren, vereinsamten Menschen (**Kontaktmangelparanoid**) vorkommen.

1.9
Rechtliche Aspekte

Die Gemeingefährlichkeit schizophrener Patienten wird – entgegen dem laienhaften Vorurteil – überschätzt.

Zwangsunterbringung auf einer geschlossenen Abteilung kann bei Eigen- oder Fremdgefährdung erforderlich werden. Bei chronisch-rezidivierendem Verlauf einer Psychose und stets fehlender Krankheitseinsicht kann die Einrichtung einer sog. Betreuung für Heilbehandlung erforderlich werden. Wenn der Patient nicht in der Lage ist, seine finanziellen Angelegenheiten selbständig zu regeln und sich dadurch möglicherweise Schaden zufügt (z. B. Verlust der Wohnung bei fehlenden Mietzahlungen), sollte die Einrichtung einer Betreuung für Vermögensangelegenheiten überlegt werden (s. auch Kap. 15).

Affektive Störungen (affektive Psychosen)　　2

2.1
Vorbemerkung

Unter affektiven Störungen (ICD-10: F 30–39) versteht man die Gruppe psychiatrischer Erkrankungen, bei denen eine Änderung der **Stimmungslage** führendes Symptom ist, sei es in Richtung einer herabgeminderten Stimmung (Depression), sei es in Richtung einer gehobenen Stimmung (Manie). Diese Stimmungsänderungen treten immer nur für eine gewisse Zeit, die sog. **Phase**, auf. Drei Hauptverlaufsformen werden unterschieden:

- Wiederholtes Auftreten ausschließlich depressiver Zustände, dazwischen vollständige Remission. Diese Verlaufsform wird als *monopolar-* (oder auch unipolar-)*depressiv* gekennzeichnet; sie ist am häufigsten (66%) (ICD-10: rezidivierende depressive Episode, F 33).
- Ausschließliches Auftreten manischer Phasen, als *monopolar-manische* Verlaufsform gekennzeichnet; wiederum vollständige Remission zwischen den einzelnen Phasen (Häufigkeit 3–6%) (ICD-10: F 30).
- Die sog. *bipolare* Verlaufsform, d.h. das Vorkommen sowohl manischer als auch depressiver Phasen bei ein und demselben Patienten zu unterschiedlichen Zeitpunkten (Häufigkeit ca. 28%) (ICD-10: F 31).

Je nach Häufigkeit der aufgetretenen Phasen spricht man von monophasischem (einmalig), biphasischem usw. Krankheitsverlauf.

2.2
Epidemiologie

Die Morbidität (d.h. der Erkrankungsstand) beträgt in Europa z.Z. etwa 0,8% der Bevölkerung. Wahrscheinlich sind alle sozialen Schichten gleich häufig betroffen. Das weibliche Geschlecht wird bevorzugt befallen (Geschlechtsverteilung Männer : Frauen = 3 : 7). Das Lebensalter bei der Ersterkrankung reicht von der Pubertät bis ins hohe Alter. Am häufigsten zeigt sich die unipolar-depressive Verlaufsform der Erkrankung zwischen dem 30. und dem 50. Lebensjahr, die bipolare Verlaufsform beginnt meistens früher.

2.3
Ätiologie

Die Ursachen dieser phasenhaft verlaufenden affektiven Störungen sind bislang noch nicht hinreichend geklärt. Vermutlich handelt es sich auch hier um ein multifaktorielles Geschehen, d.h. mehrere Faktoren kommen bei der Auslösung der Erkrankung zusammen. In der sog. biologischen Psychiatrie wird als Ursache ein Ungleichgewicht der Überträgerstufe (Neurotransmitter) im Gehirn dieser Patienten diskutiert. Vor allem Serotonin und Noradrenalin sollen dabei in ihrem Gleichgewicht gestört sein. Die letztendliche Ursache dieser Transmitterstörung ist unklar. Eine erbliche (genetische) Komponente erscheint wahrscheinlich. Für eine solche Beteiligung sprechen genetische Untersuchungen (z.B. an eineiigen Zwillingen), wenngleich sie die Ursache der Erkrankung nicht alleine erklären können.

Wichtig ist, daß auch bei der Entstehung von phasenhaft verlaufenden Erkrankungen auslösende Faktoren (z.B. psychosoziale Streßsituationen) eine Rolle spielen können. Vor allem einzelne Episoden bei der rezidivierenden depressiven Störung können durch belastende Lebensereignisse ausgelöst werden.

2.4
Manische Episode (ICD-10: Manie ohne psychotische Symptome, F 30.1)

Fallbeispiel C: Manie

Anamnese. Als Herr M. zu uns auf die Station kommt, fällt uns sofort sein etwas zerzaustes und übernächtigtes Äußeres auf. Er redet in einem fort, meist sehr laut, und gestikuliert dabei lebhaft. Herr M. geht ohne große Umschweife gleich zum Du über und bringt – kaum 10 min hier – bereits Verbesserungsvorschläge in bezug auf die Stationseinrichtung vor. Man hat den Eindruck, daß er auf ein Luftholen zwischen den Sätzen verzichtet. Er stellt zwar Fragen, wartet jedoch deren Beantwortung nicht ab. Zeit habe er überhaupt keine, denn auf ihn warte der Wirtschaftsminister. Dennoch läßt er sich sofort von zwei Patienten ablenken, die Billard spielen. Er will ins Spiel einsteigen und greift sofort nach dem Queue des einen. Der erste Konflikt läßt nicht lange auf sich warten, und so greift die Schwester schlichtend ein. Sie schlägt Herrn M. vor, ein Gespräch mit dem Stationsarzt und ihr zu führen.

Aufnahmegespräch. Wir erfahren neben den persönlichen Daten und der Vorgeschichte von Herrn M. etwas über die letzten Tage vor der Klinikaufnahme: Der 29jährige Industriekaufmann arbeitet seit ca. 5 Jahren in einer Speditionsfirma; dort koordiniert er den Einsatz der Lkw. Herr M. wohnt mit seiner Freundin in einer Zweizimmerwohnung; Kinder habe er keine; das finanzielle Auskommen sei gut. Seit ca. 10 Tagen schlafe er weniger, zeitweise überhaupt nicht mehr. Er würde sich jedoch deutlich leistungsfähiger fühlen: „Ich bin jetzt etwas Besonderes, ein Genie!". Er habe seinem Chef – der übrigens völlig unfähig sei – eingehende Verbesserungsvorschläge zur Rationalisierung gemacht; dieser habe jedoch abgelehnt. Nachdem er dann die Kollegen „aufgeklärt" habe und auch die ihn nicht verstanden hätten, sei er nicht mehr hingegangen: „Wenn die zu blöd sind ..." Er ist dann mit seiner Idee in Richtung Flughafen gefahren, wollte in eine Maschine nach Bonn einsteigen, um mit dem Wirtschaftsminister persönlich zu sprechen. Hier habe er jedoch vergessen, ein Ticket zu kaufen, so daß er über den Zaun direkt aufs Rollfeld kletterte. Dort habe man ihn dann sehr rüde wieder zurückgebracht. Die Freundin, bei der er jetzt auch nicht mehr wohne, habe ihn daraufhin hierher gebracht.

2.4.1
Diagnose

Wir erkennen an diesem Beispiel die Hauptmerkmale einer manischen Phase: **gehobene Stimmung** (euphorisch, „high", „wie eine Million Dollar") und **expansive Art** (Drang nach Einmischung in alle möglichen Bereiche der Umwelt) oder auch **Reizbarkeit**, insbesondere wenn der Kranke auf Widerspruch trifft. Charakteristisch ist weiter ein **gesteigertes Selbstwertgefühl** bis hin zu ausgeprägten **Größenideen**, die den Kranken z. B. dazu bringen, Ratschläge über Dinge zu erteilen, von denen er keine besonderen Kenntnisse hat. Es liegt eine gesteigerte Ablenkbarkeit vor; der Kranke reagiert auf alle möglichen äußeren Reize mit Kommentaren oder Aktivitäten, ohne bei einer bestimmten Sache zu bleiben. Der **Redefluß** ist dabei beschleunigt, kaum zu unterbrechen. Unzählige Themen wechseln sich ab (**Ideenflucht**). Wortspielereien sind häufig, wobei der Zuhörer meistens die, wenn auch lockeren, Assoziationen des Patienten gerade noch eben nachvollziehen kann. Nicht selten ist **Größenwahn**, also die unverrückbare Gewißheit, besondere Beziehungen zu hochgestellten Persönlichkeiten oder zu Gott zu haben. Auch zum Auftreten von **Halluzinationen** kann es kommen, wobei die Inhalte üblicherweise der vorherrschenden Stimmungslage entsprechen. Der Kranke hört z. B. die Stimme Gottes. Auch Vitalsymptome, meist **vermindertes Schlafbedürfnis** bis hin zur Schlaflosigkeit, sind häufig.

Große Probleme für den Patienten und seine Familie können entstehen, wenn die hochfliegenden Pläne in die Tat umgesetzt werden: Nicht selten geht der Kranke finanzielle Verpflichtungen ein, denen er nicht gewachsen ist; er verschuldet sich oder erhält Strafanzeigen wegen Beleidigung; er stürzt sich in sexuelle Abenteuer, die seine Ehe aufs Spiel setzen, oder er gefährdet sich und andere durch rücksichtsloses Aufofahren. Unter Umständen ist hier von einer eingeschränkten Geschäftsfähigkeit auszugehen, manchmal wird die Einrichtung einer Betreuung erforderlich (s. Kap. 15). Da der Patient meistens keine oder nur geringe Einsicht in sein krankhaftes Verhalten zeigt, ist es schwierig, ihn von einer etwa erforderlichen stationären psychiatrischen Behandlung zu überzeugen. Meistens wird er von seinen Angehörigen in die Klinikambulanz gebracht; nicht selten – bei Selbst- oder Fremdgefährdung – wird eine Zwangsunterbringung (s. Kap. 15) auf einer geschlossenen Station nicht zu umgehen sein.

2.4.2
Therapie

Medikamentös bestehen folgende Möglichkeiten:

- hochpotente Neuroleptika, ggf. parenteral (z. B. Haloperidol 3mal 5 mg i.v.), und/oder sedierende Neuroleptika (z. B. Levomepromazin 50 – 100 mg i.m. oder p.o.),
- Tranquilizer, ggf. parenteral (z. B. Diazepam 5 – 10 mg oral oder i.v.),
- mit gutem Erfolg können in der Akutbehandlung der Manie zusätzlich auch Antikonvulsiva gegeben werden (z. B. Carbamazepin, Timonil, Tegretal),
- Lithium: keine Akutwirkung (bei schneller Aufdosierung Wirkung in ca. 2 – 4 Tagen). Lithium dient in erster Linie der sog. Phasenprophylaxe, d.h. der Verhinderung erneuter manischer Phasen.

Fallbeispiel C (Fortsetzung): Manie

Die ersten Tage auf der Station. Herr M. ist jetzt seit 2 Tagen auf unserer Station. Er redet fast ununterbrochen, läßt sich kaum unterbrechen, fängt alle möglichen Dinge an (Billard spielen, Brief schreiben etc.), kann diese jedoch nicht zu Ende führen, weil ihn schon wieder eine neue Idee ablenkt. Er wird teilweise schnell aggressiv, wird laut, wenn die anderen „langweiligen" Patients nicht nach seiner Pfeife tanzen. An Schlaf ist immer noch kaum zu denken; wenn, dann immer nur für ein paar Stunden, weil etwas anderes wieder den Vorrang hat. Selbst für die Mahlzeiten hat er nur wenig Zeit, er ißt z. T. im Stehen. Die verordneten Medikamente nimmt er eher nebenbei, als daß er von ihrer Wirkung überzeugt wäre. Ständig pendelt er zwischen Aufenthaltsräumen und dem Dienstzimmer hin und her. Auch in der Stationsgruppe hält er es nicht lange aus: Nach heftiger Kritik der Stationsbeschäftigungstherapie äußert er zwar viele, meist aber abstrakte Ideen, kann diese jedoch nicht einmal ansatzweise umsetzen. Die anderen Patienten der Station ziehen sich vielfach zurück – teils aus Angst, teils aufgrund der Unruhe, die Herr M. verbreitet. Auch in bezug auf die Hygiene ist Herr M. sehr nachlässig, er läßt die meisten Sachen herumliegen und kann keine Ordnung halten. Sein Zimmer gleicht einem Schlachtfeld. Er kollidiert an allen Ecken mit der Stationsordnung und den festen Zeiten im Stationsprogramm. Gestern hat er sich gleich 2 Zigaretten auf einmal angezündet und eine davon auf einer Zeitschrift abgelegt. Ein kleiner Brand konnte jedoch sofort gelöscht werden. Er ist nach wie vor davon überzeugt, der geniale Erfinder einer neuen Rationalisierungsidee zu sein – und diese müsse man ja an den Mann bringen –, so daß er nach wie vor häufig die Station verlassen will bzw. sehr oft Telefonate führen möchte.

Pflegeschwerpunkte in den ersten Behandlungstagen. Die Pflegeziele für die akute Krankheitsphase des Patienten werden im Stationsteam festgelegt. Für Herrn M. soll zunächst folgendes erreicht werden: Die starke Unruhe, Umtriebigkeit sowie die

Schlaflosigkeit, unter denen der Patient leidet, sollen sich bessern. Herrn M.s Umtriebigkeit und starke Unruhe erfordern zunächst eine verstärkte Kontrolle unsererseits, d.h. daß ständig ein Pfleger/eine Schwester in seiner Nähe ist und den Patienten auf Veränderungen in bezug auf Antrieb, Stimmung und Denken hin beobachtet. In seinem Rededrang und bei seinen zahlreichen unkoordinierten Aktivitäten läßt sich Herr M. nicht bremsen; mit viel Geduld und einer Portion Fingerspitzengefühl kann der Patient jedoch in ausreichendem Maße gelenkt und vor Fehlhandlungen geschützt werden. Die dennoch immer wieder entstehenden Reibereien mit anderen Patienten versuchen wir durch schlichtendes Eingreifen zu kontrollieren. Manchmal ist es erforderlich, ihn von den anderen Patienten abzuschirmen. Viele Konflikte mit Mitpatienten lassen sich durch ein „wachsames Auge" für die Station dadurch bereits im voraus vermeiden. Themen, an denen Herr M. sich hochspult, sollten vermieden werden. Man kann sich seine Ablenkbarkeit zunutze machen, indem man ihn bei gereizt-aggressiver Stimmungslage auf für ihn angenehmere Dinge/Beschäftigungen aufmerksam macht. Mit Rauch- bzw. Kaffeepausen oder Kartenspielen kann eine für Herrn M. reizarme Atmosphäre geschaffen werden. Da er in seinen Stimmungslagen sehr schwankt, nutzen wir Zeiten mit guter Stimmung zum Aufbau einer Vertrauensbasis. Auch hier steht die Vermeidung von Konflikten im Vordergrund: Wir lassen, wenn sich die Möglichkeit eines Gespräches ergibt, seinen Redeschwall und seine Größenphantasien über uns ergehen. Ein ruhiges und sicheres Auftreten unsererseits ist dabei sehr wichtig. Klare Grenzen setzen wir bei der Einnahme von Medikamenten, die wir kontrollieren müssen; Wirkung und Nebenwirkungen werden von uns beobachtet. Auch bei der Ausgangsregelung hat Herr M. keinen Verhandlungsspielraum, denn er soll vorerst die Station nicht verlassen. Abends bieten wir ihm schlaffördernde Maßnahmen, wie z.B. ein warmes Bad oder einen Becher warme Milch mit Honig, an. Zeitweise bieten wir schlaffördernde Medikamente an, die Herrn M. als Reservemedikation verordnet sind. Starke Reize – wie z.B. Musik, Kaffeegenuß – werden gegen Abend eingeschränkt und vermieden. Herr M. liegt jetzt in einem Einzelzimmer in der Nähe des Dienstzimmers, so daß auch nachts gute Kontrolle und Betreuung möglich sind und die Nachtruhe der Mitpatienten nicht gestört wird. Bei den Punkten Ernährung, Hygiene und Ordnung versuchen wir mit Rücksicht auf die Stimmung des Patienten den richtigen Zeitpunkt für Anregungen und Hilfestellungen zu finden. So wird ein ausreichender Allgemeinzustand gewährleistet, der durch häufige Kreislauf-, Einfuhr- und Gewichtskontrollen abgesichert und dokumentiert wird. Für die Verhaltensbeobachtung gilt – wie für die Wirkung und Nebenwirkung der Medikamente –, daß sie in den Pflegeprotokollen und bei den Dienstübergaben zur Sprache kommt.

Die folgenden Wochen. Seit einigen Tagen – er ist jetzt drei Wochen hier – schläft Herr M. nachts durch, wenn auch manchmal einzelne schlaflose Nächte dazwischenliegen. Dadurch, daß er etwas mehr zur Ruhe gekommen ist und nicht mehr so aufbrausend reagiert, kommt es immer weniger zu Konflikten. Er akzeptiert – wenn auch nicht völlig überzeugt – die Medikamente eher. Andere Meinungen nimmt er hin, kann sich zeitweise mit ihnen anfreunden. Auch am Tage zieht er sich zeitweise zurück, um auf seinem Bett Walkman zu hören, oder er unterhält sich mit uns. In der Stationsgruppe bleibt er jetzt bis zum Schluß, auch wenn er als Wortführer manchmal etwas gebremst werden muß. Einige Ausrutscher in punkto Distanz kommen noch vor, wenn er gegenüber den jüngeren Mitarbeitern seinen lässigen Ton an den Tag legt. Ebenfalls hat sich das Chaos in seinem Zimmer etwas gelegt; es wirkt nicht mehr so undurchdringlich. Auffällig ist auch sein gepflegteres Äußeres. Nach Absprache mit dem Pflegepersonal verläßt Herr M. nun für zunächst einige Stunden die Station, um Besuche etc. zu machen. Einen kleinen Rückfall konnten wir bemerken, als Herr M. einmal fast einen ganzen Tag fortblieb. Von seinen Verbesserungsvorschlägen spricht er kaum noch; wenn, dann scheinen sie für ihn weniger wichtig zu sein. Er selbst äußert, daß es ihm besser ginge und führt dies auf mehr Schlaf und regelmäßige Ernährung zurück. An den Stationsrahmen und die festen Zeiten hat sich Herr M. inzwischen gewöhnt und geht auch – zumindest mit Hilfe – etwas strukturierter mit seiner Freizeit um. Auch in der Stationsbeschäftigungstherapie ist Herr M. jetzt konzentrierter bei der Arbeit und stellt sich merklich weniger verbal in den Vordergrund.

Pflegeschwerpunkte in den nächsten Wochen. In der Teambesprechung wird festgestellt, daß die geplanten Pflegeziele für die akute Krankheitsphase des Patienten erreicht worden sind. Es werden jetzt die Ziele für die folgenden Wochen dokumentiert: Herr M. soll seine täglichen Grundbedürfnisse selbständig planen und ausführen; er soll am Stationsprogramm (Beschäftigungstherapie, Stationsgruppe, Ausflüge) teilnehmen. Er kann mit Absprache zunächst in Begleitung, später alleine, die Station stundenweise verlassen. Selbsteinschätzung und ein Gefühl für die Krankheit sollen verstärkt werden. In den Gesprächen mit Herrn M. wird nun häufiger das Thema Krankheit angesprochen. Wenn es ihm schwerfällt, beim Thema zu bleiben, oder er noch leicht ablenkbar ist, teilen wir ihm dies mit. Diese kritische Art der Begleitung und Beobachtung beinhaltet stets die Anerkennung für die gemachten Fortschritte. Neben der Beobachtung des Antriebs, des Affekts und der Stimmung befragen wir ihn jetzt auch zusätzlich nach seiner Selbsteinschätzung. Wir begleiten Herrn M. bei Spaziergängen im Stationsgarten und fördern seine Versuche, sich entspannenden Dingen zuzuwenden (Malen, Musikhören). Er wird in zunehmendem Maße angehalten, bei einer angefangenen Sache zu bleiben, feste Termine zu planen und diese dann auch einzuhalten (Visiten, Mahlzeiten, Programmpunkte der Station). Wir erstellen mit Herrn M. einen Tagesplan, der folgende Punkte beinhaltet: Er soll sich mindestens alle 2 Tage duschen, mindestens 2 Mahlzeiten – sitzend und zu festen Zeiten – einnehmen. Einmal pro Woche soll er sein Zimmer aufräumen und sein Bett neu beziehen, was von uns kontrolliert wird. An der Stationsgruppe nimmt Herr M. jetzt regelmäßig und bis zum Ende teil. Hier zeigt sich, wie er mit Kritik seiner

Mitpatienten umgeht und sich bei Konflikten bremsen kann. Wir beobachten dies und greifen ggf. ein. Die Beschäftigungstherapie auf der Station fördert u. a. seine krankheitsbedingt eingeschränkte Konzentrationsfähigkeit. Er nimmt hier zunächst mindestens 2 h täglich teil, wobei er in den ersten Tagen von einem Pfleger unterstützt wird. Herr M. verläßt jetzt auch für einige Stunden die Station, wobei er vorher von uns nach seiner Freizeitplanung befragt wird. Der Zeitpunkt seiner Rückkehr zur Station wird vereinbart. Wieder auf der Station befragen wir Herrn M. nach dem Verlauf seiner selbststrukturierten Zeit. Hier – wie auch bei allen anderen Therapieschritten – müssen Veränderungen, wie z. B. gesteigerte Unruhe und zunehmende Reizbarkeit, erkannt werden. Bei einer Überforderung des Patienten wird das Therapieprogramm dann auf ein angemessenes Maß eingeschränkt.

Vor der Entlassung. Herr M. ist nun fast selbständig in der Lage, seinen Tagesablauf zu planen. Er nimmt sich nach Absprache jetzt zunehmend Belastungsurlaube (Samstag, über Nacht, Sonntag), von denen er meist unverändert, allenfalls etwas entspannter zurückkehrt. Bei einem freien Wochenende kommt es jedoch zu einem Streit mit seiner Freundin, und Herr M. wirkt vermehrt unruhiger und gespannter. Er kehrt früher als erwartet auf die Station zurück und bespricht das Problem mit der diensthabenden Schwester. Die Möglichkeit zu einem ruhigen Gespräch im Dienstzimmer nutzt Herr M. jetzt merklich häufiger. Es hat den Anschein, als ob er lernen will, sich einzuschätzen, denn er fragt oft danach, wie wir ihn beurteilen würden. Auch durch die häufigen Besuche von der Freundin bei Herrn M. ergibt sich ein guter Kontakt zu ihr. Sie nimmt auch öfter an den Gesprächen mit Herrn M. – auf dessen Wunsch hin – teil. Zu seiner akuten Krankheitsphase sucht sich Herr M. gut zu erklärende Gründe: „zu viel Streß, überarbeitet".

Die letzten Tage auf der Station. Im Stationsteam werden die nötigen Schritte bis zur Entlassung geplant. Herr M. soll mit Hilfe folgendes erreichen: Er soll seine Krankheit akzeptieren und sie einschätzen lernen. Unter Fortführung des Stationsprogramms soll er seine sozialen Kontakte ausbauen, d.h. vermehrte Tagesurlaube und zusätzliche Nachturlaube. Wichtig ist die Klärung seiner beruflichen und privaten Situation. In den Gesprächen mit Herrn M. fällt sein Bedürfnis nach Verarbeitung der letzten Wochen seit seiner Aufnahme auf. Dabei bestätigen wir ihn darin, diesen Teil als Krankheit zu erkennen. Ebenso bestärken wir ihn in der Überlegung, sich ambulant weiterbehandeln zu lassen und auch nach der Entlassung noch weiterhin die Medikamente zu nehmen. Seinen Versuchen, seine Krankheit zu bagatellisieren, geben wir nicht nach, wobei es hilfreich ist, Rückschläge und Einbrüche zu thematisieren. Seine Einstellung zu sich und seiner Erkrankung rücken in den Mittelpunkt unserer Beobachtungen; diese Problematik ist jetzt auch wesentlicher Inhalt der Einzelgespräche mit dem Stationsarzt. Eine Wiedereingliederung in sein soziales Umfeld wird nun dadurch gefördert, daß er über das Wochenende und in der Woche nach dem Stationsprogramm in den Ausgang geht. Die Schritte, die Herr M. zur Beseitigung des Scherbenhaufens, den er vor seiner Aufnahme am Arbeitsplatz hinterlassen hat, unternehmen muß, wurden gemeinsam mit dem Sozialdienst des Hauses eingeleitet. Beim Patienten konnte ein Mindestgrad an Krankheitseinsicht erreicht werden, so daß er sich selbständig einen niedergelassenen Psychiater zur ambulanten Weiterbehandlung gesucht hat. Dadurch ist auch die medikamentöse Weiterbehandlung gewährleistet. Im Stationsteam wird festgestellt, daß Herr M. wichtige Pflegeziele erreicht hat, und er wird nach Hause entlassen.

2.4.3
Verlauf

Eine einzelne manische Phase klingt in der Regel ohne Folgen ab. Bei der sog. bipolaren affektiven Störung kommen im weiteren Verlauf depressive Nachschwankungen oder depressive Phasen vor. Sowohl Phasendauer als auch Dauer eines symptomfreien Intervalls sind –

ähnlich wie bei depressiven Phasen – nicht genau vorhersagbar. Im symptomfreien Intervall sind die Patienten meistens wie früher. Hier bestehen Unterschiede zu schizoaffektiven und ganz besonders schizophrenen Psychosen, wo eher chronische Verläufe mit häufigerem Vorkommen von Residualzuständen nach Abklingen der akuten Erkrankung vorkommen.

2.4.4
Differentialdiagnose

Maniforme Syndrome können im Rahmen **schizophrener Psychosen** auftreten oder sich auch bei ein und demselben Patienten mit schizophrenen Episoden abwechseln (**schizoaffektive Psychose**). Diese differentialdiagnostischen Überlegungen sind vor dem Hintergrund der unterschiedlichen phasen- bzw. schubprophylaktischen Behandlungen von besonderer Bedeutung: Bei Manien, wie bei affektiven Erkrankungen überhaupt, sind Lithiumsalze und Carbamazepin prophylaktisch wirksam. Diese Medikamente können ebenso, wenn auch mit geringerem Erfolg, zur vorbeugenden Behandlung schizoaffektiver Psychosen eingesetzt werden. Sie zeigen jedoch keinen Erfolg in der Langzeitbehandlung von Schizophrenien, wo Neuroleptika angewendet werden. In seltenen Fällen können auch organische Erkrankungen zu maniformen Syndromen führen (**organische Psychosen;** s. Kap. 3), z.B. Frontalhirntumoren oder die Spätform der Lues (progressive Paralyse), die aber heutzutage wegen der guten Behandelbarkeit dieser Geschlechtskrankheit mit Penizillin nur noch selten vorkommt. Auch eine Überfunktion der Schilddrüse (Hyperthyreose) kann sich hinter einem maniformen Syndrom verbergen. In einem solchen Fall können z.B. ausgeprägte Tachykardien oder massive Diarrhöen Hinweise bieten; die Diagnose wird über eine Bestimmung der Schilddrüsenhormone im Blut gesichert. Hier steht die Behandlung der erhöhten Schilddrüsenhormone im Vordergrund (kausale Therapie).

Nicht zuletzt können Medikamente, z.B. Kortikosteroide – oder psychotrope Substanzen – z.B. Amphetamine (z.B. Ecstasy), LSD oder Kokain – maniforme Syndrome auslösen (Drogenscreening des Aufnahmeurins!).

2.5
Hypomanie

Wenn die Symptome des maniformen Syndroms geringer ausgeprägt sind, so daß z.B. die sozialen Kontakte des Patienten nur wenig beeinträchtigt werden und oft eine Klinikeinweisung nicht erforderlich ist, spricht man von hypomanischer Episode. Diese tritt nicht selten im Anschluß an eine depressive Phase auf (hypomane Nachschwankung). Werden in einem solchen Fall antidepressive Medikamente nicht rechtzeitig abgesetzt, können sie die Entwicklung einer manischen Phase beschleunigen.

2.6
Monopolare (endogene) Depression (ICD-10: rezidivierende depressive Störung, F 33.2)

Fallbeispiel D: Schwere (endogene) Depression

Anamnese. Herr K. kommt mittags mit seiner Frau zur Station. Bei der Begrüßung fällt der Schwester das ängstlich-unsichere Verhalten des Patienten auf. Außerdem wirkt dieser müde und verlangsamt. Die Art, wie er ein paar Worte herauspreßt, und das Zittern seiner Hände deuten auf große innere Anspannung hin. Es scheint daher ratsam, die Aufnahmesituation so kurz wie möglich zu halten. Die Schwester bringt den Patienten zu seinem Zimmer. Auf dem Weg dahin fällt auf, daß ihn die neue Umgebung stark verunsichert; er wirkt irritiert und steuert – nach entsprechender Information – sein Bett an. Dort legt er sich zunächst hin; die Schwester beschließt, ihn zur Ruhe kommen zu lassen, bleibt aber in seiner Nähe.

Aufnahmegespräch. Der Arzt eröffnet das Gespräch mit der Frage nach dem Verlauf der letzten Wochen. Mühsam und stockend berichtet Herr K., er fühle sich schon seit Wochen leer und kraftlos; er könne nicht mehr arbeiten, sei dort mit

allem überfordert. Er würde den Kollegen doch nur noch zur
Last fallen. Auch zu Hause könne er nur noch im Bett liegen,
an Schlaf sei aber gar nicht zu denken. Stattdessen müsse er
ständig grübeln. Auf die Frage, ob sich bei der Arbeit oder in
der Familie etwas vor seiner Krankheit geändert habe, gibt
Herr K. an: „Nichts hat sich geändert; alle arbeiten und tun
ihre Pflicht, nur ich schaffe nichts mehr." Der Arzt fragt Herrn
K., ob er schon daran gedacht habe, sich etwas anzutun. „Ja,
ich denke, daß das für alle das beste ist", antwortet Herr K.
scheinbar emotionslos. Der Arzt fragt, ob Herr K. ihm versprechen könne, sich bei ihm oder dem Pflegepersonal zu melden,
wenn sich seine Gedanken um Suizid drehen. „Ich werde es
versuchen", antwortet Herr K. Mit Hilfe der Ehefrau und der
Krankengeschichte werden folgende für die Behandlung wichtige Informationen gesammelt: Der 48jährige Patient ist das
2. Mal in stationärer Behandlung, das erste Mal vor 3 Jahren
hier im Hause wegen einer Depression. Die Ehe ist laut Ehefrau
glücklich; aus ihr sind 3 Kinder hervorgegangen, 2 davon sind
erwachsen und aus dem Haus. Die Frau ist seit ca. 2 Jahren
wieder halbtags berufstätig. Der Patient ist Sachbearbeiter bei
einer Versicherung; diese Stellung bekleidet er seit 9 Jahren.
Die Ehefrau berichtet, ihr Mann sei seit ca. 4 Wochen verändert; er sei niedergeschlagen, antriebslos, zeige kein Interesse
mehr für seine Umwelt. Seit 10 Tagen sei er krankgeschrieben,
aber zu Hause ginge es jetzt auch nicht mehr weiter; die Frau
von Herrn K. meint, das sei alles wie vor dem letzten Klinikaufenthalt vor 3 Jahren. Auf die Frage, ob in den letzten Monaten berufliche oder private Veränderungen eingetreten seien,
gibt sie an, daß vor ca. 3 Monaten eine Umstrukturierung am
Arbeitsplatz ihres Mannes vorgenommen worden sei; da habe
er sich Sorgen gemacht, ob er die neuen Aufgaben bewältigt.
Andere Veränderungen habe es nicht gegeben.

2.6.1
Diagnose

Wir erkennen an diesem Beispiel die wesentlichen Merkmale des depressiven Syndroms, das sich durch Störungen dreier Ebenen äußert:

- **Psychische Ebene:** Die Patienten sind unfähig zur Freude, wirken niedergedrückt und traurig, berichten über innere Leere, sind dabei jedoch nahezu emotionslos, geben an, überhaupt keine Gefühle mehr zu empfinden. Die Denkabläufe wirken langsamer, gleichzeitig wird viel gegrübelt, Selbstvorwürfe sind häufig. Die Patienten trauen sich nichts mehr zu, fühlen sich beruflich überlastet. Immer häufiger denkt der Patient darüber nach, daß das Leben nicht mehr lebenswert sei; **Suizidversuche** sind damit nicht selten, Suizid- oder Todesgedanken fast immer vorhanden. Auch Sorgen über die körperliche Gesundheit finden sich häufig. Werden diese zur absoluten Gewißheit, spricht man von einem **hypochondrischen Wahn.** Auch Schuldwahn (die Krankheit wird z. B. als Strafe für Verfehlungen erlebt) oder Verarmungswahn (z. B. das gesamte Hab und Gut wird versteigert und die Familie werde Hunger leiden) kann in ausgeprägten Fällen vorliegen.
- **Psychomotorische Ebene** (Verhaltensebene): Die **Sprache** wirkt leise und stockend, lange Pausen unterbrechen die einzelnen Satzteile, Blickkontakt wird nur spärlich aufgenommen, die Patienten wirken **antriebsgehemmt**, können z. B. regungslos mehrere Stunden auf dem Bett sitzen. Der Extremfall dieses Bildes ist der **depressive Stupor**, d. h. der Patient liegt vollkommen regungslos im Bett, reagiert nicht auf Ansprache, ißt und trinkt nichts mehr. Es gibt aber andererseits auch Patienten, die sehr unruhig und ängstlich sind, getrieben wirken, aufgeregt und unruhig hin und her laufen. In solchen Fällen spricht man von einer **agitierten** (d. h. aufgeregten) Depression.
- **Somatische (körperliche) Ebene:** Es wird über allgemeinen **Energieverlust** und eine Vielzahl **körperlicher Beschwerden**, wie Gliederschwere, dumpfe Muskelschmerzen, Mattigkeit, Kloßgefühl im Hals oder auf der Brust („wie ein Stein") geklagt. Hier spielen auch **Schlafstörungen** eine schwerwiegende Rolle, sowohl als Ein-

schlaf- als auch Durchschlafstörungen; häufig findet sich ein sog. Früherwachen, d.h. der Patient wacht 2 oder 3 h früher als gewöhnlich auf, ohne wieder einschlafen zu können. Der **Appetit** ist vermindert. **Gewichtsverlust** – in einigen Fällen von erheblichem Ausmaß – ist häufig. Das Interesse an sexuellen Aktivitäten nimmt deutlich ab; bei Frauen wird auch ein Ausbleiben der Regelblutung (Amenorrhöe) beschrieben. Auffällig sind **tageszeitliche Schwankungen** der Symptomatik; abends kommt es oft zu einer deutlichen Stimmungsaufhellung.

2.6.2
Therapie

Medikamentös. Antidepressiva werden oral, seltener auch als Infusion verabreicht. Bei gehemmten Bildern gibt man eher antriebssteigernde Antidepressiva (z. B. Imipramin, Tofranil, Clomipramin, Anafranil), bei agitierten Depressionen oder ausgeprägten Schlafstörungen können beruhigende Antidepressiva (z. B. Saroten, Amitriptylin) in gleicher Dosierung wie oben gegeben werden. In den letzten Jahren sind hier einige neue Antidepressiva entwickelt worden, die bei gleicher Wirksamkeit weniger Nebenwirkungen aufweisen (vgl. hierzu genauer unter 13.2).

Tranquilizer, z. B. Diazepam (Valium), können kurzfristig bei stark angstgequälten Patienten, massiven Schlafstörungen oder akuten Suizidtendenzen gegeben werden. Tritt unter einer solchen Behandlung keine ausreichende Besserung ein, kann zusätzlich ein Lithiumpräparat verordnet werden, wodurch (allerdings nicht in jedem Fall) eine Wirkungsverstärkung erzielt wird.

Lithium kann neben dieser Akutbehandlung auch als sog. Phasenprophylaxe, d.h. zur Verhinderung des erneuten Auftretens einer depressiven und/oder manischen Phase, eingesetzt werden. Ein anderes Phasenprophylaktikum ist das Antiepileptikum Carbamazepin (z. B. Timonil oder Tegratal, s. unter 13.6). Bei stark ausgeprägtem wahnhaftem Erleben kann zusätzlich zur antidpressiven medikamentösen Behandlung die Gabe eines Neuroleptikums erforderlich sein (sog. Zweizügeltherapie).

Nichtmedikamentöse Therapien. Ergänzend können sog. Schlafentzüge zur Anwendung kommen; dabei bleibt der Patient entweder eine ganze Nacht (totaler Schlafentzug) oder während der zweiten Nachthälfte (partieller Schlafentzug) einfach auf und darf sich am folgenden Tag erst zur gewohnten Zeit wieder ins Bett legen. In vielen Fällen führt dies zu einer deutlichen Stimmungsaufhellung, die allerdings meist nur wenige Tage anhält. Wenn die ausreichende Durchführung der genannten Methoden nicht zum Erfolg führt, kann schließlich noch eine Elektrokrampftherapie (EKT) durchgeführt werden. Dies erfordert eine enge Zusammenarbeit mit dem Anästhesisten, da sie in Kurznarkose unter Muskelrelaxierung erfolgt (s. auch unter 13.7).

Psychotherapeutische Gespräche müssen alle Maßnahmen begleiten. Dabei stehen in der akuten Phase eher verhaltenstherapeutisch-unterstützend orientierte Ansätze im Vordergrund, da psychodynamisch-aufdeckende Verfahren u. U. zu einer massiven und schwer kontrollierbaren Verstärkung depressiver Schuldgefühle führen können (s. auch Kap. 12).

Fallbeispiel D (Fortsetzung): Depression

Die ersten Tage auf der Station. Herr K. ist jetzt 3 Tage auf der Station. Meistens liegt er dösend auf dem Bett, zieht sich vollkommen zurück. Er ist appetitlos, vernachlässigt sein Äußeres; eigentlich möchte er nur in Ruhe gelassen werden. Nachts schläft er stundenweise, ab ca. 4 Uhr morgens liegt er dann wieder wach im Bett. Morgens ist er dann kaum ansprechbar; jede Bewegung scheint ihn unendlich viel Kraft zu kosten. „Kein Auge habe ich zugemacht", wiederholt er oft. Abends scheint sich sein Zustand zu verbessern. Dann sind auch kurze Gespräche möglich. „Ich bin ein hoffnungsloser Fall", wiederholt er dann häufig.

Im Stationsteam werden folgende Ziele festgelegt:

- Verbesserung des körperlichen Zustandes.
- Herr K. soll sich mit seiner schweren Depression bei uns sicher und angenommen fühlen.

Pro Schicht kümmert sich eine Schwester oder ein Pfleger um Herrn K.; das erleichtert u. a. auch das Schaffen eines Vertrauensverhältnisses. Zu den Mahlzeiten bieten wir Herrn K. Wunschkost an; viele kleine Mahlzeiten erleichtern ihm die Prozedur, etwas essen zu müssen. Wir dokumentieren schriftlich die zugeführte Flüssigkeitsmenge; auch hier erfolgt die Zufuhr in den ersten Tagen schlückchenweise. Die genaue Kontrolle der Ausscheidungen ist wichtig; ebenso kontrollieren wir Körpergewicht und Vitalzeichen regelmäßig. Bei Herrn K. ist wegen Verstopfung medikamentöse Hilfe nötig. Das morgendliche Waschen findet mit Hilfe des Pflegers am Waschbecken statt. Wir verschieben eine gründliche Körperpflege auf die frühen Abendstunden; Herr K. ist dann deutlich belastbarer, was wir auch dazu benutzen, ihn zu einem Rundgang auf dem Stationsflur zu motivieren. Da Herr K. nachts oft wach liegt, was er als sehr quälend empfindet, ist eine enge Betreuung durch die Nachtwache nötig. Der Umgang mit Herrn K. erfordert sehr viel Geduld und Ruhe; er braucht mehr Zeit und Kraft für die täglichen Verrichtungen und ist dabei leicht irritierbar. Wir müssen also beharrlich und einfühlsam auf ihn eingehen; Floskeln wie „das wird schon wieder" sind dabei strikt zu vermeiden. Wir teilen Herrn K. aber oft mit, daß wir sicher sind, daß er wieder gesund wird – wenn nötig, mehrmals am Tag.

Nach 2 Wochen. Herr K. ist seit 2 Wochen in stationärer Behandlung. Seit 10 Tagen läuft eine Infusionstherapie mit einem antriebssteigernden Antidepressivum. Ernährung und Flüssigkeitszufuhr haben sich auf einem ausreichenden Niveau eingependelt. Herr K. hält sich nachmittags stundenweise im Tagesraum auf. Er klagt über Schlafstörungen, ist weiterhin hoffnungslos: „Ich werde wohl nie mehr gesund". Nach einem Telefonat mit seiner Ehefrau findet eine Schwester Herrn K. gerade noch rechtzeitig mit einer Rasierklinge auf der Toilette: „Noch nicht einmal das schaffe ich", meint er.

Im Pflegeteam werden die weiteren Ziele für die Behandlung von Herrn K. besprochen. Im Vordergrund steht z. Z. die

Gefahr der Suizidalität. Zunächst legen wir Herrn K. in ein
Mehrbettzimmer, um so auch die Möglichkeit des Alleinseins
zu verringern. Herr K. zeigt für diese Maßnahme nach anfäng-
lichem Widerstand Verständnis. Er soll an der morgendlichen
Beschäftigungstherapie teilnehmen und die Station nur in
Begleitung von Personal und Ehefrau verlassen. Während der
Infusionsbehandlung wird Herr K. auf körperliche Nebenwirkungen (z. B. Kreislauflabilität, allergische Exantheme) und
psychische Veränderungen (z. B. Unruhe, Wahnideen) hin
beobachtet. Wir vereinbaren mit Herrn K., in unregelmäßigen
Abständen seinen Schrank nach evtl. gefährlichen Gegenständen zu untersuchen. Das Versprechen, sich bei auftauchenden
Suizidgedanken dem Arzt oder einer Pflegekraft anzuver-
trauen, wird ihm täglich abgenommen. Herr K. fühlt sich
natürlich kontrolliert und versucht, den Schwestern und Pfle-
gern auszuweichen, sich zu entziehen. Wir erklären ihm offen,
daß wir in Sorge sind, und sprechen dabei unsere Befürchtun-
gen eines erneuten Suizidversuchs an. Im persönlichen Kontakt
müssen wir unverändert einfühlsam und geduldig auf Herrn K.
eingehen. Nach seinem Suizidversuch braucht Herr K. in den
folgenden Tagen und Nächten ständige enge Betreuung (Sonderwache).

Nach einer weiteren Woche kommt die stimmungsaufhel-
lende Wirkung des Antidepressivums zum Tragen. Herr K.
begrüßt uns plötzlich bei der Visite mit einem schüchternen
„Guten Morgen" und zeigt dabei ein verhaltenes Lächeln. Er
fängt an, auch ohne unsere Aufforderung in den Tagesraum zu
gehen und reagiert auch auf die Kontaktversuche von Mitpatienten. Wichtig ist in dieser Etappe, daß Herr K. lernt, seine
depressiven Denkinhalte, v. a. sein Insuffizienzerleben, abzubauen. „Ich kann einfach nichts mehr, ich bin ein ganz anderer
als früher – hilflos und unfähig" wiederholt er häufig. Vorsichtig und ohne ihn zu überfordern müssen wir ihm bei der Wie-
dererlangung seiner Alltagskompetenzen helfen. Wesentlich
sind jetzt sozio- und psychotherapeutische Maßnahmen: In der
Beschäftigungstherapie lernt er, daß er durchaus in der Lage
ist, mit seinen eigenen Händen wieder etwas herzustellen. In

der Kochgruppe stellt sich heraus, daß er eigentlich ein ganz begabter Hobbykoch ist. In der 2mal wöchentlich stattfindenden Gesprächsgruppe auf der Station beginnt er, seine Selbstzweifel zu äußern, hier kann er sich an Mitpatienten orientieren, denen es bereits besser geht. Regelmäßige Gespräche mit seinem Arzt oder dem Psychologen, manchmal zusammen mit seiner Ehefrau, führen ihn durch diesen schwierigen Abschnitt. Mehr und mehr erkennt er zwar selbst seine Fortschritte, es dauert jedoch einige Zeit, bis die depressiven Selbstzweifel ihn nicht mehr täglich quälen.

Kurz vor der Entlassung. Herr K. ist seit 10 Wochen auf Station. Suizidgedanken und Todeswünsche äußert er nicht mehr. Schlaf und Ernährung sind nach seiner Auskunft fast wie früher. Nach Tagesurlauben bei der Familie klagt er über leichte Ermüdbarkeit; er kann sich noch nicht vorstellen, wie früher zu arbeiten, den Anforderungen gerecht zu werden.

Bis zur Entlassung muß Herr K. auf der Station noch die Möglichkeit erhalten, sich zu stabilisieren. Außerdem sollen im Gespräch mit der Ehefrau und dem Patienten eventuelle krankheitsauslösende Lebensumstände besprochen werden. Das Pflegeteam beobachtet weiterhin v. a. die Normalisierung von Schlaf und Appetit als Indikatoren für den Zustand von Herrn K. Auch spontane Gefühlsregungen, wie Freude, Ärger und Tonfall sowie Gestik und Mimik, erlauben wichtige Rückschlüsse auf den Gesundungsprozeß. Herr K. soll an möglichst vielen Stationsaktivitäten teilnehmen. Um wieder eine positive Selbsteinschätzung zu gewinnen, muß er sich auch mit Mitpatienten vergleichen können. Wir bestärken ihn darin, daß sich seine Leistungsfähigkeit kontinuierlich verbessert – auch wenn es ihm oft schwerfällt, die eigenen Erfolge wahrzunehmen. Herr K. spricht jetzt öfter davon, es mit der Arbeit ja doch mal versuchen zu müssen. Schließlich wird er in die zunächst enge Weiterbetreuung durch seinen niedergelassenen Nervenarzt nach Hause entlassen.

2.6.3
Verlauf

Man geht davon aus, daß eine depressive Phase ca. 3–9 Monate dauert. Meistens heilt sie folgenlos ab. Der Zeitraum zwischen den einzelnen Phasen ist sehr unterschiedlich. Die antidepressive Therapie sollte über den Zeitpunkt des Abklingens der depressiven Symptome hinaus weitergeführt werden. **Suizidversuche** im Rahmen depressiver Phasen sind häufig, immer noch sterben 10–15% der Patienten mit schweren Depressionen durch einen Suizid.

2.6.4
Differentialdiagnose

Die wichtigste Differentialdiagnose der phasenhaften (rezidivierenden) endogenen Depression ist eine anhaltende depressive Störung. Hierunter versteht man eine chronische depressive Verstimmung, die sehr lange dauert (mindestens mehrere Jahre) und insgesamt nicht so schwer ausgeprägt ist wie eine rezidivierende depressive Störung. Für diese anhaltende depressive Erkrankung verwendet man jetzt den Begriff der **Dysthymie** (ICD-10: F 34.1), früher hätte man auch von *neurotischer Depression* gesprochen.

Organische Erkrankungen können mit depressiven Verstimmungszuständen einhergehen oder diese sogar auslösen; bekanntestes Beispiel ist die Schilddrüsenunterfunktion (Hypothyreose). Auch Medikamente können Depressionen verursachen (z. B. bestimmte blutdrucksenkende Mittel mit Reserpinbestandteilen, aber auch Neuroleptika).

2.6.5
Rechtliche Aspekte

Kranke in ausgeprägter depressiver Phase sind geschäftsunfähig. Suizidalität ist häufig. Um den Kranken schützen zu können, bedarf es hier ggf. der zwangsweisen Unterbringung auf einer geschlossenen Station oder der Einrichtung einer sog. Betreuung zum Zwecke der Heilbehandlung (s. Kap. 15).

KAPITEL 3

Körperlich begründbare Psychosen (organische psychische Störungen)

Kapitelinhalt

Allmählich einsetzende, chronisch fortschreitende Schädigungen des Gehirns, z. B. im Verlauf einer zunehmenden Hirnsklerose, führen zum sog. **chronischen hirnorganischen Psychosyndrom.**

Akute Schäden, z. B. ein Unfall mit Schädel-Hirn-Trauma oder sehr hohes Fieber im Rahmen einer Infektionskrankheit, führen dagegen zu einem anders gearteten klinischen Bild, einem sog. **akuten hirnorganischen Psychosyndrom**, wie es erstmals von dem

Psychiater Karl Bonhoeffer (1868–1948) unter dem Begriff **akuter exogener Reaktionstyp** zusammenfassend beschrieben wurde.

Auch hier wurden in den letzten Jahren einige diagnostische Begriffe geändert: Der Begriff **chronisches hirnorganisches Psychosyndrom** wird neuerdings ersetzt durch den Begriff der **Demenz.** Dabei wird dieser Begriff der Demenz weiter untergliedert in beispielsweise Demenz vom Alzheimer-Typ (häufigste Demenzform), Demenz vom vaskulären Typ (arteriosklerotisch bedingte Demenz), Mischformen (d.h. Alzheimer-Demenz und vaskuläre Demenz liegen gleichzeitig vor) usw.

Bei einer akut auftretenden organischen psychischen Störung spricht man jetzt nicht mehr vom akuten hirnorganischen Psychosyndrom, sondern allgemein von **Delir.** Jede akute organische Psychose wird also als Delir bezeichnet. Früher hat man den Ausdruck Delir, oder genauer Delirium tremens, nur in Zusammenhang mit einem schwer verlaufenden Alkoholentzug benutzt. Hier muß man aufpassen: Wenn also beispielsweise die Rede ist von einem *postoperativen Delir*, so bedeutet dies lediglich, daß ein Patient nach einer Operation verwirrt geworden ist. Es bedeutet nicht, daß hier Alkoholentzug eine Rolle gespielt hat.

Akute wie chronische hirnorganische Psychosyndrome umfassen also psychopathologische Symptome, die durch faßbare körperliche Grunderkrankungen ausgelöst werden. Dies bedeutet gleichzeitig, daß ein Teil dieser Erkrankungen auch einer gezielten kausalen Therapie zugänglich ist, z.B. kann der Erreger einer Infektionskrankheit durch Antibiotika ausgeschaltet werden.

Körperlich begründbare Psychosen werden auch **exogene Psychosen** genannt (d.h. von außen kommend, mit bekannter Ursache) und den **endogenen Psychosen** (Schizophrenie und affektive Störungen) gegenübergestellt.

Anläßlich dieser Gegenüberstellung läßt sich ersehen, daß medizinische Klassifikationen immer abhängig vom Stand des medizinischen Wissens sind und es durchaus möglich ist, daß sich im Laufe der Zeit Gruppen der endogenen Psychosen vielleicht den exogenen werden zuordnen lassen können.

3.1
Historisches Beispiel

Die progressive Paralyse (s. unter 3.3) wurde als psychiatrisches Syndrom bereits 1822 beschrieben, aber erst 1913 gelang der endgültige Nachweis, daß es sich dabei um eine durch Spirochaeta pallida, den Erreger der Syphilis, ausgelöste Hirnschädigung, also um eine exogene Psychose infolge einer Infektionskrankheit handelte.

3.2
Akutes hirnorganisches Psychosyndrom (ICD-10: Delir, F 05)

Beim akuten hirnorganischen Psychosyndrom handelt es sich um eine akut auftretende Hirnfunktionsstörung, die vielfältige Ursachen haben kann. Ohne Rücksicht auf die vorliegende Ursache wird in der neuen psychiatrischen Klassifikation jetzt der Begriff „Delir" für alle Formen einer akuten hirnorganischen psychischen Störung benutzt.[1]

Fallbeispiel E: Delirium tremens bei Alkoholentzug (ICD-10: F 10.4)

Aufnahmesituation. Herr B. kommt alleine mit einem Koffer in der Hand zur Station. Er wirkt sehr eingefallen, fast ausgemergelt und sehr blaß. Wir kennen den Patienten schon von einigen Voraufenthalten auf unserer Entgiftungsstation. So bekommen wir schnell guten Kontakt. Herr B. war bereits 6mal bei uns; jedesmal zur Entgiftung nach massivem Alkoholabusus. Zu einer längerdauernden Entwöhnungskur konnten wir ihn jedoch nur einmal – beim letzten Aufenthalt – bewegen. Nach den obligatorischen Aufnahmeformalitäten, bei denen Herr B. kooperativ mitwirkt, gehen wir in das Arztzimmer, in dem das Aufnahmegespräch stattfindet. Hier ergibt sich, daß Herr B. die

---

1 **Bemerkungen für den Unterricht:** Wir benutzen zur Beschreibung eines deliranten Patienten das Beispiel des Alkoholentzugsdelirs, da dieses viele Symptome des Delirs beispielhaft zeigt. Nach ICD-10 müßte selbstverständlich das Delirium tremens im Kapitel über die Sucht behandelt werden, worauf wir hier verzichtet haben.

Entwöhnungskur nach 2 Monaten abgebrochen hat und seitdem – es ist ca. 4 Monate her – wieder massiv trinkt. Er gibt
an, ca. 3 Flaschen Weinbrand pro Tag zu brauchen – damit er
nicht so zittert, wie er sagt.

3.2.1
Diagnose

Unter akuten organischen Psychosen versteht man krankhafte Veränderungen zentralnervöser Funktionen, die sich im Verlauf von weniger als einer Woche entwickeln und als deren Leitsymptom (man
spricht auch von *Achsensymptom*) eine **Bewußtseinsstörung** vorliegt.
Das Bewußtsein kann dabei in **quantitativer** oder **qualitativer** Hin-
sicht verändert sein.

3.2.2
Qualitative Bewußtseinsstörungen

Delir. Ein typisches Beispiel für eine qualitative Bewußtseinsstörung
zeigt Fallbeispiel E. Der delirante Patient ist zu Zeit, Ort, Situation
oder Person nur eingeschränkt oder überhaupt nicht mehr orientiert
(**Orientierungsstörung**). Es liegen Gedächtnisstörungen vor, wobei
insbesondere die **Merkfähigkeit**, also die Fähigkeit, frische Ereignisse
im Gedächtnis zu behalten, betroffen ist, so daß er sich etwa den
Namen des Krankenhauses, in dem er sich befindet, trotz mehrfacher
Wiederholung nicht merken kann. Er kann erregt sein, was sich in
einem ausgeprägten **Bewegungsdrang** und starker motorischer
Unruhe äußert (der Patient wirkt fahrig); er ist leicht **ablenkbar** und
äußerst **suggestibel:** Hält man ihm ein leeres Blatt Papier mit der Aufforderung vor, den geschriebenen Text vorzulesen, so bemüht er sich,
dies zu tun, wobei er u. U. einen – allerdings verworrenen – Text auch
erfinden mag, er **konfabuliert**. Nicht selten sind **Wahrnehmungsstörungen**. Es kann zu illusionären Verkennungen kommen (er mißdeu-
tet Tapetenmuster als Teufelsfratzen). Häufig treten **optische Halluzinationen** auf, die vorwiegend szenenhaften Charakter haben; er

nimmt z. B. kleine Elefanten wahr, die herdenweise unter seinem Bett hervorkommen. All dies geht nicht selten mit einer ängstlichen Grundstimmung einher. Wenn sich der Patient in diesem **wahnhaften Verkennen** der Umgebung bedroht fühlt, kann es auch zu aggressiven Ausbrüchen kommen, wie in Fallbeispiel E (Fortsetzung) beschrieben. Da insbesondere beim Alkoholdelir **vegetative Begleiterscheinungen** häufig sind (Tremor, Schweißausbrüche, Kreislaufstörungen, Durchfälle und Übelkeit), spricht man in solchen Fällen auch von Delirium tremens; derartige vegetative Symptome sind aber zur Diagnose eines Delirs nicht unbedingt erforderlich. Generell fällt auf, daß die Symptome in Abhängigkeit von der Tageszeit schwanken können, d. h. sie sind nachts besonders stark (Schlaflosigkeit ist nahezu die Regel!), können aber auch – insbesondere morgens – von Phasen mit klarem Bewußtsein abgelöst werden. Nach Rückbildung des Delirs liegt meist eine Erinnerungslücke für diesen Zeitraum vor (**Amnesie**).

Dämmerzustände. Hier fehlt dem Patienten die volle Klarheit des Bewußtseins, obwohl er weder schläfrig noch benommen wirkt. Nach außen hin kann es so scheinen, als ob er sich normal wie immer verhalte; tatsächlich ist er aber – zumindest teilweise – nicht orientiert und verkennt die Situation, in der er sich befindet. Er ist sozusagen in einem traumähnlichen Zustand, ohne volle Kontrolle seines Verhaltens. Auch hier können aggressive Handlungen vorkommen. Nach Abklingen des Zustands besteht eine Amnesie. Nicht selten werden Dämmerzustände von **psychomotorischen Auffälligkeiten** begleitet; häufig sind dies insbesondere orale Automatismen, d. h. ein unwillkürliches Schmatzen oder Mundstülpen.

3.2.3
Quantitative Bewußtseinsstörungen

Bei einer quantitativen Bewußtseinsstörung handelt es sich um eine **Bewußtseinstrübung**, deren Ausmaß am Grad der Wachheit des Patienten (**Vigilanz**) festgestellt wird.

Die Vigilanz kann über eine leichte Benommenheit, dann Somnolenz, Sopor, schließlich Präkoma und letztendlich Koma immer weiter abnehmen.

Der **benommene Patient** erlebt seine psychische Leistungsfähigkeit als beeinträchtigt, die Umgebung erscheint ihm weggerückt. Er ist zwar noch zu allen Qualitäten (Zeit, Ort, Situation, Person) orientiert, im Gespräch fällt aber auf, daß er die gerichtete Aufmerksamkeit nur erschwert aufrechterhalten kann. Die Konzentration ist beeinträchtigt: Fragen müssen öfter wiederholt werden, oder er gibt auf neue Fragen immer wieder alte Antworten: er **perseveriert**.

Somnolenz. Der Patient ist apathisch, schläfrig, aber noch weckbar. Einfache Aufforderungen werden befolgt (Hand geben, Zunge herausstrecken), die Orientierung (v. a. zur Zeit) ist aber gestört.

Sopor. Der Patient ist sehr schläfrig und nur noch durch starke Außenreize weckbar (Kneifen in die Nasenscheidewand, lautes Rufen seines Namens). Auch einfache Aufforderungen werden nicht mehr befolgt.

Präkoma. Der Patient ist nicht mehr erweckbar und reagiert nur noch minimal, etwa mit ungerichteten Abwehrbewegungen auf Schmerzreize.

Koma. Der Patient ist völlig bewegungslos und reagiert nicht einmal mehr auf stärkste Schmerzreize. Die Muskeleigenreflexe sind erloschen. Im EEG, das bereits bei leichteren Bewußtseinstrübungen eine Verlangsamung der hirnelektrischen Grundaktivität zeigen kann, findet man jetzt deutliche Veränderungen – im Extremfall ist keine elektrische Hirnaktivität mehr nachweisbar.

Stupor sollte nicht mit einer quantitativen Bewußtseinsstörung verwechselt werden. Der stuporöse Patient nimmt die Umwelt meistens wahr. Seine Vigilanz ist nicht beeinträchtigt, obwohl er auf keine äußeren Reize reagiert, ausdruckslos daliegt und nicht spricht, manchmal auch inkontinent ist und die Nahrungsaufnahme verweigert. Stupor kann bei verschiedenen Krankheitsbildern vorkommen; z. B. bei schweren (endogenen) Depressionen, wenn es dem Patienten unmöglich ist, irgendeinen Entschluß zu fassen; oder auch als eine abnorme Reaktion bei Belastung, z. B. als Examensstupor. Ein melancholischer Stupor kann Wochen dauern und erfordert eine intensive Pflege des Patienten einschließlich künstlicher Ernährung; ein Examensstupor dürfte dagegen eher von kurzer Dauer sein.

Fallbeispiel E (Fortsetzung): Delirium tremens bei Alkoholentzug

Verhalten und Pflege des Patienten während der ersten Tage auf der Station. Herr B. hat sich schnell eingelebt. Einige Bekannte – teils von Voraufenthalten her oder aus den Kneipen – traf er auf der Station wieder. An den Mahlzeiten nimmt er regelmäßig teil, entwickelt einen guten Appetit. Bereits am nächsten Tag setzen erste Entzugserscheinungen ein, wie Schwitzen, zitternde Hände und ein unsicherer Gang. Sein Blutdruck steigt (150/110), und die Pulsfrequenz liegt bei 120 Schlägen/min. Auch im Verhalten ist Herr B. sehr unruhig, wälzt sich im Bett, kann nur wenig schlafen. Er klagt über Durchfall. Die kurzen Wege zur Toilette kann er aufgrund seiner Gleichgewichtsprobleme nur in Begleitung zurücklegen. Auch wirkt er jetzt immer gereizter.

Um eine Verschlimmerung der Entzugssymptomatik zu verhindern, müssen die verordneten Medikamente (in diesem Fall 5mal 2 Kapseln Distraneurin) pünktlich und genau gegeben werden. Eine genaue Dokumentation der Gabe in Verbindung mit einer genauen Verhaltensbeobachtung ist wichtig. Die Herz-Kreislauf-Funktion wird stündlich kontrolliert und ebenfalls genau dokumentiert. Auf ausreichende Flüssigkeitszufuhr ist zu achten; Ein- und Ausfuhrkontrollisten werden angelegt. Bei grundpflegerischen Tätigkeiten soll Herr B. möglichst selbständig handeln. Neben der enormen Belastung für den Kreislauf und der damit verbundenen somatischen Pflege motivieren wir den Patienten jetzt schon auf eine weitergehende Kur hin (s. auch Kap. 5).

An einem der folgenden Vormittage, als er gerade aus seinem Bett aufstehen will, stößt der Patient einen Schrei aus und fällt um. Der von einem Mitpatienten alarmierte Krankenpfleger sieht, daß der Patient steif auf dem Boden liegt. Er reagiert nicht auf Ansprache, ebensowenig auf Schmerzreize (Kneifen in die Wange). Der hinzugekommene Stationsarzt stellt fest, daß die Pupillen nicht auf Licht reagieren. Nach etwa einer halben Minute geht dieser Zustand der Starre in rhythmische Zukkungen von Armen und Beinen über. Dabei besteht erhebliche

Verletzungsgefahr, der Patient beißt sich in die Zunge. Mittlerweile ist klar, daß der Patient einen epileptischer Anfall hat, und zwar einen sog. Grandmal-Anfall. Unsere Aufgabe ist es, weitere Verletzungen zu verhindern. Dazu wird versucht, seinen Kopf mit einem Kopfkissen abzupolstern, zwischen seine Zähne wird ein Gummikeil aus dem mittlerweile herbeigeschafften Notfallkoffer geschoben. Nach ca. 3 min ist der Anfall vorüber, die klonischen Zuckungen haben aufgehört. Der Patient kommt langsam wieder zu sich, dabei ist er aber deutlich verlangsamt und erschöpft, er weiß nicht recht, wo er sich befindet. Er wird ins Bett gebracht, wo er – nachdem er vom Stationsarzt nochmals körperlich untersucht wurde – tief und fest einschläft. Die in der Zwischenzeit aufgezogene i.v.-Injektion von 5 mg Diazepam wird nicht verabreicht, da der Anfall spontan aufgehört hat und sich keine weiteren Anfälle anschließen. Der zuerst herbeigerufene Pfleger legt eine genaue Beschreibung des Anfalls auf einem gesonderten Berichtsbogen an, wo er auch notiert, daß der Patient eingenäßt und -gekotet hat (vgl. den Bogen für Pflegepersonal zur Beschreibung epileptischer Anfälle in Anhang A).

Verhalten und Pflege des Patienten während des Delirs. Am 3. Tag seines Aufenthaltes bei uns verschlechtert sich der Zustand von Herrn B. sehr stark. Abends, gegen 21.30 Uhr, wird er zunehmend unruhiger. Er springt plötzlich aus dem Bett und läuft auf den Nachtdienst zu. Während er laut schreit „Laßt die Polizei rein, ihr Schweine!", versucht er, auf die Pfleger einzuschlagen. Er brüllt „Wenn ihr meine Frau im Keller nicht in Ruhe laßt, schlage ich Euch tot!" Beruhigende Worte oder einfühlsames Verhalten der Pfleger fruchten nicht, Herr B. ist außer sich. Mit hochrotem Kopf tobt er zur Tür. Herr B. glaubt, wir hielten seine Frau im Keller fest und ließen die Polizei nicht herein – und dies alles am Heiligen Abend! Tatsächlich ist dies nicht der Fall und wir schreiben den 3. Oktober.

Die beiden Pfleger des Nachtdienstes können Herrn B. überwältigen und bringen ihn in sein Bett zurück. Der inzwischen alarmierte Arzt vom Dienst erscheint. Herr B. muß fixiert werden. Er liegt nun stark zitternd und schwitzend in seinem Bett. Der Blutdruck ist stark erhöht, die Pulsfrequenz ebenfalls.

Herr B. ist in ein Delirium tremens „gerutscht". Da die starke Unruhe – das Toben – für Herrn B. eine enorme Kreislaufbelastung darstellt, erhält er nach Absprache mit dem Internisten kreislaufstützende Medikamente sowie Beruhigungsmittel (Distraneurin) und Neuroleptika (Haloperidol) in höherer Dosis. Da der Flüssigkeitshaushalt ausgeglichen werden muß, sind die Medikamente in einer Infusion gelöst (Glukose, Kochsalz). Zusätzlich erhält Herr B. Vitamin-B-Präparate. Ein Pfleger muß als Sitzwache am Bett des Patienten bleiben und in kurzen Abständen Vitalfunktionen kontrollieren sowie die Infusion überwachen. Die Fixierung wird gelöst, wenn sich bei Herrn B. wieder eine gewisse Ruhe einstellt. Pneumonie- und Thromboseprophylaxe sollen 3mal täglich durchgeführt werden. Wegen des Beruhigungsmittels muß besonders auf Atmung und Anzeichen von Verschleimung geachtet werden, ggf. muß abgesaugt werden. Neben sehr gründlichen grundpflegerischen Tätigkeiten und häufigem Umbetten steht jetzt eine genaue Beobachtung des Patienten im Vordergrund. In Abständen muß der Bewußtseinszustand anhand äußerer Reize überprüft werden. Bei weiterer Verschlechterung des Zustandes soll Herr B. auf eine Intensivüberwachungsstation verlegt werden.

3.2.4
Therapie

Die Therapie hat sich einerseits nach der Grundkrankheit zu richten, also Antibiotikagabe bei Infektionskrankheiten, Hormonsubstitution oder Vitamingabe bei entsprechendem Mangel etc.

Wichtig ist eine engmaschige **Kontrolle der Vitalparameter** (Herz-Kreislauf- und Atemfunktion) sowie der **Flüssigkeits-** und **Elektrolytbilanz**. Häufig ist eine intensivmedizinische Behandlung nicht zu umgehen.

Bei **Delirien** ist Clomethiazol (Distraneurin), ein Medikament, das vom Vitamin B_1 abgeleitet ist, das Mittel der Wahl. Verordnet werden

z. B. 3- bis 6stündlich je 2 Kapseln. In sehr schweren Fällen können auch Distraneurininfusionen zur Anwendung kommen: Dabei soll der Delirante rasch in einen oberflächlichen Schlaf kommen, dabei aber noch erweckbar bleiben. Insbesondere bei der Infusionstherapie ist eine sorgfältige Intensivüberwachung unbedingt erforderlich, da es bei Überdosierung zu Blutdruckabfall und Atemdepression kommen kann. Durch die Behandlung mit Distraneurin wurden Komplikationsrate und Mortalität von Delirien erheblich vermindert. Unter Distraneurinbehandlung klingen die meisten Delirien innerhalb von 3 – 5 Tagen ab. Wichtig ist, daß bei Distraneurin Suchtgefahr besteht; es kann u. U. an die Stelle des Alkohols treten. Deshalb sollte die Verordnung nicht länger als 14 Tage dauern und nicht ambulant erfolgen.

Wenn erregte oder wahnhafte Patienten sediert werden müssen, kann auch der Einsatz von Haloperidol (Haldol) oder eher dämpfenden Neuroleptika wie Pipamperon (Dipiperonsaft) erforderlich werden.

Nicht selten treten im Verlauf von Delirien epileptische Anfälle (Grand-mal-Anfälle) auf (vgl. **Bogen für Pflegepersonal zur Beschreibung epileptischer Anfälle in Anhang A**). Da gerade bei alkoholbedingten Delirien hirnorganische Vorschädigungen häufig sind, besteht ein erhöhtes Risiko, daß solche Patienten eine Aneinanderreihung von Grand-mal-Anfällen entwickeln, ohne zwischen den einzelnen Anfällen das Bewußtsein wiederzuerlangen. Ein solcher Status epilepticus muß umgehend intensivmedizinisch behandelt werden; auch in solchen Fällen ist Distraneurin sehr gut wirksam.

Dämmerzustände bei Epilepsien müssen – unter Beibehaltung der antikonvulsiven Medikation – zusätzlich mit Neuroleptika behandelt werden.

Das Neuauftreten von Verwirrtheitszuständen – nicht selten bei älteren Menschen auf dem Boden eines schon vorbestehenden leichten chronischen hirnorganischen Psychosyndroms – sollte zunächst Anlaß zu intensiver Diagnostik geben: Schon ein zu niedriger Blutdruck oder zu geringe Flüssigkeits- und Nahrungszufuhr mit nachfolgenden Elektrolytstörungen (häufig ist Natriummangel) können die Ursache sein und müssen entsprechend behandelt werden. Nicht selten ist es die Vielzahl von Medikamenten (Diuretika!), die ein älterer Mensch einnimmt, die einen wesentlichen Beitrag zur Auslösung eines solchen Syndroms leistet!

Generell ist hinsichtlich der medikamentösen Therapie organischer Psychosen zu beachten, daß aufgrund der vorliegenden Hirnschädigung die Toleranz für zentralnervös wirksame Medikamente herabgesetzt ist und meistens verhältnismäßig niedrige Dosierungen bereits ausreichen. Mit dem Auftreten paradoxer Reaktionen ist zu rechnen.

Fallbeispiel E (Fortsetzung): Delirium tremens bei Alkoholentzug

Verhalten und Pflege des Patienten bis zur Entlassung. Der Zustand von Herrn B. verschlechterte sich nicht weiter, so daß wir von einer Verlegung absehen konnten. Herr B. erhielt 3 weitere Tage die in einer Infusion gelösten Medikamente, bis sich sein Zustand nach und nach besserte. So konnte letztlich ganz auf die Infusionen verzichtet werden, da Herr B. nun in der Lage war, selbst Nahrung und Flüssigkeit zu sich zu nehmen. Die Medikamente nimmt er jetzt, weniger hoch dosiert, oral. Zu Ort, Zeit und zur Person ist Herr B. jetzt voll orientiert, und Wahnideen treten nicht mehr auf. Die akute Krise scheint überwunden! Der Patient kann sich an seinen deliranten Zustand nur bruchstückhaft erinnern. Wenn seine Mitpatienten berichten, ist er stark beeindruckt – zunächst fast betroffen. Einige Tage später winkt er jedoch eine weitere Langzeitkur mit den Worten ab: „Wer das durchgestanden hat, schafft den Entzug auch ohne Kur!" Nach einigen Tagen steht er auch wieder selbständig auf und nimmt am weiteren Therapieprogramm teil (s. auch Kap. 5). Nach und nach stabilisiert sich Herr B. und wirkt sicherer.

Da auf einer Entgiftungsstation ein solches Delirium tremens nicht an der Tagesordnung ist, wirkt auch das Team erleichtert, daß die Krise überwunden ist. Die Überwachung der Vitalfunktionen und die Ein- und Ausfuhrkontrollen können jetzt gelockert werden. Mit dem Abklingen der somatischen Symptome und dem Schwerpunkt auf der somatischen Pflege können wir jetzt den Patienten zunehmend in Richtung Entwöhnungskur motivieren. Ein Argument, nämlich das Delirium tremens als Abschreckung zu sehen, können wir nicht verwenden. In Einzelgesprächen und Stationsgruppen arbeiten wir an diesem Thema. Letztendlich können wir Herrn B. jedoch nicht von einer längeren Behandlung überzeugen und entlassen ihn nach dem völligen Rückgang der körperlichen Symptome nach Hause. Er verläßt uns mit den Worten: „Ihr werdet schon sehen, ick bleib' trocken!"

3.2.5
Ätiologie

Akute und chronische hirnorganische Psychosyndrome (also Delire und Demenzen) können bei allen Krankheiten des Gehirns und überhaupt bei schweren körperlichen Grunderkrankungen auftreten, z.B. bei Enzephalitiden, Vitaminmangel, nach Schädel-Hirn-Traumen, bei schweren Leber- und Nierenerkrankungen.

Dämmerzustände kommen unter **Alkohol-** und **Drogeneinfluß** vor, v.a. aber bei **Epilepsien**. Hier sind zum einen **postparoxysmale Dämmerzustände** zu nennen, die im Anschluß an einen epileptischen Anfall auftreten und meistens einige Stunden bis Tage anhalten. Daneben gibt es auch sog. **iktale Dämmerzustände**, denen ein Status sog. kleiner epileptischer Anfälle zugrunde liegt (s. ein neurologisches Lehrbuch).

Delirien sind zwar oft Folge chronischer Alkoholintoxikation oder eines Alkoholentzugs, treten aber weit häufiger bei Fieber oder Elektrolytentgleisungen auf und können auch bei Hyperthyreose vorkommen oder durch Pharmaka induziert werden (s. Kap. 13, Tabelle 13.4).

3.2.6
Epidemiologie

Es gilt, daß die Häufigkeit von Delirien bei älteren Patienten am höchsten ist: Bis zu 15% aller internistischen und chirurgischen Patienten, die über 65 Jahre alt sind, machen während ihres Krankenhausaufenthalts ein Delir durch.

3.2.7
Zusatzdiagnostik

Es ist klar, daß bei Verdacht auf das Vorliegen einer organischen Psychose eine intensive Diagnostik durchgeführt werden muß. So liegen bei Dämmerzuständen oder im Delir immer EEG-Veränderungen vor. Eine Liquoruntersuchung kann Hinweise auf eine Enzephalitis geben. Wichtig ist v.a. ausreichende Labordiagnostik: In unklaren Fällen muß immer akut der Blutzucker bestimmt werden (z.B. bereits vom Pflegepersonal mit Hilfe eines Reflomaten), um Hypo- oder Hyperglykämien als Ursachen von Bewußtseinstrübungen auszuschließen. Die Bestimmung der Elektrolyte (Natrium, Kalium) ist wichtig, da Elektrolytverschiebungen insbesondere bei älteren Menschen im Rahmen von Exsikkosen zu Bewußtseinstrübungen führen können. Im kranialen CT können Blutungen oder Hirninfarkte nachgewiesen werden. Hormon- oder Vitaminbestimmungen können ebenfalls sinnvoll sein.

3.2.8
Differentialdiagnose

Im Vergleich zu anderen psychotischen Störungen, die ebenfalls mit Denk- und Konzentrationsstörungen, Wahn oder Halluzinationen einhergehen (Schizophrenien, affektive Psychosen), zeichnen sich die organischen Psychosen dadurch aus, daß die entsprechenden Symptome nicht systematisiert sind und recht zusammenhanglos und zufällig erscheinen. Auffällig sind überdies die tageszeitlichen Schwankungen im Verlauf sowie die **Orientierungsstörungen,** die bei endogenen Psychosen nur ganz selten vorkommen (z.B. im Rahmen einer seltenen „verworrenen Manie"). Im Rahmen von Neurosen oder infolge von Panik- und Schockerlebnissen kann es auch zu sog. **hysterischen Dämmerzuständen** oder pseudoepileptischen Anfällen (neuerdings spricht man hier von sog. dissoziativen Krampfanfällen, ICD-10: F 44.5, vgl. Kap. 4.4) kommen, die von epileptischen Dämmerzuständen abgegrenzt werden müssen. In solchen Zweifelsfällen kann ein pathologisch verändertes EEG mit einer verlangsamten hirnelektrischen Aktivität oder Zeichen einer kontinuierlichen hirnelektrischen Übererregbarkeit für die Feststellung einer organischen Ursache sehr hilfreich sein.

3.2.9
Verlauf

Akute organische Psychosen sind i. allg. reversibel, d.h. sie klingen rasch ab. Meistens kommt es dabei zu einer vollständigen Remission. Es gibt aber auch chronische Verläufe, die dann mit einem Defektzustand enden (**residuales organisches Psychosyndrom**): Nach Schädel-Hirn-Traumen kommt es beispielsweise nicht selten zu sog. **Kontusionspsychosen**. Dieses Bild hält zunächst einige Tage bis zu 2 Wochen lang an, um dann in einen Defektzustand unter dem Bild eines chronischen hirnorganischen Psychosyndroms mit Gedächtnis- und Konzentrationsstörungen, geringer emotionaler Belastbarkeit und/oder psychomotorischer Verlangsamung bei erhöhter Reizbarkeit überzugehen (ICD-10: organisches Psychosyndrom nach Schädel-Hirn-Trauma, F 07.2).

3.2.10
Durchgangssyndrom

Dieser Begriff wird im Krankenhaus v.a. von Chirurgen häufig benutzt, da er eine Vielzahl psychopathologischer Phänomene, die v. a. nach chirurgischen Eingriffen – insbesondere Herzoperationen – auftreten, treffend beschreibt.

Durchgangssyndrome sind qualitative Bewußtseinsstörungen, die während der Entwicklungs-, aber auch in der Rückbildungsphase einer akuten organischen Psychose auftreten, und zwar dann, wenn Bewußtseinsstörungen noch nicht oder nicht mehr nachweisbar sind. Es handelt sich also um ein reversibles Syndrom, das gewissermaßen den Beginn oder das Ende einer akuten organischen Psychose anzeigt.

Folgende Symptome herrschen dabei vor: Gedächtniseinbußen, Antriebsschwäche, maniforme oder depressive Syndrome, schließlich auch paranoid-halluzinatorische Syndrome.

Wie gesagt, treten solche Durchgangssyndrome häufig nach chirurgischen Eingriffen und dabei bei älteren Patienten auf (sog. postoperative Psychose).

Ursachen sind z. B. Dehydratation, Elektrolytverschiebungen, auch die Anwendung von Anästhetika bei Vollnarkosen. Hier sind es gerade anticholinerg wirkende Medikamente – wie z. B. Atropin –, die als Nebenwirkung zentralnervöse Störungen verursachen können.

Es ist v. a. wichtig, diese Komplikation zu kennen: Gerade bei älteren Patienten sollte postoperativ an das Auftreten von Durchgangssyndromen gedacht werden, da es in deren Rahmen zu Fehlhandlungen mit u. U. schwerwiegenden Konsequenzen kommen kann („Bettflucht" mit anschließenden Stürzen, in Extremfällen sogar aufgrund der Verkennung der Umgebung Suizidversuche). Eine verstärkte Überwachung durch das Pflegepersonal reicht normalerweise aus, um derartiges zu verhindern. Gelegentlich müssen niedrigpotente Neuroleptika eingesetzt werden.

Durchgangssyndrome klingen in der Regel folgenlos ab.

3.3
Chronisches hirnorganisches Psychosyndrom (Demenz bei Alzheimer-Erkrankung mit spätem Beginn, ICD-10: F 00.1)

Die neuere psychiatrische Klassifikation (nach ICD-10) benützt nicht mehr den Begriff „chronisches hirnorganisches Psychosyndrom". Alle Erkrankungen des Gehirns, die chronisch fortschreitend verlaufen und z. B. Gedächtnis und Orientierung deutlich beeinträchtigen, bezeichnet man jetzt als **Demenz**. Im weiteren wird dann versucht, je nach Ursache und klinischem Bild genauer zu beschreiben, ob z. B. eine Demenz bei Alzheimer-Erkrankung oder eine Demenz infolge einer Hirnarteriosklerose (vaskuläre Demenz) vorliegt, oder ob es sich sogar um ein behandelbares dementielles Syndrom handelt, wie z. B. bei einer Schilddrüsenunterfunktion (Hypothyreose).

Fallbeispiel F: Chronisches hirnorganisches Psychosyndrom (Demenz vom Alzheimer-Typ) (ICD-10: F 00.1)

Aufnahmesituation. Herr P. kommt in Begleitung seiner Ehefrau zur Station. Es handelt sich um einen älteren, gepflegten Mann, der recht rüstig wirkt. Seine Frau dagegen ist augenscheinlich sehr nervös und „gestreßt". Sofort beginnt sie der aufnehmenden Schwester zu berichten, worunter ihr Mann in der letzten Zeit leidet. Er laufe oft die halbe Nacht umher, rede „unverständliches Zeugs"; sie selbst habe die letzten Tage kaum eine ruhige Minute gehabt, könne ihn nicht aus den Augen lassen. Während dieser Erklärungen steht Herr P. unbeteiligt neben seiner Frau; er scheint ihren Worten nicht zu folgen, sondern schaut sich versonnen die Umgebung an. Auf Fragen nach den persönlichen Daten gibt Herr P. nur lückenhafte Angaben. Geburtsdatum, Geburtsort und Wohnadresse kann er korrekt angeben; er denkt dann lange über die Frage nach dem Datum des heutigen Tages nach und versucht, der Lösung mit der Antwort „Montag, Dienstag oder Mittwoch" näherzukommen. Auch seinen jetzigen Aufenthaltsort kann Herr P. nicht benennen. Während des Interviews lächelt er meistens unbeteiligt oder er schaut sich seine Umgebung an. Die Frage, warum er zur Station gekommen sei, beantwortet er mit der Bemerkung, er müsse heute einkaufen gehen. Die Ehefrau wird gebeten, am folgenden Aufnahmegespräch teilzunehmen.

Aufnahmegespräch. Anwesend sind die aufnehmende Schwester, der Stationsarzt, Herr P. und seine Ehefrau. Herr P. reagiert auf die Fragen des Arztes nach dem Verlauf der letzten Wochen und dem Grund für den Klinikbesuch ähnlich wie schon beim ersten Interview durch die Schwester – es gelingt ihm scheinbar trotz längerem Nachdenken nicht, den Sinn der Fragen zu erfassen; trotzdem antwortet er, wobei er den fehlenden Zusammenhang zwischen Fragen und Antworten nicht zu bemerken scheint. Stimmungsmäßig wirkt Herr P. recht ausgeglichen und freundlich; er sitzt ruhig in seinem Stuhl und schaut sich sehr interessiert das Zimmer an, in dem das

Gespräch stattfindet, während seine Frau über den Verlauf der letzten Wochen berichtet.

Ihr Mann – so berichtet Frau P. – sei schon seit längerer Zeit etwas zerstreut; so würde er viele Dinge (Schlüssel, Briefe etc.) verlegen und dann stundenlang herumkramen. Oft vergesse er dann plötzlich, was er gesucht habe. Nachts stünde er häufig auf; neulich sei er mitten in der Nacht im Bademantel losgelaufen, um eine Zeitung zu holen. In den letzten Wochen habe sich aber alles verschlimmert. So habe ihr Mann sie in einigen Nächten nicht mehr schlafen lassen; ständig sei er aufgestanden und umhergelaufen; zeitweise habe er wichtige Briefe gesucht, er könne aber nicht näher erklären, was er meine. Er sei auch sehr aggressiv geworden, als sie ihm nachts um 3.00 Uhr nicht sofort bei der Suche nach einem Schrankschlüssel habe helfen wollen. Danach habe er weinend wie ein Häufchen Elend in der Ecke gesessen. Ein paar Stunden am Tag – berichtet Frau P. – sei ihr Mann dann wieder fast normal; er kümmere sich ein wenig um den Haushalt und decke z. B. den Eßtisch – fast wie früher.

Biographische Daten. Herr P. ist 69 Jahre alt, gelernter Schlosser, seit 6 Jahren berentet; die Ehe ist kinderlos und besteht seit 42 Jahren. Laut Frau P. gab es keine besonderen Probleme. Ihr Mann sei noch nie in nervenärztlicher Behandlung gewesen. Auf die Frage nach Alkoholkonsum gibt Frau P. an, daß ihr Mann früher einige Flaschen Bier pro Woche getrunken habe, heute nur noch an Feiertagen. Außerdem berichtet sie, Herr P. leide seit 5 Jahren an Altersdiabetes; er erhalte Medikamente vom Hausarzt dagegen.

Herr P. sitzt noch genauso versonnen in seinem Stuhl wie zu Anfang des Gesprächs. Auf die Frage des Arztes, was denn das Thema der letzten halben Stunde gewesen sei, schaut Herr P. nur freundlich und nickt.

3.3.1
Diagnose

Fallbeispiel F zeigt gut die beiden wichtigen diagnostischen „Schienen" der Symptomatik bei einem dementiellen Syndrom: die **psychopathologische** sowie die **neurologische Symptomatik.**

Hinsichtlich der Psychopathologie stehen in erster Linie mnestische Störungen, d.h. **Merkfähigkeitsstörungen,** im Vordergrund. Die Patienten vergessen die Namen ihrer Angehörigen oder des behandelnden Arztes, wissen nicht mehr, wo sie wichtige persönliche Unterlagen deponiert haben usw. Diese Vergeßlichkeit kann so weit gehen, daß selbst alltägliche Verrichtungen, gerade auch was die Körperhygiene angeht, vergessen werden. Daß all dies zusammengenommen zu einer immer größeren Behinderung im sozialen Bereich führt – bis hin zu einer weitgehenden sozialen Isolation –, dürfte auf der Hand liegen.

Auch Störungen des Affektes sind die Regel, meist in Form von **Affektlabilität,** d.h. einem raschen Stimmungswechsel, ausgelöst bereits durch geringe Stimuli, oder es kommt gar zu **Affektinkontinenz,** einer Steigerung der Affektlabilität, bei der es ebenfalls bereits aus geringstem Anlaß zu überschießenden und nicht mehr kontrollierbaren Reaktionen kommt, z.B. heftigem Lachen oder Weinen nach einer traurigen Mitteilung in einer Nachrichtensendung.

Schon bald gesellen sich auch **Orientierungsstörungen** hinzu. Dabei handelt es sich zunächst meist um **örtliche Orientierungsstörungen** (die Patienten finden sich zunächst in ihrem Wohnviertel nicht mehr zurecht, später – nach stationärer Aufnahme – finden sie z.B. einfache Wege auf der Station nicht mehr; sie wissen nicht, wie sie in ihr Zimmer zurückkommen, finden den Weg zur Toilette nicht mehr). Es ist wichtig zu wissen, daß solche Patienten sich aufgrund dieser Orientierungs- und Gedächtnisstörungen häufig verlaufen und daher oft gesucht werden müssen: Daher sollte das Pflegepersonal stets darauf achten, daß sie nur in Begleitung die Station verlassen.

Im weiteren Verlauf kommt es dann zu **zeitlichen Orientierungsstörungen**; so wähnen sich die Patienten beispielsweise in den 30er Jahren und nicht im Jahr 1998. **Situative Orientierungsstörungen** – d.h. die Station wird mit einer Bahnhofshalle verwechselt, der Stationsarzt mit einem Friseur – sind demgegenüber eher seltener; die Orientierung über die eigene Person (Name, Geburtsdatum, früherer Beruf) bleibt überhaupt am längsten erhalten.

Letzten Endes kommt es aber im Verlauf eines zunehmenden chronischen hirnorganischen Psychosyndroms zu einer allgemeinen **Wesensveränderung**, d. h. es setzt ein Persönlichkeitsabbau ein, der von der ursprünglichen Wesensart (sog. Primärpersönlichkeit) nichts mehr übriglassen kann: Aus ehemals liebenswerten, rücksichtsvollen Menschen werden aggressive, unkontrollierte „Rüpel" (s. auch unter 4.5).

Neben diesen psychischen Veränderungen sind auch **neurologische Symptome** die Regel. Diese sind vorwiegend vom Ort der am stärksten betroffenen Gehirnregion abhängig. So können sich Zeichen eines Hirninfarkts, wie Sprachstörungen (**Aphasien**), Halbseitenlähmungen, Pyramidenbahnzeichen (positiver Babinski-Reflex) oder Gesichtsfelddefekte und Visusverluste, einstellen. Auch das extrapyramidale System kann betroffen sein, so daß es zu einer Parkinson-artigen Symptomatik mit Zittern, Rigor und Akinese kommen kann. Blasenstörungen, meist in Form einer Inkontinenz, sind nicht selten.

Neben einer eingehenden psychiatrischen Diagnostik (detaillierte Erhebung des beschriebenen psychopathologischen Befundes) und dem Erheben einer Fremdanamnese (Familienangehörige, Hausarzt, Hauspflege etc.) müssen solche Patienten bei stationärer Aufnahme unbedingt **körperlich untersucht** werden, was bedeutet, daß insbesondere der internistische wie der neurologische Befund festgehalten werden müssen. Zusätzlich dürften in den meisten Fällen bestimmte **apparative Zusatzuntersuchungen** (s. unter 3.3.2) erforderlich sein, wobei aber stets darauf zu achten ist, daß die Durchführung solcher Diagnostik in einem angemessenen Verhältnis zum Allgemeinzustand der Patienten steht. Zusatzuntersuchungen sollten – wenn möglich – keine Zusatzbelastung darstellen, und sie sollten therapeutische Konsequenzen haben.

Fallbeispiel F (Fortsetzung): Chronisches hirnorganisches Psychosyndrom (Demenz vom Alzheimer-Typ)

Verhalten und Pflege des Patienten zu Beginn der stationären Behandlung. Herr P. ist jetzt seit 8 Tagen auf Station. Auffällig sind seine Orientierungsstörungen; so hat er große Schwierigkeiten, sein Zimmer zu finden. Herr P. steht häufig vor der geschlossenen Stationstür und klopft, um herausgelassen zu werden; auf Anfrage kann er aber nicht mitteilen, wohin er will – er wirkt ratlos. Namen von Pflegepersonal und Ärzten kann sich Herr P. nicht merken; teilweise benennt er sie mit Phantasienamen, obwohl der Kontakt zwischen Personal und ihm sehr intensiv ist und jeder sich immer wieder mit Namen bei ihm vorstellt. Zu den Mahlzeiten muß Herr P. gebracht werden; er selbst äußert nicht das Bedürfnis, zu essen; außerdem findet er den Speiseraum nicht. Wir beobachten, daß Herr P. auch die Flüssigkeitsaufnahme vernachlässigt.

Nachts ist eine enge Betreuung notwendig, da Herr P. nur stundenweise schläft. Er steht oft auf und sucht nach irgendwelchen Sachen; dabei steigert er sich in starke Unruhezustände hinein und weitet seine Suche auch auf andere Zimmer aus. Eines Nachts kann er nicht mehr daran gehindert werden, bei einem Mitpatienten neben das Bett zu urinieren. Beim Versuch, ihn daran zu hindern, schreit er den Pfleger an: „Du Verbrecher!" Tagsüber wird der fehlende Nachtschlaf oft mit kleinen Nickerchen ausgeglichen. Auffällig sind Schwankungen der Koordinationsfähigkeit; zeitweise braucht Herr P. Hilfe beim Ankleiden, wenn er ohne Erfolg versucht, den rechten Einstieg in sein Hemd zu finden; oftmals schafft er es – wenn auch unter erheblichem Zeitaufwand – allein. Das gleiche gilt auch für die Körperpflege. Die alltäglichen Verrichtungen erfordern viel Zeit, so daß Herr P. meistens beschäftigt ist; dabei ist seine Stimmung – soweit beurteilbar – gut. Wir beobachten aber auch, daß er zeitweise sehr bedrückt und traurig in einem Sessel sitzt. Auf Ansprache reagiert er dann nicht sichtbar; er läßt sich nicht trösten, winkt nur ab. Wie die Stimmung schwanken auch Denkfähigkeit und Sprache. Oft sind Kontakte mit Herrn

P. nur insofern schwierig, als er die Worte nicht findet, sich umständlich, langsam, aber letztendlich verständlich ausdrükken kann. Wenn seine Aufmerksamkeit von mehreren Dingen gleichzeitig in Anspruch genommen wird, kann es passieren, daß er Worte ständig wiederholt.

Ziel der ersten Phase ist die gründliche Diagnostik, um hirnorganische oder andere Ursachen für die Erkrankung zu finden. Pflegerisches Ziel ist es in dieser Zeit, für Herrn P. eine überschaubare und ruhige Situation auf der Station zu schaffen. Herr P. soll feste Bezugspersonen haben, durch pflegerische und medikamentöse Hilfe einen normalen Tag-Nacht-Rhythmus erhalten. Herr P. soll häufig angesprochen und im Rahmen seiner Möglichkeiten intellektuell gefordert werden, um einen weiteren Abbauprozeß zumindest aufzuhalten; seine Fähigkeiten sollen erhalten werden. Zunächst bestimmen wir pro Schicht eine(n) Kollegen/Kollegin, der/die alle pflegerischen Verrichtungen bei Herrn P. ausführt, seine Kontaktperson in dieser Zeit. Um Herrn P. das Finden der Räumlichkeiten zu erleichtern, markieren wir zunächst sein Zimmer, indem wir ein Poster an die Tür hängen; durch diese klare, optische Kennzeichnung ersparen wir ihm das Auswendiglernen der Zimmernummer, die ihm immer wieder entfällt. Herr P. ist in einem gut überwachbaren Einzelzimmer untergebracht. Pflegerische Maßnahmen müssen Herrn P. ruhig und wiederholt erklärt werden. Dabei ist überlegtes sicheres Auftreten wichtig. Das gilt auch besonders nachts, wenn Herr P. unruhiger und weniger lenkbar ist als tagsüber. Um ihn vor Verletzungen zu schützen, sorgen wir für eine ausreichende Nachtbeleuchtung in seinem Zimmer. Da Nahrungs- und Flüssigkeitsaufnahme durch Herrn P. selbst nicht in ausreichendem Maße gewährleistet sind, beobachten wir die Nahrungsaufnahme. Wir gewährleisten eine tägliche Mindestmenge an Flüssigkeit von zunächst 1,5 l, die Herr P. zu sich nehmen muß.

Zur Nacht erhält Herr P. ein mildes Neuroleptikum (z. B. Eunerpan), das Unruhe und Umtriebigkeit dämpft. Da bei älteren Patienten Medikamente oft paradox wirken bzw. die Empfindlichkeit erhöht ist, achten wir besonders auf die Kreislauf-

situation (Blutdruck messen), die Wirkung auf das vegetative
Nervensystem (z. B. Verdauung) und extrapyramidale Nebenwirkungen (z. B. Zungen-Schlund-Syndrom) (s. Kap. 1, Fallbeispiel A).

Bei den zahlreichen Untersuchungen der ersten Wochen
(z. B. EKG, CCT, Glukosebelastungstest, diverse Blutentnahmen, z. B. hinsichtlich der Schilddrüsenfunktion) obliegen uns
die Begleitung und Betreuung von Herrn P. Dieser reagiert mit
Angst und Unruhe auf die ihm fremden Apparaturen.

Herr P. wirkt schon nach relativ geringen Belastungen oft
müde; seine gestörte Aufmerksamkeit läßt dann noch weiter
nach. Deshalb braucht er viele Ruhepausen, um wieder Kraft
zu schöpfen; wir beobachten, daß seine Stimmung leidet, wenn
er überfordert wird. Außerhalb dieser notwendigen Ruhepausen sprechen wir ihn oft an; dabei ist es wichtig, komplizierte
Redewendungen/Formulierungen zu vermeiden. Wenn Herr P.
bedrückt ist und weinend in seinem Sessel sitzt, finden wir mit
tröstenden Worten kaum noch Zugang; er reagiert allerdings
erleichtert, wenn wir z. B. seine Hand nehmen und uns zu ihm
setzen.

3.3.2
Zusatzuntersuchungen

Die Ergebnisse von Zusatzuntersuchungen, d. h. Untersuchungen, die
zusätzlich zu der psychopathologischen bzw. internistisch-neurologi-
schen Befunderhebung durchgeführt werden, sind bei den organischen Psychosen im Gegensatz zu den meisten anderen psychiatrischen Krankheitsbildern in der Regel pathologisch:

- Gesondert erwähnt werden soll der **Augenspiegelbefund**, d. h.
  die Untersuchung des Augenhintergrundes mit einem Augen-
  spiegel, die zu jeder neurologischen Untersuchung gehören sollte,
  oftmals aber ausgelassen wird. Er ist insofern wichtig, als man am
  Augenhintergrund Blutgefäße beurteilen kann, die den Hirnge-
  fäßen entspringen. Der Augenhintergrund ist damit der

einzige Ort am ganzen Körper, wo man sozusagen „mit bloßem Auge" Hinweise auf das Vorliegen einer Arteriosklerose finden kann.

- Im **EEG** findet man häufig Allgemeinveränderungen, insbesondere eine Verlangsamung der hirnelektrischen Aktivität und/oder Herdzeichen, d. h. Zeichen einer umschriebenen, lokal begrenzten Störung; seltener wird man auch eine erhöhte hirnelektrische Erregbarkeit feststellen können. Solche Befunde sind nicht nur von diagnostischer Bedeutung, sondern müssen auch bei einer etwa durchzuführenden medikamentösen Therapie berücksichtigt werden: Es gibt z. B. zentralnervös wirksame Medikamente, die die Krampfschwelle des Gehirns senken. Bei Vorliegen der eben beschriebenen Zeichen würde man solche Medikamente nur sehr vorsichtig einsetzen, da sie u. U. das Auftreten eines Grand-mal-Anfalles provozieren könnten.

- Im **kranialen CT** lassen sich Hirninfarkte oder multiple Erweichungsherde (z. B. bei Hypertonus) darstellen. Wichtig ist das kraniale CT auch für die Diagnose umschriebener oder generalisierter Verschmächtigungen des Gehirns (**Hirnatrophien**), in manchen Fällen kann man bei einer umschriebenen Verminderung von Hirngewebe u. U. sogar Rückschlüsse auf das Vorliegen von bestimmten Krankheiten ziehen (z. B. bei einer Ausweitung der Seitenventrikel im Bereich der Stammganglien auf das Vorliegen einer Chorea Huntington (s. unten). Manchmal wird auch eine Magnetresonanztomographie (MRT) durchgeführt, mit der sich die Gehirnstrukturen besonders genau darstellen lassen.

- **Ultraschalldopplersonographie:** Hinweise auf Stenosen bzw. Thromben im Bereich der hirnzuführenden Gefäße (A. carotis bzw. A. vertebralis).

- **Hirndurchblutung:** Fokale oder generelle Minderdurchblutung des Gehirns, z. B. bei Morbus Alzheimer im Bereich der parieto-okzipitalen Hirnrinde.

Testpsychologische Zusatzdiagnostik. Diese wird nicht etwa durchgeführt, um lediglich den Intelligenzquotienten des Patienten zu bestimmen. Wichtig ist vielmehr, zu einer möglichst differenzierten Beurteilung von **Hirnleistungsschwächen** bzw. – auf dieser Grundlage – zu einer umfassenden Beurteilung der dem Patienten verbleibenden Möglichkeiten und Kompetenzen zu kommen. Dabei werden spezielle Tests durchgeführt, d. h. Tests, die gezielt zur Abklärung hirnorganisch begründeter Leistungseinbußen entwickelt wurden. Ein gängiges Testverfahren ist z. B. der sog. **Benton-Test**, mit dem die Leistungsfähigkeit des visuellen Gedächtnisses geprüft wird. Im sog. **Aufmerksamkeitsbelastungstest d2** wird das Konzentrationsvermögen bei visueller Wahrnehmung beschrieben; eine umfassende Testbatterie ist das sog. **Diagnostikum für zerebrale Schäden** (DCS). Die Ergebnisse dieser Untersuchungen werden mit Normwerten verglichen, die vom Lebensalter und Intelligenzgrad abhängig sind. Wenn man sich nicht sicher ist, ob die Auffassungsstörungen eines bestimmten Patienten Ausdruck einer hirnorganisch bedingten Verlangsamung in der Erfassung von Sinneseindrücken oder vielmehr doch Resultat einer Aphasie (d. h. einer Sprach- oder Verständnisstörung) sind, können hier auch gezielte Tests durchgeführt werden, um zu einer Differentialdiagnose zu kommen. Genannt sei hier lediglich der sog. **Token-Test**, bei dem der Patient nach verbaler Anleitung unterschiedliche geometrische Figuren nach Form, Farbe und Größe in eine bestimmte Reihenfolge legen muß.

Die Durchführung einer sinnvollen und geplanten Zusatzdiagnostik zur Feststellung behandelbarer Ursachen von Demenzen und zur Planung gezielter therapeutischer Maßnahmen oder ergänzender sozialmedizinischer Maßnahmen ist eine wichtige Aufgabe des Psychologen jeder stationären Behandlung von Patienten mit chronischem hirnorganischem Psychosyndrom.

Diese testpsychologischen Untersuchungen können natürlich nicht während der Visite vom Stationsarzt durchgeführt werden. Dennoch ist es wünschenswert, daß sich auch die internistischen oder chirurgischen Stationsärzte angewöhnen, einige Fragen zur Orientierung des Patienten während der Visite zu stellen, v. a. wenn der Verdacht auf das Vorliegen eines geringgradigen dementiellen Syndroms besteht. Insbesondere bei geringgradig ausgeprägten, gewissermaßen gerade beginnenden dementiellen Syndromen sind Störungen der Orientierung etc. nicht ohne weiteres erkennbar. Dann muß der Patient vom Stationsarzt während der Visite gezielt nach der Orientierung über Zeit, Ort, Situation und Person gefragt werden. Zusätzlich kann eine kleine Rechenaufgabe durchgeführt werden (Subtraktion 100 - 7 in mehreren Schritten), oder es kann der sog. Drei-Begriffe-Test durchgeführt werden: Dem Patienten werden 3 Begriffe genannt (Apfel – Tisch – Pfennig), die er am Ende der Visite wiederholen soll. Wenn ein Patient bei diesen einfachen Untersuchungen viele Fehler macht, kann der Verdacht auf das Vorliegen einer hirnorganischen Beeinträchtigung geäußert werden, die dann weiter gezielt abgeklärt werden sollte.

Auch das Pflegepersonal sollte bei Patienten, die verwirrt wirken, routinemäßig gezielt nach der Orientierung fragen. Auffälligkeiten sollten im Pflegebericht dokumentiert werden.

Fallbeispiel F (Fortsetzung): Chronisches hirnorganisches Psychosyndrom (Demenz vom Alzheimer-Typ)

Verhalten und Pflege des Patienten vor der Entlassung. Herr P. ist jetzt 3 Wochen auf der Station. Er hat sich an die Räumlichkeiten gewöhnt, reagiert weniger ängstlich auf neue Gesichter und hat sich einige Namen gemerkt. Zeitweise kommt er selbständig zu den Mahlzeiten, dann wieder ist er überrascht, daß es Zeit für das Mittagsessen ist, und muß geholt werden. Nachts wird sein Schlaf nur noch durch kurze Toilettengänge unterbrochen. Koordinationsstörungen sind weiterhin – besonders beim An- und Auskleiden und beim morgendlichen Waschen – zu beobachten. Herrn P.s Aufnahmefähigkeit für Informationen und deren Umsetzung ist unverändert stark eingeschränkt. Der auffällige Wechsel zwischen guter Stimmung und tiefer Traurigkeit hat sich in den letzten Tagen noch verstärkt. Teilweise läßt sich dies erklären; so ist Herr P. noch Stunden nach dem Besuch seiner Frau auffällig unruhig und bedrückt, ohne sich uns mitteilen zu können. An einem Nachmittag fällt der diensthabenden Schwester auf, daß Herr P. beim Sprechen einen Mundwinkel „hängen läßt"; außerdem hat er Probleme, sich beim Gehen gerade zu halten; über Beschwerden und Schmerzen klagt Herr P. aber nicht.

Die zuletzt beschriebenen Symptome veranlassen uns zu einer sofortigen computertomographischen Untersuchung, bei der sich kein Hinweis auf einen Hirninfarkt („Schlaganfall") findet. Die Symptome bildeten sich innerhalb von 2 Tagen langsam zurück.

Im Pflegeteam wird ein weitgehendes Erreichen der Ziele für

die erste Behandlungsphase festgestellt. Da durch die Untersuchungen in den 3 Wochen der Behandlung ein hirnorganisches
Psychosyndrom im Rahmen eines zerebralsklerotischen
Abbauprozesses diagnostiziert wurde, eine Rückbildung also
nicht zu erwarten ist, werden folgende Ziele für die Phase bis
zur Entlassung bzw. Verlegung beschlossen: Herr P. soll zur
Erhaltung der körperlichen Fähigkeiten, d.h. Beweglichkeit
und Muskelkraft, 3mal wöchentlich eine spezielle Kranken-
gymnastikgruppe, die sich aus Patienten seiner Altersgruppe
zusammensetzt, besuchen. Außerdem wird eine Einzelbeschäftigungstherapie befürwortet, bei der Gedächtnis und Denken
trainiert werden sollen. Mit der Ehefrau und – soweit möglich
– mit Herrn P. selbst soll eine angemessene Wohnform für die
Zeit nach der stationären Behandlung gefunden werden.

Die Pflege von Herrn P. umfaßt jetzt – zusätzlich zu den
schon in Phase 1 behandelten Kriterien – Beobachtung und
Unterstützung bei den neuen Maßnahmen (Krankengymnastik
und Beschäftigungstherapie). Für ihn ist jede Neuerung in seinem Tagesablauf ein großer Einschnitt; die Krankengymnastik,
die außerhalb der Station stattfindet, muß daher abgebrochen
werden. Herr K. reagiert ängstlich und unruhig auf die neue
Umgebung und wird vom Pfleger zurück zur Station gebracht.
Der Versuch einer Einzelkrankengymnastik auf der Station
erweist sich als die bessere Lösung: In der gewohnten Umgebung kann sich Herr P. nach leichten Anfangsschwierigkeiten –
unter Anleitung einer Krankengymnastin – auf die Übungen
einlassen. Auch bei der Beschäftigungstherapie muß erst die
richtige Dosierung gefunden werden; so stellt sich heraus, daß
Herr P. mit einer täglichen Dauer von 30 min am besten
zurecht kommt. Bei der Beschäftigungstherapie werden u.a.
Spiele (z.B. „Memory") angeboten; außerdem soll durch das
Vorlesen von einfachen Texten durch Herrn P. das Sprachge-
fühl unterstützt werden. Wir beobachten, daß sich bei einer
Überforderung entweder starke Müdigkeit oder Unruhe
bemerkbar macht.

Parallel finden Gespräche des Stationsarztes mit der Ehefrau
des Patienten statt. Dieser informiert sie über die Ergebnisse

der Untersuchungen und deren Konsequenzen. Frau P. entschließt sich – unterstützt von einer Haushaltshilfe –, ihren
Mann nach Hause zu holen; sie will es einmal versuchen. Der
behandelnde Hausarzt findet sich bereit, einmal in der Woche
nach Herrn P. zu schauen und dessen Ehefrau zu unterstützen.
Daraufhin wird Herr P. nach 6wöchigem Aufenthalt auf der
Station nach Hause entlassen.

3.3.3
Ätiologie

Zweithäufigste Ursache eines chronischen hirnorganischen Psychosyndroms ist eine Verengung der Hirngefäße aufgrund einer zerebralen Arteriosklerose (sog. vaskuläre Demenz, ICD-10: F 01). Daraus
resultiert eine Durchblutungseinschränkung des Gehirns mit zunächst meist lokalen Minderdurchblutungen ohne Substanzverlust,
schließlich kommt es zur Ausbildung eines oder – im weiteren Verlauf – mehrerer Erweichungsherde (Hirninfarkte unterschiedlicher
Größe), die auch im kranialen CT meistens zu sehen sind. Mit dem
Übergang von zunächst funktionellen zu schließlich strukturellen
Schäden nimmt auch die Ausprägung der Symptomatik zu. **Risiko-
faktoren** für die Entstehung einer Arteriosklerose sind chronische
Hypertonie, Nikotinabusus, Diabetes mellitus, Alkoholabusus,
Hyperurikämie, Fettstoffwechselstörungen (insbesondere Hypercho-
lesterinämie).

Demenz vom Alzheimer-Typ. Dabei kommt es zu ähnlichen Symptomen wie bei der hirnarteriosklerotisch bedingten Demenz, wobei
Reizbarkeit und Antriebsverarmung häufig etwas ausgeprägter
erscheinen. Letztendlich ist aber eine sichere Abgrenzung – z.B. zur
vaskulären Demenz – aufgrund der psychologischen Symptomatik
nicht möglich. Neurologisch kommt es früher zu Sprechstörungen
mit Sprachzerfall und Echolalie, einem sinnlosen Wiederholen von
Silben und Wörtern.

Im kranialen CT ist am ehesten eine globale Hirnatrophie festzustellen; bei der Untersuchung der Hirndurchblutung findet man mög-

licherweise eine umschriebene Minderdurchblutung im parietookzipitalen Bereich.

Ätiologisch liegt wahrscheinlich eine Störung des Neurotransmitters Azetylcholin vor. Neuropathologisch sind auch Fibrillenbildung und die Entstehung sog. neurofibrillärer Plaques im Gehirn bekannt. Die Krankheit führt durchschnittlich 5–8 Jahre nach Diagnosestellung zum Tod. Mit den heutigen Methoden läßt sich eine sichere Diagnostik neuropathologisch erst durch eine Obduktion stellen.

3.3.4
Epidemiologie

Etwa 30 % der über 65jährigen in Deutschland sterben an einer zerebralen Gefäßerkrankung. Erste Symptome zeigt eine zerebrale Arteriosklerose meist nach Beginn des 60. Lebensjahres. Man geht davon aus, daß ca. 10–15 % der über 65jährigen an einer mehr oder weniger ausgeprägten Hirnarteriosklerose leiden. Aber nur bei wenigen dieser Patienten kann eine ausgebildete vaskuläre Demenz diagnostiziert werden. Die Demenz vom Alzheimer-Typ ist mit einem Anteil von 2–4 % der über 65jährigen am häufigsten. Üblicherweise dauert die Erkrankung vom Beginn der Symptome bis zum Tod 8–10 Jahre.

3.3.5
Therapie

Die Durchführung übender Einzel- oder Gruppenaktivitäten steht im Vordergrund: leichter Sport, Vorlesen, „Gehirnjogging".

Die **medikamentöse Therapie** ist eingeschränkt: Wichtig ist zunächst eine Behandlung gestörter Herz- und Kreislauffunktionen, d.h. Herzrhythmusstörungen, Herzinsuffizienz und Störungen des Blutdrucks müssen vom Internisten behandelt werden. Insbesondere müssen erhöhte Blutzuckerwerte korrigiert werden. Auch hier – wie bei den akuten organischen Psychosen – gilt: Ein Zuviel an Medikamenten kann die bestehende Symptomatik, insbesondere die Hirnleistungsfähigkeit, u. U. eher verschlechtern.

Eine gezielte medikamentöse Therapie mit sog. **enzephalotropen Substanzen** (auch Antidementiva genannt) ist demgegenüber nicht

so wirkungsvoll. Eingesetzt werden z.B. Medikamente, die die Hirndurchblutung verbessern sollen, wie Kalziumantagonisten (Nimotop)
oder Pentoxifyllin (Trental). Dabei ist immer zu bedenken, daß die
Blutversorgung des Gehirns bestimmten spezifischen Gesetzen
unterliegt (sog. **Autoregulation**, s. Lehrbücher der Neurologie), d.h.
ein positiver Effekt an einem Angriffspunkt kann u.U. durch einen
gleichzeitig eintretenden negativen Begleiteffekt auch wieder aufgehoben werden. Andere Medikamente, die den Hirnstoffwechsel
direkt positiv beeinflussen sollen, sind z.B. sog. **Nootropika** (z.B.
Pirazetam), wodurch insbesondere degressive Verstimmungszu-
stände auf Grundlage einer zerebralen Arteriosklerose günstig beeinflußt werden sollen (s. auch unter 13.5). Über ein neues Medikament
mit einem besonderen Wirkmechanismus (Tacrin [Cognex]) für die
Behandlung von Alzheimer-Patienten steht mehr in Kap. 13.5).

Bei Unruhe- und Angstzuständen wird man mit dämpfenden
Medikamenten, wie z.B. Neuroleptika, arbeiten müssen, bei depressiven Verstimmungen auch vorsichtig mit Antidepressiva. Letztere
können (aufgrund ihrer anticholinergen Effekte) auch zu Störungen
der Hirnleistungsfähigkeit führen, im Extremfall können – gerade
bei vorgeschädigtem Gehirn – auch Delirien ausgelöst werden. Dies
ist v.a. bei den sog. Trizyklika (z.B. Amitriptylin, Saroten) der Fall.
Neuere Antidepressiva sind hier verträglicher (vgl. 13.2). Sehr vorsichtig muß auch mit Benzodiazepinen (z.B. Valium, Diazepam)
umgegangen werden, wobei neben der Abhängigkeitsproblematik
einerseits **paradoxe Effekte** zu nennen sind (Auslösung von Unruhe-
zuständen oder Schlafstörungen), v.a. aber kann es auch bei einer zu
hohen Dosierung zu Koordinationsstörungen und Muskelhypotonie
kommen, in deren Folge gerade die älteren Patienten in ihrer Gehfä-
higkeit beeinträchtigt werden: Unter der Verordnung von Benzodiazepinen nimmt die Häufigkeit insbesondere von Schenkelhalsfrak-
turen bei älteren Menschen zu (vgl. 13.4).

Sehr wichtig sind **sozialmedizinische Aspekte:** Bei nicht ausreichender familiärer Versorgung muß hier ein differenzierter Behand-
lungsplan erstellt werden. Am wünschenswertesten ist es sicherlich,
die Patienten in ihrer angestammten Umgebung zu belassen, was ggf.
unter Mithilfe einer Sozialstation (sog. **Hauspflege**) erreicht werden
kann. Gerade die Verlegung in ein Krankenhaus oder Heim führt
meistens zu einer Verschlechterung der psychopathologischen Befunde, da sich die in ihrer Leistungsfähigkeit bereits eingeschränkten

älteren Menschen in der neuen Umgebung erfahrungsgemäß erst recht nicht mehr zurechtfinden.

Es muß bei weiterer Verschlechterung überlegt werden, ob ggf. aber auch eine Dauerunterbringung in einem Pflegeheim erforderlich ist.

3.4
Differentialdiagnose und andere Formen des chronischen hirnorganischen Psychosyndroms (andere dementielle Syndrome)

Unter der Bezeichnung **Demenzsyndrom** kann man alle mit einer Demenz einhergehenden Erkrankungen zusammenfassen. Unter Demenz versteht man einen Verlust der im früheren Leben erworbenen Fähigkeiten durch eine organische Hirnerkrankung (im Gegensatz zur *Oligophrenie, s. Kap. 6*). Verändert werden dabei Intellekt, Affektivität und die Gesamtpersönlichkeit. Es kommt zu einer **Persönlichkeitsveränderung** mit Zuspitzung, Vergröberung und Abflachung wesentlicher persönlichkeitseigener Merkmale (z.B. der Sparsame wird extrem geizig). Die **Affektivität** zeichnet sich durch einen Verlust an Impulskontrolle aus. Die **intellektuellen Fähigkeiten** nehmen ab (Urteilsfähigkeit, logisches Denken, Wissen). Dies alles führt dazu, daß insbesondere die Anpassungsfähigkeit an neue Situationen deutlich abnimmt.

Chorea Huntington (ICD-10: Demenz bei Huntington-Erkrankung, F 02.2). Dabei handelt es sich um eine dominant erbliche Systematrophie des Gehirns. Führend sind die neurologischen Symptome in Form einschießender Hyperkinesen der Arme oder Beine bis zur ständigen Bewegungsunruhe bei gleichzeitig bestehender muskulärer Hypotonie. Im Verlauf kommt es stets zur Entwicklung einer Demenz, in manchen Fällen beginnt eine Chorea Huntington allerdings bereits mit psychopathologischen Auffälligkeiten unter dem Bild eines dementiellen Syndroms.

Die Familienanamnese (50% der Familienmitglieder sind ebenfalls erkrankt) unterstützt meist die Diagnosestellung. Das Erkrankungsalter liegt zwischen dem 30. und 40. Lebensjahr. Im kranialen CT sind die Seitenventrikel verplumpt.

Um die Hyperkinesen zu vermindern, gibt man hochpotente Neuroleptika (z.B. Haloperidol), ggf. auch Medikamente wie Tiaprid oder sog. atypische Neuroleptika (Tiapridex, Leponex, Clozapin nur bei besonderer Genehmigung einsetzbar, s. unter 13.3).

Amnestisches Korsakow-Syndrom. Dieses trifft häufig bei fortgeschrittener Alkoholkrankheit auf, kann aber auch bei anderen Hirnschädigungen (Verletzungen, Infektionen, Hirnarteriosklerose) vorkommen. Man versteht darunter folgende Symptomkombination: Der Patient ist zwar über die eigene Person orientiert, örtlich und zeitlich jedoch deutlich desorientiert. Die Merkfähigkeit ist extrem gestört; eine sinnvolle Einordnung in ein Zeitgitter ist nicht möglich. Dabei ist jedoch das Altgedächtnis (z. B. Schulzeit) häufig gut erhalten; solche Erinnerungen können vom Patienten leicht reproduziert werden. Es liegen Auffassungsstörungen vor, und wenn der Patient an ihn gestellte Fragen nicht beantworten kann, so erfindet er – z. T. kräftig ausgeschmückte – Geschichten, mit denen er bei erhöhtem Sprachfluß das Gespräch zu bestreiten versucht (sog. **Konfabulationen**). Die Stimmung ist dabei eher euphorisch und – angesichts der vorliegenden Einschränkungen – als deutlich inadäquat zu bezeichnen. Im Vordergrund steht hier aber eine ausgeprägte chronische Störung des Kurzzeitgedächtnisses, wodurch die Aufnahme von neuem Lernstoff deutlich beeinträchtigt ist (ICD-10: durch Alkohol oder psychotrope Substanzen bedingtes amnestisches Syndrom, z. B. F 10.6).

Eine Bewußtseinsstörung liegt hier nicht vor. Ein Abklingen nach Wochen oder Monaten ist möglich; chronische Verläufe sind jedoch am häufigsten.

Demenz bei HIV-Erkrankung (ICD-10: F 02.4). Das Human Immunodeficiency Virus (HIV) ist ein neurotropes Virus, d. h. es kann – neben anderen Organmanifestationen – primär das ZNS befallen. Dabei kann es zur Ausbildung vielfältiger Symptome kommen, angefangen von leichten kognitiven oder affektiven Störungen, die nicht sicher von reaktiven Entwicklungen infolge der fatalen Diagnose zu unterscheiden sind, bis hin zu schweren Ausfällen, die in ein dementielles Bild münden. Aus diesem Grund wurde hier auch von einem sog. „AIDS-Demenzkomplex" gesprochen. Eine HIV-Demenz verläuft meistens innerhalb von wenigen Monaten tödlich.

Kommt es im Rahmen der durch das Virus hervorgerufenen Immunschwäche zum Auftreten sog. **opportunistischer Infektionen** im Bereich des ZNS, dann laufen diese meistens unter dem Bild einer Enzephalitis (Zytomegalievirus) oder einer zerebralen Raumforderung (Zystizerkose, Toxoplasmose) ab. Ein Teil dieser opportunistischen Infektionen kann medikamentös behandelt werden.

Weitere Differentialdiagnosen. Seltenere Ursachen dementieller Entwicklungen sind Parkinson-Erkrankung, Pick-Erkrankung (erblich bedingte Hirnatrophie, wobei insbesondere Frontal- und/oder Temporallappen betroffen sind) und eine Verlaufsform der Syphilis, die progressive Paralyse.

Die **progressive Paralyse** wird durch den Erreger der Syphilis, **Spirochaeta pallida**, hervorgerufen. Mehrere (5–15) Jahre nach der Erstinfektion kommt es dabei langsam fortschreitend zu Gedächtnisstörungen, Persönlichkeitsveränderungen, schließlich zu maniformen Bildern mit Größenwahn, häufiger aber zu depressiven Verstimmungszuständen. Neurologische Symptome sind die Regel. Die Blutserum- und Liquoruntersuchung erlaubt eine sichere **Serodiagnostik** dieser Erkrankung, die mit Penizillin behandelt wird. Vor der Penizillinära war dies eine sehr häufige Nervenkrankheit; heute ist sie jedoch selten geworden. Bei Nichtbehandlung kommt es unweigerlich zur Ausbildung einer Demenz.

Abschließend sollen noch kurz einige Ursachen **behandelbarer Demenzsyndrome** genannt werden: Hypothyreose und Vitamin-B$_{12}$-Mangel (Substitutionsbehandlung), Hirntumoren (ggf. neurochirurgische Intervention, insbesondere bei Meningiomen), Intoxikationen (Bleienzephalopathie) und Stoffwechselstörungen. Bei einer Störung des Kupferstoffwechsels (**Morbus Wilson**) kommt es zu einer Kombination von neurologischen Symptomen (Chorea, Tremor) und psychiatrischen Störungen (in späten Stadien zur Demenz). Diese Erkrankung war früher tödlich, kann aber heute medikamentös (Penizillamin) dramatisch gebessert werden. Ungefähr 10–15% aller Demenzsyndrome sind behandelbar, so daß mit einer vollständigen oder teilweisen Rückbildung der Symptome in solchen Fällen gerechnet werden kann. Allein dies rechtfertigt ausführliche differentialdiagnostische Untersuchungen bei jedem Demenzsyndrom.

KAPITEL 4

Neurotische, Belastungs- und somatoforme Störungen sowie Persönlichkeitsstörungen (erlebnisreaktive Störungen)

4

Diese Erkrankungsgruppe umfaßt ein breites Spektrum von Störungen. Im wesentlichen können die im ICD-10 unter F 4 und F 6 aufgeführten Erkrankungen in die folgenden übergeordneten Kategorien eingeordnet werden:

- **Neurotische Störungen** (phobische und andere Angststörungen [F 40 u. F 41], Zwangsstörung [F 42], dissoziative Störung (auch *Konversionsstörung* genannt [F 44], somatoforme Störungen [F 45]),
- **Reaktionen auf schwere Belastungen und Anpassungsstörungen** (auch als *Konfliktreaktionen* bezeichnet) [F 43]
- **Persönlichkeitsstörungen** [F 60]

Die Darstellung der ganzen Breite dieser Störungsgruppen würden den Rahmen des vorliegenden Buches sprengen, es werden daher Schwerpunkte gesetzt.

Bevor wir uns der Schilderung zweier typischer Fälle (Angsterkrankung bzw. Zwangserkrankung) zuwenden, seien die Charakteristika der oben erwähnten drei übergeordneten Kategorien kurz genannt:

- **Neurotische Störungen** sind körperliche oder seelische Störungen, die zwar auch von aktuellen Konflikten ausgelöst werden können, zugrunde liegen hier aber ungelöste, oftmals bis in die Kindheit zurückreichende Konflikte, die „unbewußt" geblieben sind und zu ständigem – mehr oder weniger ausgeprägtem – Fehlverhalten geführt haben, bis es schließlich zu einer massiven Dekompensation mit z. B. Angstsymptomen kommt. Hier sind die Grenzen zu den Konfliktreaktionen fließend. Die Genese neurotischer Symptome wird entweder psychodynamisch (sog. Reaktivierung bewußter, meist frühkindlicher, nicht ausreichend gelöster Konflikte) oder verhaltenstheoretisch (neurotische Symptome, erworben durch „falsches" Lernen) erklärt.

- **Konfliktreaktionen** sind akute und eher kurz-dauernde (Tage bis Monate) Reaktionen auf belastende Situationen oder umschriebene Konflikte, die sich oft nur in ihrer Intensität vom „normalen" Erleben unterscheiden. So ist das Trauern um den Verlust einer geliebten Person, einhergehend mit mehr oder weniger heftigen Gefühlsäußerungen, nachvollziehbar und verständlich. Ist solche Trauer jedoch in ihrem Ausdruck gehemmt oder zeigt sie sich eher in somatischen Beschwerden und dauert in starkem Ausmaß sehr lange (z. B. weit über ein Jahr), kann man u. U. von einer *abnormen Trauerreaktion* sprechen. Ein anderer Ausdruck für solche Störungen ist die *Belastungsreaktion*, wobei je nach Dauer von akuter Belastungsreaktion oder (längerdauernder) Anpassungsstörung gesprochen wird.

- Schließlich können noch die **Persönlichkeitsstörungen** abgegrenzt werden. Darunter werden schon seit Kindheit oder Jugendzeit bestehende charakterologische Merkmale zusammengefaßt, die nicht akut aufgetreten sind, sondern sich langsam entwickelt haben und im Vergleich zu auch normalerweise vorkommenden Charakterzügen weit stärker ausgeprägt sind (z. B. ordentliches

Verhalten als „normal" einerseits, zwanghafte (sog. anankasti-sche) Persönlichkeit mit Einengung des eigenen Verhaltensspiel-raums als „Persönlichkeitsstörung" andererseits).

Bei den neurotischen, Belastungs- und somatoformen Störungen spielen anlagebedingte, erbliche oder körperliche Faktoren kaum eine Rolle (im Gegensatz beispielsweise zu den Schizophrenien). Diese Störungen sind Folge einer nicht ausreichenden psychischen Verarbeitung akuter oder chronischer (krisenhafter) Umweltbedin-gungen oder zwischenmenschlicher Beziehungen. Daher spricht man auch von **psychogener Verursachung.**

Diese Störungen sind sehr häufig (s. unter 4.6). Sie finden sich v. a. in der nervenärztlichen (aber auch allgemeinärztlichen und interni-stischen) Praxis. Sie können überwiegend ambulant behandelt wer-den, nur selten ist eine stationäre psychiatrische oder psychothera-peutische Behandlung erforderlich (z. B. nach Suizidversuchen).

Die Unterteilung dieser Krankheitsgruppe erfolgt aus folgenden Gründen:

- Die **Verlaufsformen** sind unterschiedlich: *Konfliktreaktionen* klin-gen mit Verarbeitung des auslösenden Konflikts wieder ab. *Neuro-sen* und v. a. *Persönlichkeitsstörungen* neigen zur Chronifizierung.
- Die **Therapie** ist unterschiedlich: Da Konfliktreaktionen oft nur einmalig auftreten (z. B. als Belastungsreaktion nach schwerem Verkehrsunfall, Umweltkatastrophe, Mitteilung einer unheilbaren körperlichen Erkrankung oder, wie bereits genannt, als Trauerre-aktion), ist eine kurzdauernde Behandlung mit konfliktzentrier-ten (aufdeckenden oder unterstützenden) Gesprächen meist aus-reichend. *Neurosen* erfordern dagegen meist eine psychodyna-misch oder verhaltenstherapeutisch ausgerichtete Behandlungs-methode (s. dazu ausführlich Kap. 12). Patienten mit *Persönlich-keitsstörungen* kommen eher selten in ärztliche Behandlung. Sogenannte aufdeckende Verfahren (wie z. B. Psychoanalyse) sind hier kaum einmal angezeigt, meist beschränkt man sich auf bera-tende und unterstützende Gesprächstherapien, die angesichts der vorherrschenden chronischen Verläufe mehrere Jahre dauern, u. U. auch lebensbegleitend sein können.

Wir werden uns im folgenden schwerpunktmäßig mit neurotischen Störungen befassen und an ihrem Beispiel versuchen, die Entwicklung psychogener Störungen darzustellen. Es empfiehlt sich, dieses Kapitel zusammen mit Kap. 12 zu lesen, in dem die psychodynamischen bzw. verhaltenstherapeutischen Erklärungsmodelle neurotischer Störungen ausführlicher dargestellt werden.

4.1
Zur Diagnose neurotischen Verhaltens

Neurotische Erkrankungen sind häufig keine klar abgrenzbaren Störungen, vielmehr werden zahlreiche Lebensbereiche von ihnen betroffen. Neurotisches Verhalten ist unangemessen, z. B. wird auf unterschiedliche Anforderungen oder in unterschiedlichen Situationen mit immer wiederkehrenden Verhaltensweisen reagiert, das Mitschwingen oder Sich-Einstellen auf Neues ist erschwert. Die Muster, nach denen ein solches Verhalten abläuft, lassen sich im therapeutischen Prozeß erkennen: So wird aus Fallbeispiel G deutlich, daß sich die Patientin als hilfloses, kleines und krankes Kind darstellt und auf diese Weise (elterliche) Zuwendung seitens des Pflegepersonals erhält. Diesen Prozeß, der der Patientin nicht bewußt ist, nennt man in der psychoanalytischen Theorie auch Übertragung, also die zumeist unbewußte Wiederbelebung von Erfahrungen mit ehemaligen engen familiären Bezugspersonen bei Freunden und Bekannten im späteren Leben. Läßt sich das Pflegepersonal in die Elternrolle drängen, so ist dies einerseits der Gesundung der Patientin nicht nützlich, denn solange diese ihre „verquere" Befriedigung erhält, braucht sie ihr Verhalten ja auch nicht zu ändern. Andererseits kann die Elternrolle beim Pflegepersonal selbst zu erstaunlichen Verhaltensweisen führen: Ein Teil des Pflegepersonals wird wütend auf die Patientin und ärgert sich über deren ständige Unselbständigkeit, ein anderer Teil wird erst recht fürsorglich („die arme Frau") – und schon liegen in der Teamsitzung zwei Parteien miteinander im Streit, ganz ähnlich wie dieses eben auch zwischen den Elternteilen in der Erziehung ihres Kindes vorgekommen sein mag. Derartige unterschiedliche gefühlsmäßige Reaktionsweisen des Therapeutenteams sind Teil des therapeutischen Prozesses (Gegenübertragung; s. unter 12.1); über sie muß im Team gesprochen werden. Ein einheitlicher Umgangsstil mit der Patientin ist erforderlich, damit diese sich orientieren und ihr inadäquates Verhaltensrepertoire ändern kann. Läßt sich ein Clinch

im Team nicht lösen, verliert letztlich immer der Patient. Nützlich bei
Streitigkeiten im Team kann gerade hinsichtlich des Umgangs mit
neurotischen Patienten auch eine externe Supervision (fachkundige
Beratung des Therapeutenteams durch einen Außenstehenden) sein,
z. B. im Rahmen sog. Balint-Gruppen (s. auch Kap. 8).

4.2
Angsterkrankung

Fallbeispiel G: Agoraphobie mit Panikstörung (ICD-10: F 40.01)

Zur Aufnahmesituation. Frau S. kommt in Begleitung ihrer
Schwester auf die Station. Sie wirkt etwas schüchtern-unsicher;
ihre Schwester beruhigt sie. Ein Pfleger der Station begrüßt die
beiden und bringt sie in das Arztzimmer, in dem das Aufnahmegespräch mit Frau S. stattfindet; ihre Schwester, um deren
Anwesenheit die Patientin ausdrücklich bittet, ist neben dem
Arzt und dem Pfleger ebenfalls anwesend.

Aufnahmegespräch und Vorgeschichte. Frau S. berichtet etwas
mürrisch; es hat manchmal den Anschein, als überlege sie,
gleich wieder zu gehen. Wir erfahren, daß Frau S. seit 6 Jahren
verheiratet ist und mit ihrem Ehemann und ihrer Mutter in
einer Dreizimmerwohnung lebt. Ihr Mann sei etwas eigenbröt-
lerisch; so bewohnen die 3 Personen jeweils 1 Zimmer der Wohnung. Einen Beruf habe sie nicht erlernt. Frau S. – jetzt 31 Jahre
alt – habe nach der mittleren Reife als Verkäuferin gearbeitet.
Ihren Mann habe sie vor 7 Jahren durch eine Bekanntschaftsan-
zeige kennengelernt. Dies sei auch ihr erster sexueller Kontakt
gewesen. Sie betont nochmals im Gespräch, daß ihr Mann sehr
eigenwillig sei und auch sehr streng. Sie fühle sich manchmal
wie ein Dienstmädchen. Da er im Schichtdienst arbeite und
darüber hinaus sehr viel Vereinstätigkeiten nachgehe, sei er
auch wenig zu Hause. So ergibt sich, daß sie die meiste Zeit mit
der Mutter alleine im Hause sei. Zu dieser habe sie einen sehr
guten Kontakt. Seit 2 Jahren nun habe sie Ängste, aus dem Haus

zu gehen. Anfangs sei es ein Unwohlsein und ein Beklommenheitsgefühl gewesen, äußert sie. Dies habe in den letzten Monaten derart zugenommen, daß sie alleine nicht mehr das Haus verlassen würde. Besonders stark sei dieses Gefühl der Angst auf Brücken und freien Plätzen. Es wäre ihr z. Z. nicht mehr möglich, kleine Erledigungen zu machen. Weiter erzählt sie, sie habe bereits 2 „Zusammenbrüche" auf der Straße gehabt; einmal wäre sie mit dem Notarztwagen in die Universitätsklinik gefahren worden. „Dort hat man jedoch nichts gefunden", berichtet sie empört. Ihr Hausarzt habe ihr gegen ihre Ängste bereits Beruhigungsmittel verordnet, doch diese würden nicht mehr helfen.

4.2.1
Diagnose

Anhand des gerade beschriebenen Falles kann man die führenden Symptome einer Agoraphobie mit Panikstörung erkennen. Meist stehen neben Vermeidungsverhalten die sog. Panikattacken im Vordergrund. Darunter versteht man Angstanfälle ohne realen Hintergrund, die oft anfallsweise und völlig unvermutet auftreten. Zunächst ist oft nur eine Unruhe zu verspüren, die sich bis zu Erregtheit oder gar stuporöser Gelähmtheit steigern kann. Dabei treten oft **vegetative Begleitsymptome**, wie Schwitzen, Herzklopfen, Schwindelgefühle, Zittern, Kloßgefühl, Mundtrockenheit, Kopfdruck, Übelkeit oder Durchfall, auf. Diese Anfälle setzen in klassischer Weise abrupt ein, steigern sich innerhalb weniger Minuten bis zum Höhepunkt, um dann langsam, meist innerhalb von ca. einer halben Stunde wieder abzuklingen.

Das Phänomen der Angst ist wohl jedem Menschen vertraut; bei den Angststörungen ist die Angst jedoch weit über das erträgliche Maß hinaus gesteigert, die **Quantität der Angst** ist sozusagen das diagnostisch wegweisende Merkmal dieser Erkrankung.

Oft mit einer Panikerkrankung vergesellschaftet, jedoch auch als alleinige Erkrankung bestehend, gibt es an bestimmte Situationen gebundene Angst; falls dies der Fall ist, spricht man von einer **phobischen Symptomatik** oder einer **Phobie**. Dabei sind die Ängste an bestimmte Objekte, z.B. Tiere oder Gegenstände, oder an situative oder räumliche Gegebenheiten gebunden, z.B. als Angst vor freien Plätzen (**Agoraphobie**) oder geschlossenen Räumen (**Klaustrophobie**). Die Vermeidung der angstauslösenden Situationen führt vorübergehend zu einer Angstverminderung, jedoch auch oft zu einer Einengung der sozialen Möglichkeiten.

4.2.2
Therapie

Medikamentös. Die medikamentöse Therapie einer Angsterkrankung sollte, falls ausreichend psychotherapeutische Möglichkeiten (d.h. im wesentlichen verhaltenstherapeutisch oder psychodynamisch orientierte Verfahren) zur Verfügung stehen, nur vorübergehend oder unterstützend sein. Falls psychotherapeutische Behandlungsmöglichkeiten nicht in ausreichendem Umfang angewendet werden können, kann auch eine längerfristige medikamentöse Therapie durchgeführt werden. Bei schweren Erkrankungsformen oder chronifizierendem Verlauf sollten beide Verfahren (Psycho- und Pharmakotherapie) zur Anwendung gelangen.

Bei der Agoraphobie mit Panikstörung sind zwei medikamentöse Therapiemöglichkeiten gegeben:

1. **Akuttherapie zur Kupierung einer Panikattacke:** In diesem Fall sind Benzodiazepine indiziert (z.B. Alprazolam [Xanax, Tafil 1–2 mg/Tag] oder Diazepam [Valium, Faustan, 5–10 mg/Tag], auch i.v. Diese Medikamentengabe kann für einige Tage, maximal für 2–4 Wochen fortgeführt werden. Hierbei ist immer die Gefahr der Abhängigkeitsentwicklung zu beachten.
2. **Längerfristige Therapie:** Diese wird mit Antidepressiva durchgeführt. Von den trizyklischen Substanzen ist am besten die Wirksamkeit von Imipramin (Tofranil) und Clomipramin (Anafranil) in einer Dosierung von 100–150 mg/Tag belegt. Auch die SSRI (vgl. Kapitel 13.2) Fluvoxamin (Fevarin, 100–150 mg/Tag), Fluoxetin (Fluctin, 20–40 mg/Tag) oder Paroxetin (Seroxat, Tagonis, 20–40 mg/Tag) sind hier wirksam. Antidepressiva sollten in dieser Indikation mindestens für 3 Monate gegeben werden.

Psychotherapie. Wie bereits ausgeführt, stehen psychotherapeutische Verfahren ganz im Vordergrund der Behandlung. Diese sind tiefenpsychologisch oder verhaltenstherapeutisch orientiert und werden in Kap. 12 zusammenfassend besprochen.

4.2.3
Ätiologie

Psychodynamische Erklärung. Dabei wird angenommen, daß eine massive Entwicklungsstörung in der Zeit der frühen Ich-Entwicklung vorliegt. Die Patienten mußten in ihrer frühen Kindheit im gesamten Bereich der Zuwendung und interessierten Teilnahme große Entbehrungen erleiden, so daß es ihnen in späterer Zeit bei entsprechendem auslösendem Ereignis (s. Kap. 12) nicht mehr gelingt, Angst anhand der erlernten vertrauensvollen Erfahrung zu kontrollieren. Diese Patienten haben auch zeit ihres Lebens ein Bedürfnis nach starken Schutzfiguren; tatsächlich gelingt es ihnen auch oft, solche Schutzfiguren zu finden; oft haben sie einen ständigen Begleiter. Die Patienten erleben aufgrund dieses Defizits immer eine innere Brüchigkeit als Ausdruck ihrer Ich-Schwäche.

Verhaltenstheoretische Erklärung. Hier steht das Konzept der Konditionierung (s. Kap. 12) im Vordergrund: Ursprünglich geringe Ängste werden durch Verstärkungsmechanismen vergrößert, dann setzt eine Generalisierung ein. Folgendes einfaches Beispiel soll dies veranschaulichen: Ein Kind reagiert normalerweise auf ein Kaninchen mit Zuwendung und Freude. Wird nun jedes Mal, wenn das Kaninchen erscheint, ein angsterregendes (lautes, schepperndes) Geräusch dargeboten, wird das Kind bald Angst empfinden, auch wenn das Kaninchen ohne Geräusche erscheint (Konditionierung). Wird diese Konditionierung nur intensiv genug durchgeführt, so reicht zur Angstauslösung bald auch nur das Darbieten eines ähnlich aussehenden Felles, um beim Kind massive Angst zu provozieren (Generalisierung).

Fallbeispiel G (Fortsetzung) (Agoraphobie mit Panikstörung, ICD-10: F 40.01)

Die ersten Tage auf der Station. Frau S. fügt sich sehr schnell in den Stationsalltag ein. Sie ist eine ruhige Patientin, auch wenn sie zeitweise eine etwas mürrische Grundstimmung hat Sie hat guten Kontakt zu den Mitpatienten und ist stets hilfsbereit. Am 5. Tag ihres Aufenthaltes jedoch hat Frau S. einen – wie sie es später nennt – „Zusammenbruch": Sie ging über den Flur und äußerte gegenüber einem sie begleitenden Mitpatienten ein Unwohlsein und ein Verkrampfen in der Magengegend. Sie wurde zunehmend unruhiger, und der Patient rief das Pflegepersonal. Frau S. kauert auf dem Stationsflur und äußert übermäßige Angst. Sie kann dies kaum mehr formulieren, da ihre Stimme stark zittert und sie einen sehr trockenen Mund hat. Auffällig sind besonders die schnelle Atmung (Tachypnoe) und Herzrasen (Puls bei ca. 130 Schlägen/min). Frau S. zittert am ganzen Körper und ist blaß. In dieser in sich gekauerten Stellung sitzt sie ca. 5 min, bis sie sich langsam erholt. Nach und nach lassen die Krämpfe und die Bewegungseinschränkung, die sie äußerte, nach. Frau S. war die ganze Zeit über ansprechbar, konnte sich jedoch kaum rühren oder antworten. Wir bringen Frau S. in ihr Zimmer, wo sie auf dem Bett Platz nimmt. Ein Mitpatient und eine Schwester bleiben noch einige Zeit neben ihr sitzen, und sie bekommt 1 Tablette 5 mg Diazepam, um die Restangstsymptomatik zu lösen.

Pflege in den ersten Tagen. Im Team wird eine Pflegeplanung erstellt. Ein weiterer evtl. auftretender „Zusammenbruch" soll genau beobachtet und dokumentiert werden. Die routinemäßigen Vitalzeichenkontrollen sollen in diesem Fall intensiviert werden. Ein Psychologe wird mit Frau S. eine sog. Angsthierarchie erarbeiten, d. h. sie soll beschreiben, wo und wann die Ängste besonders auftreten. Dies wird dann in einer geordneten Form mit stark angstauslösenden Situationen auf der einen Seite und schwach auslösenden Situationen auf der anderen Seite (hierarchisch organisiert) zu Papier gebracht. Später soll

Frau S. dann mit diesen Situationen, beginnend mit den am geringsten angstauslösenden, konfrontiert werden – zunächst in Begleitung, später allein. Ziel ist, daß sich Frau S. in diesen Situationen weitgehend angstfrei bewegen kann.

Im gesamten Team werden Probleme und Fortschritte von Frau S. genau besprochen, damit alle den gleichen Wissensstand haben und auch eine gemeinsame Form des Umgangs mit der Patientin stattfindet. Häufiges Ansprechen, Plaudereien und das Übertragen leichter Tätigkeiten sollen ein Vertrauensverhältnis aufbauen. Gemeinsames Handarbeiten mit einer Schwester oder Spiele bieten hier eine gute Möglichkeit. Frau S. soll an der Stationsgesprächsgruppe und an der Beschäftigungsgruppe teilnehmen. In intensiven Gesprächen sollen auch der Ehemann und die Mutter mit einbezogen werden. Informationen aus den Gesprächen sollen in die Teambesprechungen einbezogen werden, um eine einheitliche Form des Umgangs zu gewährleisten. Verhaltenstherapeutische Maßnahmen werden bei der Behandlung im Vordergrund stehen.

Verhalten der Patientin in den folgenden Wochen. Frau S. ist jetzt einige Wochen bei uns. Sie hält sich fast ausschließlich auf der Station auf; wenn sie diese verläßt, dann nur in Begleitung einiger Mitpatienten. An den einmal pro Woche stattfindenden Stationsausflügen nimmt sie teil, versucht jedoch, sich davor zu „drücken" und findet immer wieder plausible Gründe, warum sie gerade heute nicht daran teilnehmen kann. An den Stationsalltag hat sie sich schnell angepaßt. In der Stationsbeschäftigungstherapie fällt auf, daß sie zwar gerne mitmacht, jedoch nur wenige kreative Vorschläge von ihr kommen. In der Stationsgruppe sitzt sie meistens stumm und mürrisch dabei. Wenn sie jedoch angesprochen oder nach ihrer Meinung gefragt wird, hellt sich ihre Stimmung auf. Zu einer eindeutigen Stellungnahme zu einem Problem ist sie jedoch nicht in der Lage. Sie hat in den letzten 2 Wochen ihres Aufenthaltes hier noch einen weiteren „Zusammenbruch", der dem ersten ähnelt. Dabei klagt sie jedoch schon einige Zeit vorher über Unwohlsein und Unruhe.

Verhalten des Pflegepersonals in den folgenden Wochen. Der Umgang mit Frau S. ist nicht mehr so einfach, wie es zu Beginn des Aufenthalts schien. Wenn wir ihr nicht genügend Aufmerksamkeit schenken – in Form von Gesprächen, Plaudereien oder ähnlichem –, scheint sie das mit körperlichen Mißempfindungen zu beantworten. Beispielsweise ereignete sich der erwähnte Anfall ausgerechnet an einem hektischen Stationstag, als ein anderer Patient uns stark in Anspruch nahm und sie sich nicht mehr beachtet fühlte. Im Team besprochen, bewerten wir dieses Verhalten als Zuwendungsaufforderung an uns und beschließen, bereits bei den ersten Anzeichen eines „Anfalls" eine nüchterne und distanzierte Haltung einzunehmen und uns nur auf die unbedingt erforderliche Kontrolle der Vitalfunktionen zu beschränken. In der Gesprächsgruppe werden auch die Anfälle noch einmal besprochen, da die anderen Patienten davon recht beeindruckt sind. Hier wird versucht, das Spektakuläre etwas zu entschärfen, ohne daß Frau S. jedoch versucht ist, ihre Anfälle verteidigen zu müssen. Da sie immer noch wenig außer Haus geht, beginnen wir ein Training, das darin besteht, zunächst in Begleitung, dann zunehmend allein, die Orte anzusteuern, an denen sie besondere Ängste entwickelt. Zusammen mit dem Psychologen und Frau S. erarbeiten wir einen Plan, nach dem sich Frau S. anfangs in Begleitung einer Schwester den Brücken und Plätzen nähern, später dann in Begleitung diese angstbringenden Orte überqueren und zuvor einige Zeit dort verweilen soll. Nach zu erwartender Besserung der Symptomatik soll dann auch auf die Begleitung verzichtet werden, die übergangsweise zunächst noch in Sichtweite bleiben soll. Bei Angstanfällen stehen wir ihr zur Seite, ohne besondere Zuwendung zu geben. Wir bieten damit eine Art „Sicherheitsgriff", an den sie sich halten kann. Die Trainingsausflüge sollen genau dokumentiert und auch im Team besprochen werden. Frau S. soll zunächst ohne Medikamente auskommen; im Bedarfsfall – bei einem Anfall, wenn es unbedingt nötig ist – erhält sie 5 mg Diazepam oral.

Als sehr schwierig erweist sich die Tatsache, daß ihr Ehemann keinen Kontakt zu uns wünscht.

Verhalten der Patientin in den nächsten Wochen bis zur Entlassung. Nach unserer allmählichen Umstellung auf Zuwendungsentzug bei „Zusammenbrüchen" haben sich diese innerhalb von einigen Wochen auf Null reduziert. Nur zeitweise klagt Frau S. jetzt noch über diffuse Schmerzen oder Anfälle leichter Unruhe im Bauch oder einfach allgemeines Unwohlsein. Anfangs kam es besonders vor den Trainingsausflügen zu starker Unruhe, und Frau S. versuchte, diese zu unterlaufen. Nach und nach jedoch zeigten sich hier große Fortschritte, so daß sie jetzt in der Lage ist – zwar noch unsicher, aber alleine –, Ausflüge zu unternehmen. Auch verläßt sie jetzt zeitweise von sich aus in Begleitung einer Mitpatientin, mit der sie sich etwas angefreundet hat, die Station, um Einkäufe in der Stadt zu machen. Da sie in der U-Bahn noch diffuse Ängste erlebt, nimmt sie die deutlich längeren Buswege in Kauf. Bei Anrufen des Ehemanns setzt sie dieser stark unter Druck, die Behandlung bei uns abzubrechen. Frau S. verunsichert dies zwar, sie bleibt jedoch weiter in unserer Behandlung. Auch in der Stationsbeschäftigungstherapie macht sie zunehmend konkrete Vorschläge zu einzelnen Themen.

Verhalten des Pflegepersonals in den folgenden Wochen bis zur Entlassung. Unser Verhalten bei ihren „Anfällen" scheint bewirkt zu haben, daß Frau S. diese nicht mehr braucht. In reduzierter Form ist die verschlüsselte Zuwendungsaufforderung aber durchaus noch vorhanden: Verschiebung der Problematik auf diffuse Mißempfindungen wie Bauchschmerzen, Unwohlsein etc. Wichtig ist für uns, die Beschwerden nicht als neurotisch abzustempeln und so nicht mehr ernst zu nehmen. Da sie für Frau S. tatsächlich vorhanden sind und ja nicht immer völlig auszuschließen ist, daß tatsächlich eine körperliche Erkrankung vorhanden ist (z. B. hat der Stationsarzt eine organische Ursache des Herzrasens mittels Abklärung der Homovanillinmandelsäure im Urin ausgeschlossen), gehen wir darauf ein, jedoch immer mit dem Abstand nüchterner Sachlichkeit. Bei der Überprüfung unserer Pflegeziele stellen wir fest, daß sich die Ängste von Frau S. stark reduziert haben und sie dadurch bedingt auch selbständiger wirkt. Ein gewisses Selbstbewußtsein legt sie jetzt an den Tag, wenn es um Themenvorschläge in der Beschäftigungstherapie geht. Um einen weiteren, sicher notwendigen Kontakt zu Frau S. zu behalten und eine weitere Behandlung zu gewährleisten, wird Frau S. nach Entlassung eine der Klinik angeschlossene Ambulanz aufsuchen, in der weiterhin wöchentlich Gespräche stattfinden. Weiter empfehlen wir ihr, an einer Gesprächsgruppe teilzunehmen, die speziell für Patienten mit neurotischen Störungen eingerichtet worden ist. Im Pflegeteam wird jedoch eine gute weitere Prognose in Frage gestellt, da während der wochenlangen Behandlungsdauer kein Kontakt zum Ehemann zustandekam und dieser den Aufenthalt bei uns für Unsinn hielt und bei seiner Ehefrau keinerlei Verhaltensauffälligkeit erkennen konnte.

4.2.4
Differentialdiagnose

Ausgeschlossen werden müssen in erster Linie **organische Ursachen**, wie Hyperthyreose, hypertone Krisen und Phäochromozytom (s. Bestimmung der Vanillinmandelsäure in Fallbeispiel G).

Des weiteren ist Angst ein häufiges **Begleitphänomen** anderer psychiatrischer Störungen, wie Schizophrenie (dabei tritt besonders im Anfangsstadium Angst als erstes Symptom auf), depressive Episoden, drogeninduzierte Psychose und bestimmte Formen der Epilepsie (Temporallappenepilepsie).

4.2.5
Verlauf

Bei ungenügender oder gar fehlender Behandlung steigt die Tendenz zur **Chronifizierung**. Andererseits wurden auch Fälle einer Spontanheilung beschrieben.

4.2.6
Verwandte Krankheitsbilder

Hier sind in erster Linie die isolierten **Phobien** zu nennen; bei der in Fallbeispiel G dargestellten Patientin lagen beide Störungen vor:

Agoraphobie und Panikstörung. Bei einer isolierten Phobie tritt Angst ausschließlich auf, wenn, wie im Fallbeispiel G, freie Plätze, also die angstauslösende Bedingung, aufgesucht werden. Spontane Panikattacken (wie bei Frau G. auf dem Stationsflur) gehören nicht zum psychopathologischen Bild einer isolierten Phobie.

4.3
Zwangsstörung

Fallbeispiel H: Zwangsstörung (ICD-10: F 42)

Aufnahmesituation. Der Patient kommt in Begleitung eines Freundes zur Station. Der erste Eindruck ist der eines gepflegten jungen Mannes. Nach dem Grund seines Kommens befragt, berichtet er sofort, er habe Angst, sich zu infizieren, müsse sich ständig kontrollieren; deshalb klappe es auch mit der Arbeit nicht mehr, die letzten Nächte habe er kaum noch geschlafen, er wisse nicht mehr ein noch aus.

Er wirkt bei seinen Angaben etwas hektisch und unruhig; sonst fällt an seinem Verhalten nichts auf. Auf Befragen kann er seine persönlichen Daten problemlos angeben; er ist orientiert, bewußtseinsklar, sein Verhalten ist der Situation angemessen. Bis zum Aufnahmegespräch will er die mitgebrachten Sachen in seinen Schrank einsortieren; dabei fällt auf, daß er sich vorher ziemlich lange und konzentriert die Hände wäscht. Die Waschung wirkt fast wie ein Ritual; jeder Handgriff läuft scheinbar nach einem festen Muster ab und erfordert seine ganze Aufmerksamkeit.

Aufnahmegespräch. Anwesend sind der aufnehmende Pfleger, der Stationsarzt und der Patient. Auf die Fragen des Stationsarztes erläutert Herr L. den Verlauf der letzten Wochen. Es stellt sich heraus, daß der 27jährige, von Beruf Postbeamter und ledig, schon seit geraumer Zeit unter Waschzwängen leidet. Herr L. erklärt, er müsse sich täglich ca. 3 Stunden waschen, und dies seit einigen Wochen. Er könne oft stundenlang nur noch grübeln, wann und wo er zuletzt mit Blumenerde in Kontakt gekommen sei. Herr L. ist begeisterter Hobbygärtner; er unterhält sowohl einen Schrebergarten als auch ein großes Sortiment an Zimmerpflanzen. Herr L. erklärt sich zum Problem dahingehend, er habe in einem Zeitungsartikel gelesen, daß durch häufigen Kontakt mit Blumenerde gefährliche allergische Hautkrankheiten ausgelöst werden könnten. Der Tagesablauf sei seitdem davon bestimmt, wie er sich und seine Sachen sauberhalten könne; die Pflanzen will er ja schließlich nicht abschaffen, meint er.

Außerdem ergibt sich, daß der Arbeitgeber von Herrn L. nach einigen mündlichen Hinweisen vor einer Woche eine schriftliche Abmahnung angedroht hat, da Herr L. mehrfach verspätet zur Arbeit gekommen sei; darüber hinaus habe es Versäumnisse am Arbeitsplatz gegeben. Herr L., der noch nie in nervenärztlicher Behandlung war, erhofft sich von einer stationären Behandlung Hilfe, um sein „Problem" zu lösen. Das Aufnahmegespräch verläuft in ruhiger und entspannter Atmosphäre; Herr L. hat keine Mühe, die Konzentration für das Gespräch aufzubringen. Auch hinsichtlich Stimmung, Gedächtnis und Denken läßt sich nichts Auffälliges beobachten. Beim Verlassen des Raumes fällt auf, daß Herr L. die Türklinke recht umständlich mit dem Unterarm herunterdrückt; darauf angesprochen, erklärt er, daß er die Räumlichkeiten in der Klinik nicht auch noch verunreinigen wolle; schließlich habe auch die ganze Kleidung mit der Blumenerde Kontakt gehabt.

4.3.1
Diagnose

Zunächst die Definition von Zwang: Es drängen sich Gedanken, Impulse oder Handlungen auf, deren Unsinnigkeit vom Betreffenden klar erkannt wird, gegen die er sich aber nicht wehren kann. Versucht der Betroffene, diese Gedanken, Impulse oder Handlungen zu unterdrücken, entsteht Angst.

An Fallbeispiel H sind die markanten Züge einer Zwangsstörung gut zu erkennen: Zum einen nimmt das Zwangsdenken eine wichtige Rolle ein. Quälende Grübeleien bedrängen den Kranken, können nicht abgestellt werden; bei **Zwangsimpulsen** tritt noch eine deutliche Angst und Beunruhigung hinzu, diesen Impulsen evtl. nachgeben zu können. Zum anderen kommt den **Zwangshandlungen** eine große Wichtigkeit zu: Bestimmte Handlungen müssen monoton, ritualartig immer wieder wiederholt werden; bei Nichtdurchführung der Zwangshandlung wird große **Angst** erlebt (Beispiele: Zählzwang, Kontrollzwang, Waschzwang, Putzzwang). Solche Zwänge können langfristig zu einer erheblichen Einengung des Lebensraumes und der Selbstbestimmung führen.

4.3.2
Therapie

Medikamentös. Bei einer ausgeprägten Zwangssymptomatik wird eine antidepressive Therapie empfohlen, z.B. Clomipramin (Anafranil) bis zu 250 mg/Tag, wobei der Erfolg bei gleichzeitigem Vorliegen depressiver Bilder erhöht ist. Auch die SSRIs (vgl. 13.2) Fluvoxamin (Fevarin, bis 250 mg/Tag) oder Fluoxetin (Fluctin, bis 60 mg/Tag) können gegeben werden.

Psychotherapie. Hier gelten dieselben Grundsätze wie bei der Agoraphobie mit Panikstörung. Entweder wird eine längerfristige tiefenpsychologisch orientierte Therapie angestrebt oder es werden verhaltenstherapeutische Maßnahmen – wie z.B. systematische Desensibilisierung – durchgeführt (s. Kap. 12). Beide Therapieformen werden in der Regel ambulant, nur in Ausnahmefällen stationär durchgeführt.

4.3.3
Ätiologie

Tiefenpsychologisch (psychodynamisch) werden Zwangshandlungen und Zwangsgedanken als **Abwehr** verdrängter sexueller oder aggressiver Regungen verstanden, wobei das kleine Kind in seiner Reinlichkeitserziehung erheblicher Unterdrückung unterworfen war, nie seinen mit der Kotausscheidung verbundenen aggressiven und lustbetonten Gefühlen nachgeben konnte und dies dann auch im Erwachsenenalter nicht kann; bei Anfluten ähnlicher Impulse wird dann mit der Abwehrform der Zwangssymptomatik reagiert.

Lern- bzw. verhaltenstheoretisch wird vermutet, daß über einen Prozeß der **Konditionierung** (s. auch unter 4.2.3) Zwangshandlungen zur Angstabwehr eingeübt werden.

Fallbeispiel H (Fortsetzung): Zwangsstörung

Die ersten Tage auf der Station. Herr L. ist jetzt seit 10 Tagen auf der Station. Er hat sich gut eingelebt. Im Gespräch und bei Stationsaktivitäten ist er offen und kontaktfreudig. Andererseits zieht er sich mehrmals am Tag in den Waschraum zurück, um seine Hände dann jeweils viele Male gründlich mit Seife zu waschen. Selten schafft er es, den Waschvorgang kürzer als 15 min zu halten; meistens wäscht er seine Hände 30–45 min. Dabei ist er äußerst konzentriert und wird sichtbar nervös, wenn er abgelenkt wird. Er wendet sich hilfesuchend an Schwestern und Pfleger, wenn er meint, Dinge mit verunreinigten Händen berührt zu haben. Er fragt dann so lange nach, bis ihm versichert wird, daß er Kleidungsstücke, andere persönliche Dinge oder auch Türklinken gefahrlos anfassen kann. Nach entsprechender Auskunft faßt Herr L. dann den Mut, sich einige Zeit frei zu bewegen; oft ist der Drang zum Waschbecken stärker als der Hunger, so daß Herr L. die Mahlzeiten verpaßt. Durch das ständige Waschen ist die Haut an den Händen stellenweise spröde und aufgesprungen, was Herrn L. um so mehr beunruhigt, da dies nach seiner Meinung auch ein Zeichen für die von ihm befürchtete „Allergie" sein kann.

Pflegeschwerpunkte in dieser Phase. Behandlungsziele in der ersten Behandlungsphase sind folgende: Mit Herrn L. soll ein verhaltenstherapeutisches Programm erarbeitet werden, in dem mittels eines *Waschplans* feste Zeiten und klare Zeitlimits erstellt werden. Dabei ist der für die Station zuständige Psychologe miteinzubeziehen, der in Einzelgesprächen mit Herrn L. den entsprechenden Plan ausarbeitet. Herr L. soll dabei unterstützt werden, eigene Entscheidungen zu treffen; auch für die Durchführung des Programms ist er selbst verantwortlich. Außerdem ist von pflegerischer Seite auf Hautpflege der angegriffenen Hände sowie auf ausreichende Nahrungsaufnahme zu achten.

Bis zur Erstellung des verhaltenstherapeutischen Programms ist es unsere Aufgabe, Herrn L. zu begleiten, d. h. wir gehen auf ihn ein, wenn er z. B. nicht entscheiden kann, ob er seine Schuhe nun anfassen kann oder sich vorher erst waschen muß. Begleitung bedeutet nicht, daß wir ihm seine Arbeit abnehmen; das würde ihn abhängig machen und es ihm nicht ermöglichen, mit seiner Angst umzugehen. Bei seinen Fragen, was denn gefährlich sei und was nicht – also seinen Bemühungen, uns hierüber die Entscheidung zu überlassen –, versuchen wir, ihn selbst die richtige Entscheidung finden zu lassen.

Das verhaltenstherapeutische Programm betrifft zunächst den Waschvorgang. Herr L. selbst soll sich 2mal am Tage waschen; der Vorgang selbst ist untergliedert in die einzelnen Schritte: Hände anfeuchten (10 s) – Seife verreiben (10 s) – gründlich verteilen (30 s) usw. Eine Pflegeperson unterstützt Herrn L., indem sie mit der Stoppuhr anzeigt, wann die einzelnen Schritte beendet sind. Herrn L. ist es überlassen, ob er diese Hilfe annimmt und die Zeiten einhält – wir machen nur ein Angebot. Ebenso muß er zu den festen Zeiten (8.30 Uhr und 21.00 Uhr) selbst auf uns zukommen. Nach dem Waschprogramm werden die Hände mit einer Hautschutzcreme behandelt, um die durch die Seife angegriffene Haut zu schützen und vor Austrocknung zu bewahren.

Nach einigen Wochen auf der Station. Herr L. ist jetzt zweiein-
halb Wochen auf der Station. Im Vergleich zur ersten Phase ist
sein Tagesablauf nicht mehr geprägt vom ständigen Kreisen um
den Waschraum oder dem Vermeiden von Berührungen mit
„beschmutzten" Gegenständen. Zeitweise scheint er sich von
Zwangsgedanken und Grübeleien distanziert zu haben; er kann
dann stundenweise an der Beschäftigungstherapie teilnehmen;
auch das Gespräch mit Mitpatienten lenkt ihn ab.

Die Waschübungen laufen meistens nach Plan ab; oft aber
wird er auch außerhalb dieser Termine im Baderaum angetroffen. Er erklärt dann, daß er zwischendurch „aus Versehen" ver-
unreinigte Gegenstände berührt habe. Herr L. gewöhnt sich an,
bei für ihn langweiligen Stationsaktivitäten ins Badezimmer zu
gehen. Außerdem kümmert er sich wenig um seine persönlichen Dinge; er läßt sich Probleme mit dem Arbeitgeber vom
Sozialdienst abnehmen. In Gesprächen äußert er häufig, daß
das Pflegeteam ihn schon gesund machen würde.

Folgende Pflegeziele werden besprochen: Da auf der Liste
der angstauslösenden Dinge (Angsthierarchie) die Blumenerde
ganz oben steht, wird zusätzlich zum Waschprogramm ein
Expositionstraining begonnen. Herr L. soll – zunächst mit dem
Psychologen der Station, später allein – Kontakt mit Blumenerde aufnehmen. Herr L. soll von uns verstärkt auf eigene
Kompetenzen und Verantwortlichkeit verwiesen werden, um
seiner Tendenz zur Unselbständigkeit zu begegnen. Er wird
von ärztlicher und psychologischer Seite darauf vorbereitet
und aufgeklärt, daß eine längerfristige psychotherapeutische
Behandlung nach der Akutphase notwendig sein wird, die in
unserer Klinik nicht angemessen erfolgen kann.

In den Gesprächen mit Herrn L. machen wir ihm klar, daß
er allein für den Erfolg oder Mißerfolg der Behandlung verantwortlich ist; ebenso verweisen wir ihn auf seine Entscheidungs-
kraft, wenn er uns zum wiederholten Male nach der Gestaltung
seines Tagesablaufs befragt. Es entsteht ein Tauziehen zwischen
Herrn L. und uns. Er fordert uns viel Energie und Ausdauer ab,
wenn er lange Diskussionen über die mögliche Verunreinigung
von Geschirr usw. entfacht. Nach einigen Gesprächen mit dem

Psychologen wird das Training, das darin besteht, daß Herr L. mit den Händen in einem vorher mit Blumenerde aufgefüllten Sack faßt, auf der Station durchgeführt. Er selbst entscheidet, daß es zunächst einmal am Tag stattfindet; wir sind dabei nur Beobachter. Herr L. selbst entscheidet, ob, wann und wie lange er sich in Kontakt bringt. Regelmäßig befragen wir Herrn L. nach seinen Plänen; wir versuchen, ihn dazu zu motivieren, Außenaktivitäten zu unternehmen, wieder Kontakt zu Freunden und Bekannten aufzunehmen, den er völlig vernachlässigt hat. „Dazu habe ich ja kaum Zeit", erwidert er dann oft und entschließt sich dann höchstens einmal, zu telefonieren.

Vor Entlassung des Patienten. Herr L. ist jetzt seit 4 Wochen auf der Station. Neben Wasch- und Expositionstraining beginnt er zaghaft, sich nach außen zu orientieren. In den Gesprächen thematisiert er häufiger den fehlenden Freundeskreis; dieser habe sich mit der Trennung seiner Freundin vor einem halben Jahr „mit verabschiedet". Am wohlsten fühlt er sich auf der Station, wo er versorgt wird und nicht mit sich alleine ist. Die Eltern, zu denen er einen eher lockeren Kontakt pflegt, möchte er nicht in die Therapie miteinbeziehen.

Der Weiterbehandlung in einer dafür vorgesehenen Spezialklinik für Zwangserkrankungen steht Herr L. eher gleichgültig gegenüber; er fragt uns nach unserer Meinung, wann er wohl wieder arbeiten kann. Einen Nachturlaub bricht er ab, berichtet über starke Unruhe zu Hause; mit der Langeweile sei auch der Waschzwang wiedergekommen: „Alleine schaffe ich es eben nicht".

Pflege vor der Entlassung. Bis zur Verlegung soll noch folgendes erreicht werden: Verbesserung der Zwangssymptomatik und der damit zusammenhängenden Angst durch Weiterführung des verhaltenstherapeutischen Programms; weitere Gespräche mit dem Psychologen sollen auf die sich anschließende intensive verhaltenstherapeutische Behandlung vorbereiten.

Wie in der zweiten Phase ermutigen wir Herrn L., neben dem verhaltenstherapeutischen Programm verstärkt Außenaktivitäten zu planen, ohne ihn allerdings zu drängen. In der mit dem Psychologen erstellten Angsthierarchie bestehen neben der Hauptangst (Blumenerde) noch andere Probleme; so hat Herr L. z.B. an wenig vertrauten Orten Probleme mit der Berührung von Geschirr, Wechselgeld usw. – jeweils aus Angst, durch Verschmutzungen andere Leute zu gefährden. Das resultierende Vermeidungsverhalten verstärkt den sozialen Rückzug noch. Das Trainingsprogramm wird nach Zustimmung von Herrn L. also erweitert. Die letzten Tage auf der Station sind weiterhin durch große Schwankungen geprägt; zuweilen arbeitet Herr L. engagiert an seinen Ängsten und Zwängen, hält seinen Umfang des Trainings ein und führt zusätzlich noch Außenaktivitäten durch; an schlechten Tagen wird er häufig zwischendurch im Bad angetroffen, liegt viel im Bett und überhäuft uns mit Fragen, was seine eigene Unsicherheit und Angst zeigt.

Nachdem ein Platz in der Abteilung für Zwangserkrankungen frei geworden ist, wird Herr L. dorthin verlegt.

4.3.4
Differentialdiagnose

Zwänge sind ein bei vielen psychischen Krankheiten gehäuft vorkommendes Phänomen. Bei der **anankastischen Persönlichkeitsstörung** sind sie das zentrale Symptom. Bei depressiven und schizophrenen Störungen können sie als zusätzliches Phänomen, als **Begleitsymptom** auftreten.

4.3.5
Verlauf

Es besteht die Neigung zur Chronifizierung. Eine Abmilderung der Symptomatik ist durch konsequente Verhaltenstherapie dennoch mög-

lich, eine völlige Heilung jedoch eher selten. Im Alter nimmt die
Erlebnisintensität aber meist ab.

4.4
Weitere neurotische Störungen

Von Angst- und Zwangsstörungen werden folgende andere Neuro-
senformen abgegrenzt:

Dissoziative Störungen (Konversionsstörungen, ICD-10: F 44). Bei
den dissoziativen Störungen kann man 2 Hauptsymptomgruppen
unterscheiden:

- Dissoziative Krampfanfälle (ICD-10: F 44.5): Beispielsweise
  kommt es beim „arc de cercle" zu einer überstreckten Haltung,
  bei der das Becken weit hervorgehoben, der Kopf tief in das Kis-
  sen gepreßt ist.
- Ausfälle oder Fehlfunktionen der Motorik (dissoziative Bewe-
  gungsstörungen, ICD-10: F 44.4): Es überwiegen schlaffe Paresen
  der oberen oder unteren Extremitäten, die oft einen eindeutig
  symbolhaften Charakter aufweisen (z. B. Lähmung beider Beine,
  wenn unmittelbar ein Gerichtstermin mit einer wichtigen Entscheidung ansteht).
- Ausfälle oder Fehlfunktionen des Sensoriums (dissoziative Sensi-
  bilitäts- und Empfindungsstörungen, ICD-10: F 44.6): Bei dieser
  Unterform kommt es zu Störungen auf einem Sinnesgebiet, meist
  in Form einer psychogenen Blindheit oder psychogenen Taubheit.
  Die Ätiologie wird unter psychodynamischen Gesichtspunkten
  meist mittels eines nicht geklärten ödipalen Konflikts erklärt, d. h.
  daß die Geschlechtsrollenfindung in der Auseinandersetzung mit
  dem Vater als Mann und der Mutter als Frau gestört worden ist.
  Bei einer entsprechenden Auslösesituation im späteren Leben
  (z. B. Partnerschaftskonflikt) kann es dann zu einer der angeführten Störungen kommen. Bei Konversionsneurosen überwiegt das
  weibliche Geschlecht.

Somatoforme Störungen (ICD-10: F 45): Bei diesem Störungsbild stehen meist multiple körperliche Symptome ohne oder ohne ausrei-

chende organische Ursache im Vordergrund. Entweder empfindet der Patient Schmerzen (anhaltende somatoforme Schmerzstörung, ICD-10: F 45.4), spürt Organsymptome, die auf eine Krankheit hindeuten (Somatisierungsstörung, ICD-10: F 45.0), oder er glaubt, unheilbar erkrankt zu sein (hypochondrische Störung, ICD-10: F 45.2).

4.5
Persönlichkeitsstörungen (ICD-10: F 60)

Diese Diagnosegruppe ist nicht unumstritten, wurde sie früher ja auch mit Begriffen wie „Psychopathie" oder „abnorme Persönlichkeit" belegt. Persönlichkeitsstörungen sind ständig bestehende emotionale oder Verhaltensauffälligkeiten, die den Betreffenden oder die Gesellschaft erheblich beeinträchtigen; sie bestehen schon seit Kindheit und Jugend. In der Psychoanalyse bezeichnet man diese Störungen auch als **Charakterneurosen**. Eine klare Auslösesituation wie bei den Neurosen ist nicht eruierbar. Daraus geht hervor, daß sich die Behandlung meist recht schwierig gestaltet. Folgende Persönlichkeitsstörungen werden heute unterschieden:

- Paranoide Persönlichkeitsstörung (ICD-10: F 60.0)
- Schizoide Persönlichkeitsstörung (ICD-10: F 60.1)
- Dissoziale Persönlichkeitsstörung (ICD-10: F 60.2)
- Emotional instabile Persönlichkeitsstörung (ICD-10: F 60.3)
- Histrionische Persönlichkeitsstörung (ICD-10: F 60.4)
- Anankastische (zwanghafte) Persönlichkeitsstörung (ICD-10: F 60.5)
- Ängstliche (vermeidende) Persönlichkeitsstörung (ICD-10: F 60.6)
- Abhängige Persönlichkeitsstörung (ICD-10: F 60.7)

Man geht mittlerweile davon aus, daß bei einigen Patienten mit Persönlichkeitsstörungen auch Hirnschädigungen zu finden sind. Diese (durchaus geringfügigen) Schädigungen können z.B. über eine Störung der Impulskontrolle zu sprunghaftem und distanzlosem Verhalten führen, wodurch es zu Konflikten mit der Umwelt kommt, die wiederum nicht ausreichend bewältigt werden können. Über einen solchen „Teufelskreis" könnte es sodann zu einer **abnormen Persönlichkeitsentwicklung** kommen (s. auch unter 6.9).

Emotional instabile Persönlichkeitsstörungen: Bei den emotional instabilen Persönlichkeitsstörungen wird als besonderer Typ der Borderlinetyp (ICD-10: F 60.31) genannt. Da Borderlinestörungen relativ häufig diagnostiziert werden, sollen die wichtigsten Merkmale dieser Erkrankung im folgenden kurz genannt werden: Das sog. **Borderlinesyndrom** wurde erstmals in der amerikanischen Psychotherapie beschrieben; der Name ist darauf zurückzuführen, daß hier eine Zwischenform zwischen einer ausgeprägten neurotischen Störung und einer schizophrenen Psychose bezeichnet werden sollte. Die Symptomatik ist vielgestaltig, aber wie bei allen neurotischen Störungen oft kombiniert mit anderen Symptomen und deutlich ausgeprägt; meist ist ein starker Angstimpuls mitbeteiligt. Störungen im sexuellen Bereich sind die Regel. Psychosenah können diese Störungen deshalb werden, weil Derealisations- und Depersonalisationsphänomene (s. auch Kap. 1) häufig sind. Zugrunde liegen ausgeprägt Ich-schwache Persönlichkeiten mit nur unvollständig arbeitenden Abwehrmechanismen, die einander widersprechende Impulse gewissermaßen nur nacheinander durchleben und nicht in ein Ganzes integrieren können (Phänomen der Spaltung). Die Behandlung ist schwierig und langwierig. Übergänge zu Schizophrenien kommen vor.

Differentialdiagnose. Abgesehen von den Neurosen ist insbesondere bei solchen Persönlichkeitsveränderungen, die in der zweiten Lebenshälfte auffällig werden, an (hirnorganisch ausgelöste) sog. **organische Wesensveränderungen** zu denken. Diese sind meist durch zerebrale Durchblutungsstörungen bedingt, können aber manchmal auch (einziges!) Symptom eines Hirntumors (z. B. eines Meningeoms) sein, in diesem Fall muß operativ vorgegangen werden (s. unter 3.3.1).

4.6
Häufigkeit psychogener Störungen (Epidemiologie)

In einer Felduntersuchung an der 25- bis 45jährigen Bevölkerung Mannheims, einer mittleren süddeutschen Großstadt, wurden folgende Häufigkeitsquoten erlebnisreaktiver Störungen ermittelt:

- 80 – 95 % der Erwachsenen erleben im Laufe ihres Lebens irgendwelche psychiatrischen Symptome.
- Während eines bestimmten Untersuchungszeitraums zeigten 50 % der Bevölkerung deutliche psychogene Symptome, d. h. sie könnten in der ärztlichen Sprechstunde unschwer eine psychiatrische Diagnose erhalten.
- Die Hälfte davon, also 25 % der Erwachsenen mittleren Alters, sind als schwer beeinträchtigt einzustufen; 12,5 % benötigen fachpsychotherapeutische ambulante Therapie; 4 % müßten stationär psychiatrisch oder psychosomatisch behandelt werden, und 8 % können psychotherapeutisch nicht mehr effektiv erreicht werden und allenfalls noch medikamentös eine leichte Besserung ihrer zumeist chronifizierten Störungen erleben. Daraus dürfte zu erkennen sein, daß es sich bei neurotischen Störungen um z. T. sehr schwere Krankheitsbilder handelt.
- Hinsichtlich der Geschlechtsverteilung läßt sich folgendes feststellen: Frauen erkranken insgesamt wesentlich häufiger an neurotischen Störungen als Männer. Männer sind dagegen bei Persönlichkeitsstörungen, Alkoholismus, Suiziden und Delinquenz überrepräsentiert.

Sucht

Fallbeispiel I: Alkoholabhängigkeit (ICD-10: F 10. 2)

Anamnese. In Begleitung eines Sozialarbeiters des sozialpsychiatrischen Dienstes und zweier Krankenpfleger der Feuerwehr kommt Herr A. auf unsere Station. Er wirkt stark verwahrlost und alkoholisiert („Fahne"); auch hat er eingenäßt. Die Pfleger müssen ihn fast tragen und ihn mit Unterstützung unserer Mitarbeiter zu seinem Bett bringen, da er sich kaum auf den Beinen halten kann. Herr A. läßt lautstarke, verwaschene Schimpfworte von sich – keiner bleibt verschont. Die Hilfestellungen wehrt er z. T. aggressiv ab. Er fuchtelt wild mit den Armen, wobei seine Bewegungen unkoordiniert sind. Mit ein wenig kumpelhaftem Verhalten und nicht zu strenger Reglementierung bekommen wir die Lage in den Griff. Während sich eine Schwester und ein Pfleger der Station bemühen, ihn von seinen völlig verschmutzten Sachen zu befreien, berichtet uns der Sozialarbeiter folgendes: Herr A. sei schon seit einigen Jahren dem Bezirk und dem sozialpsychiatrischen Dienst bekannt. Er

wohnt z. Z. alleine in einer heruntergekommenen Einzimmer-
wohnung. Vor einigen Jahren sei der sozialpsychiatrische
Dienst auf ihn aufmerksam geworden, da es mehrere
Beschwerden der Mitbewohner des Hauses gegeben habe. Mit
„Kumpels" habe er dort lautstarke Trinkgelage gefeiert, und
dabei sei es dann und wann auch zu aggressiven Ausbrüchen
gekommen. Da Herr A. seit mehreren Jahren trinke, habe man
ihm auch schon eine Entziehungskur empfohlen. Seit einer
Woche nun habe man einen Hausbesuch machen wollen,
jedoch habe Herr A. nie aufgemacht, obwohl er in der Wohnung gewesen sei. Auf erneuten Anruf einer Nachbarin, die
üble Gerüche vor seiner Tür wahrgenommen habe und auch
Herrn A. in den letzten Tagen nicht mehr gesehen hatte,
machte man sich vermehrt Sorgen. Da auf Klingeln abermals
niemand öffnete und ein evtl. lebensbedrohlicher Zustand zu
erwarten war, wurde die unverschlossene Tür geöffnet. Hier
fand man Herrn A. in seinem eigenen Urin und Kot liegend
inmitten von Bergen leerer Flaschen, meist Korn oder Wodka.
Herr A. sei dann unter Protest in die Klinik mitgekommen.

In Fallbeispiel I können die charakteristischen psychischen und neurologischen Störungen bei einem schweren alkoholischen Rauschzu-
stand (ICD-10: akute Intoxikation durch Alkohol, F 10.0) beobachtet
werden. In erster Linie liegen dabei bei einem Blutalkoholspiegel
über 2,5 Promille Bewußtseinsstörungen mit Verlust des Situations-
bezuges vor; auch zur Störung der Orientierung kann es kommen;
motivlose Angst und stark erregte Phasen mit aggressiven Durchbrüchen sind nicht selten.

Die neurologischen Symptome beziehen sich in erster Linie auf die
Wirkungen des Alkohols auf das zerebellovestibuläre System: Gleich-
gewichtsstörungen bis hin zur Ataxie sind häufig, Dysarthrie
(Sprechstörungen) und Schwindel die Regel. Neben diesen sog.
schweren werden auch *mittelgradige Rauschzustände* (Blutalkoholspiegel 1,5 – 2,5 Promille) beschrieben, die durch euphorische Stimmung oder aggressive Gereiztheit gekennzeichnet sind. Die Orientierung ist dabei noch ungestört, und die soziale Umwelt wird durchaus
noch richtig erkannt, wobei es jedoch zur Verminderung der Selbst-

kritik, zur Enthemmung, Benommenheit und zu psychomotorischer Unsicherheit kommen kann. *Leichte Räusche* (Blutalkoholspiegel 0,5–1,5 Promille) sind durch Herabsetzung der psychomotorischen Leistungsfähigkeit, allgemeine Enthemmung, Stimulation, vermehrten Rede- und Tätigkeitsdrang sowie die Beeinträchtigung der Fähigkeit kritischer Selbstkontrolle bei subjektivem Gefühl erhöhter Leistungsfähigkeit gekennzeichnet.

Fallbeispiel I (Fortsetzung): Alkoholabhängigkeit

Die ersten Tage auf der Station. Herr A. ist inzwischen etwas ruhiger geworden und liegt im Bett. Um größere Aufregung zu vermeiden, wird auf eine gründliche Reinigungszeremonie zunächst verzichtet, auch die Aufnahmeformalitäten werden aufgrund seines Zustandes wohl warten müssen. Herr A. schläft seinen Rausch aus.

7.00 Uhr morgens. Herr A. wacht stark verkatert auf, nachdem er einen recht unruhigen Schlaf hatte. Der dickliche, etwas aufgeschwemmt wirkende Patient ist unruhig und zittert an den Händen. Er sieht krank aus. Trotz seiner Unruhe wirkt er fast benommen. Wir sehen wäßrige Augen mit geröteten Skleren, eine talgig fettige Haut mit einigen Gefäßerweiterungen. Der Blutdruck beträgt 160/110 mmHg mit einem Puls bei 120/min. Herr A. äußert, als erstes eine Zigarette rauchen zu wollen und auf die Toilette zu müssen. Beim Gang dorthin fällt uns seine Unsicherheit in den Bewegungen auf. Er äußert starken Kopfschmerz. Frühstück nimmt er nur in Form eines Kaffees zu sich.

Beim dringend erforderlichen Reinigungsbad ist aus Sicherheitsgründen ständig ein Pfleger anwesend. Nochmals fällt das aufgeschwemmte Äußere des Patienten auf. Nachdem sich der Patient erholt hat, sein Schrankanspruch geklärt ist und er über den Stationsablauf grob unterrichtet ist, findet das Aufnahmegespräch statt.

Wir erfahren, daß der 41jährige Patient seit Jahren trinkt, meist „Schnaps" und Bier; aber das letztere sei ja kein richtiger

Alkohol. Noch vor 5 Jahren leitete er seine eigene Heizungsreparaturfirma mit 2 Angestellten; die Buchhaltung erledigte seine damalige Ehefrau. Er habe immer viel gearbeitet; sonst wäre er nicht so weit gekommen. Als er dann merkte, daß alles etwas zuviel wurde, habe er sich überfordert gefühlt; seine Frau habe ihn jedoch nicht verstanden, und es habe vermehrt Streit gegeben. Das habe ihm gezeigt, daß seine Frau nur einen leistungsfähigen, erfolgreichen Mann gewollt habe. Dies habe ihn alles sehr verunsichert. Nun habe er seinen Kummer ertränkt, sei viel „auf Achse" gewesen. Darunter habe das Geschäft natürlich gelitten; dies sei ihm jedoch mehr und mehr egal gewesen. Seine Frau sei ihm dann auf die Schliche gekommen und habe die Flaschen gefunden, die er überall versteckt habe. Auf seine Probleme von ihr angesprochen, habe er abgewiegelt. Das provozierte die nächste Krise, seine Frau habe sich von ihm getrennt. Von diesem Zeitpunkt an habe er eigentlich nur noch getrunken; die Firma leite jetzt seine Frau.

Zur letzten Trinkmenge gibt er ca. 2 Flaschen Korn pro Tag an z. T. mit Wasser verdünnt. Er brauche auch so viel, da er sonst das Zittern nicht loswerde. Schon einmal habe er es geschafft, vom Alkohol loszukommen; doch durch Freunde und Bekannte sei er wieder rückfällig geworden – die tränken alle.

5.1
Diagnose

Aus Fallbeispiel I ist erkennbar, daß in bestimmten Phasen der Alkoholkrankheit die Abhängigkeit schwer erkennbar ist, da häufig eine Tendenz zu **Verleugnung** und **Bagatellisierung** besteht. Die Patienten sind oft **stimmungslabil, reizbar**, zeigen evtl. **Verwahrlosungstendenzen**. Bei dem Gespräch zeigen sich auch andeutungsweise charakteristische Züge süchtigen Fehlverhaltens überhaupt: **unwiderstehliches Verlangen** nach Einnahme des Alkohols oder der betreffenden Droge überhaupt (psychische Abhängigkeit), **Toleranzentwicklung**, d. h. es muß immer mehr getrunken werden, um die erhoffte psychische Wirkung zu erreichen, und **Abstinenzerscheinungen** bei Absetzen; darunter sind körperliche und psychische Beeinträchtigungen bei Absetzen des Alkohols zu verstehen – wie erhöhte Reizbarkeit, depressive Stimmungslage, Zittern, Erbrechen, Tachykardie, nicht selten tritt sogar ein vollständig ausgeprägtes **Alkoholentzugsdelir** (s. unter 3.2) auf. Die Weltgesundheitsorganisation (World Health Organization, WHO) definiert die Alkoholabhängigkeit (Alkoholismus) als Grundverhaltensstörung, die durch exzessives Trinken von Alkohol über das sozial übliche Maß hinaus bestimmt wird, u. a. mit der Folge körperlicher und psychischer Abhängigkeit.

Das heißt, Abhängigkeit kann nur an den Folgen, die bei Absetzen der betreffenden Substanz auftreten, sicher diagnostiziert werden. Die anderen Auffälligkeiten bei Abhängigen sind eher sekundärer Natur, sie können zwar für die Diagnose wertvoll sein, sind jedoch nicht typisch für die zugrundeliegende Fehlhaltung.

5.2
Stoffgruppen

Insgesamt weisen 7 Stoffgruppen ein hohes Abhängigkeitspotential auf:

- Opioide (z. B. Heroin, Morphium, Opium);
- Sedativa und Hypnotika, z. B. Barbiturate (z. B. enthalten in bestimmten Antiepileptika wie Luminal, Maliasin und in Narkotika), Benzodiazepine (z. B. Valium, Rohypnol, Adumbran);
- Kokain (u. a. „Crack");
- Kannabis (Haschisch, „Shit");
- sonstige Stimulantien (Amphetamin, Ritalin, Captagon, „Speed");
- Halluzinogene (z. B. LSD, Meskalin, Extasy);
- Tabak;
- flüchtige Lösungsmittel („Schnüffeln").

Diese verschiedenen Stoffklassen haben zwar spezifische Eigenschaften, was z. B. die Geschwindigkeit der Abhängigkeitsauslösung und die unterschiedliche Akutwirkung der Substanzen betrifft, hinsichtlich der zugrundeliegenden süchtigen Fehlhaltung, die zum Konsum führt, sind sie jedoch prinzipiell als gleichartig zu verstehen. Neben diesen Stoffgruppen weisen auch etliche andere Medikamente ein gewisses Suchtpotential auf, so z. B. Schmerzmittel (wie Phenacetin), die bei Absetzen eine heftige Kopfschmerzverstärkung hervorrufen.

5.3
Therapie

Wichtig für den Erfolg therapeutischer Maßnahmen ist die Motivation des Patienten, vom Alkohol loszukommen. Dies setzt zunächst einmal voraus, daß er überhaupt einsieht, daß er abhängig ist, daß Alkohol (oder eine der anderen Substanzen mit Abhängigkeitspotential) die Gefahr in sich trägt, ohne ihn nicht mehr leben zu können. Hat der Patient dies erkannt und erscheint er ausreichend motiviert, sollte zunächst eine **stationäre Entgiftung** bzw. **Entzugsbehandlung** in die Wege geleitet werden. Diese erfolgt in der Regel auf einer geschlossenen Station. Ziel ist es, daß der Patient ohne die betreffende Substanz lebenstüchtig wird. Dabei treten meistens Entzugserscheinungen, am schlimmsten bei Alkohol und Morphinen, auf: Erregtheit, Angst, Schlafstörungen, Durchfall, Delir, epileptische Anfälle (*Entzugskrämpfe*). Alkohol, Stimulantien und Morphine sollten sofort abgesetzt werden; bei Barbituraten und Benzodiazepinen hat sich ein langsames Absetzen bewährt. Zur Behandlung starker Unruhezustände oder eines Delirs bei Alkoholikern können Clomethiazol (Distraneurin) oder Neuroleptika evtl. kombiniert mit Benzodiazepinen, gegeben werden.

Bei Clomethiazol ist insbesondere bei i.v.-Applikation die Gefahr einer Atemdepression zu beachten. Generell müssen bei Entzügen Vitalfunktionen intensiv überwacht werden. Schon hier sollte eine psychotherapeutische, begleitende Behandlung einsetzen. Der weitere Plan (längerfristige Entwöhnungsbehandlung, Nachsorge) sollte schon vorher mit dem Patienten festgelegt worden sein.

Im Anschluß an diese Akutmaßnahmen (Dauer: wenige Tage bis Wochen) sollte eine **längerfristige Entwöhnungsbehandlung** in die Wege geleitet werden. Dabei spielt die intensive psycho- und soziotherapeutische Behandlung die wesentliche Rolle, bei der Gründe für die süchtige Fehlhaltung individuell herausgearbeitet werden und Möglichkeiten zum besseren Umgehen erlernt werden sollten. Hauptschwerpunkt: Alkoholiker ist man ein Leben lang, man muß Alkohol vollständig meiden. In Deutschland wird diese Entwöhnungsbehandlung meist im stationären Rahmen vollzogen, in anderen Ländern (z. B. Nordamerika) wird auch die Ansicht vertreten, daß dies ambulant mit engmaschigen Kontrollen möglich ist. In dieser Phase sollten Kontakte zu Selbsthilfegruppen (Anonyme Alkoholiker, Kreuzbund, Blaukreuz, Guttempler) angebahnt werden. Diese Selbsthilfegruppen spielen dann in der rehabilitativen Phase eine tragende Rolle, insbesondere als Prophylaxe gegen erneutes Trinken.

In Deutschland ist derzeit ein Medikament zur Rückfallprophylaxe bei Alkoholkranken zugelassen: Acamprosate (Campral). Im Rahmen zusätzlicher psychotherapeutischer Maßnahmen verringert dieses Medikament die Rückfallhäufigkeit.

Fallbeispiel I (Fortsetzung): Alkoholabhängigkeit

Pflege während der ersten Tage auf Station. Für die Pflege und Behandlung in den ersten Tagen nach Aufnahme steht eindeutig die Vermeidung eines Entzugsdelirs und die Linderung der Entzugserscheinungen im Vordergrund. Herr A. sollte jedoch die Entzugssymptome möglichst bewußt erleben, als Folge des Alkoholkonsums sehen und nicht – wie oft – als eigenständige Krankheit, wegen der er bei uns liegt. Genaue Dokumentation und Übergabe der Beobachtungen und pflegerischen Maßnahmen sind gerade in dieser Phase sehr wichtig, um ein sich anbahnendes lebensbedrohliches Delir ggf. rechtzeitig abwenden zu können. Da Herr A. bereits am ersten Morgen einige Entzugssymptome aufweist, werden wir bei ihm zunächst stündlich Puls und Blutdruck kontrollieren. Bei Toilettengängen werden wir ihn z. T. begleiten, da er sehr unsicher auf den Beinen ist; ansonsten soll er sich überwiegend in dieser Phase im Bett aufhalten. Die Mahlzeiten soll er jedoch im Speiseraum zu sich nehmen. Da Herr A. ohnehin starken Durst äußert und viel Flüssigkeit zu sich nimmt, müssen wir nur die ausreichende Trinkmenge im Auge behalten. Herr A. erhält die verordneten Medikamente von uns; er hat auch eine sog. Bedarfsmedikation bei rascher Verschlimmerung der Symptome. Da Herr A. in diesem Falle das Medikament Distraneurin erhält, ergibt sich eine zusätzliche Beobachtung der Atmung. Da

Herr A. stark schwitzt, reichen wir ihm oft eine Waschschüssel, um sich reinigen und erfrischen zu können. Herr A. reagiert zeitweise gereizt; daher ist eine entsprechende Ruhe bei den Verrichtungen angebracht. Immer wieder sollte erklärt werden, warum dies gerade getan wird.

Bereits in dieser Phase legen wir mit Herrn A. den weiteren Verlauf der Behandlung fest und erarbeiten mit ihm einen Plan. Nachdem sich die starken Entzugserscheinungen etwas gelegt haben, soll sich Herr A. einen Aufgabenbereich auf der Station suchen, für den er dann auch verantwortlich ist (z. B. Hilfe in der Stationsküche und leichte Reinigungstätigkeiten etc.). Bereits jetzt motivieren wir ihn auch schon, an einer Langzeittherapie teilzunehmen. An den Stationsgruppen nimmt Herr A. – zunächst wie er kann – teil.

Die nächsten Wochen. Herr A., der jetzt den 5. Tag bei uns ist, äußert immer noch die gleichen Symptome wie zu Anfang. In der vorhergehenden Nacht – wie wir vom Nachtdienst erfuhren – zeigte Herr A. delirante Symptome. Gegen 23.00 Uhr nestelte er zunehmend an seiner Bettdecke und wurde sichtlich unruhiger. Er wollte mehrmals aufstehen, schreckte jedoch immer wieder zurück. Zunehmend geriet Herr A. in Panik. Er äußerte, um sein Bett eine graue gallertartige Masse zu sehen, in der er langsam versinken würde. Herr A. erhielt daraufhin vom alarmierten Arzt vom Dienst mehrmals eine zusätzliche Distraneurinmedikation. Hierunter verminderten sich die Symptome innerhalb von einigen Stunden nach und nach. Gegen Morgen schlief Herr A. dann erschöpft ein.

Diese deliranten Symptome bei Herrn A. bedürfen besonderer Beachtung und Pflege. Da der Patient in solch einem Zustand in seinem Handeln unberechenbar ist und sowohl aufspringen und umherlaufen als auch aggressiv werden kann, muß sofortiges Eingreifen gewährleistet sein. Für Herrn A. war dieser Zustand somatisch und auch psychisch sehr belastend; einhergehend mit den sichtbaren Zeichen, hatte er einen rasenden Puls und einen sehr hohen Blutdruck. Unter der zusätzlichen Medikamentengabe wurden alle Vitalfunktionen genau überwacht und dokumentiert.

Die letzten Tage auf der Station. Herr A. ist nun seit einigen Wochen bei uns. Weitere delirante Symptome zeigte Herr A. nicht mehr und die akuten Entzugserscheinungen gingen nach und nach zurück. Herr A. hat die Aufgabe übernommen, in der Stationsküche mitzuhelfen. In der Folgezeit übernimmt er in diesem Bereich mehr verantwortliche Aufgaben unter Begleitung der im Team integrierten Stationshilfen und eines Pflegers. An den Stationsgruppen nimmt er regelmäßig teil. Einmal die Woche besucht er zusammen mit 4 anderen Patienten unserer Station eine Gruppe der Anonymen Alkoholiker (AA). Die Motivation dazu kam von der Mitpatientenseite. Äußerungen wie „alles Quatsch, diese Gruppen; ich kann mir auch selbst helfen" und „das Zittern ist doch weg, also bin ich doch gesund" hörten wir vor dem ersten Besuch in dieser Gruppe. Mit dem Sozialdienst unseres Hauses konnte Herr A., der Sozialhilfeempfänger ist, erreichen, daß seine Wohnung renoviert wurde. Eine Langzeittherapie wurde ihm konkret vorgeschlagen.

Pflege in dieser Phase. In dieser Zeit tritt die somatische Pflege bei Herrn A. in den Hintergrund, und die Motivation zur Weiterbehandlung sowie das Aufzeigen der Therapiemöglichkeiten bilden den Schwerpunkt der Behandlung. Wir konfrontieren den Patienten mit seinen Äußerungen, hinterfragen sie und lassen sie realistisch einschätzen. Wir muten dem Patienten zunehmend mehr Verantwortung zu und lassen ihn sich selbst einschätzen, besprechen mit ihm die Schwierigkeiten mit der (Eigen-) Verantwortung. In den Stationsgruppen wird ebenfalls darüber gesprochen. So wird Herr A. mit seinen Äußerungen und seinem Verhalten auch seitens der Mitpatienten konfrontiert und zum Nachdenken angeregt. Da Herr A. sich zur Teilnahme an einer Gruppe der Anonymen Alkoholiker (AA) motivieren ließ, sind erste Schritte schon gemacht. Der Sozialdienst im Hause, der Herrn A. den konkreten Vorschlag einer Langzeiteinrichtung machte, überläßt Herrn A. die Entscheidung. Da dazu ein vollständiges Akzeptieren und eine recht große, von Herrn A. ausgehende Initiative vorhanden sein muß, geben wir ihm eine Woche Bedenkzeit. Das Entlassungs-datum wird auf die übernächste Woche festgelegt.

Da Herr A. in dieser Phase seines Aufenthaltes auch ver-mehrt außerhalb der Station ist und die Versuchung, Alkohol zu trinken, überall lauert, lassen wir ihn nach längeren Aus-gangszeiten in ein Alkoholteströhrchen blasen.

Herr A. entschließt sich zu einer Langzeitentwöhnungskur in einer Spezialeinrichtung. Da hier oft lange Wartezeiten bestehen, hat er Glück, sofort im Anschluß an die Behandlung bei uns dort einen Platz zu finden.

5.4
Ätiologie

Die Ätiologie ist ungeklärt. Es wird ein Zusammenspiel bestimmter Persönlichkeitsvariablen, spezifischer Faktoren der Suchtsubstanz und sozialer Faktoren angenommen. So sind Alkoholkranke durch verminderte Frustrationstoleranz, Selbstunsicherheit und erhöhte Empfindsamkeit gekennzeichnet. Trinken wirkt spannungssenkend und erleichtert die soziale Kontaktaufnahme. Auslösend sind oft äußere Belastungen, die Erfahrung der Entschärfung äußerer Kon-flikte wirkt dann verstärkend auf die Fehlhaltung.

Eine genetische Komponente konnte in Zwillingsuntersuchungen wahrscheinlich gemacht werden.

Auch das soziale Umfeld hat Einfluß. So sind Kinder, die in Alko-holikerfamilien aufwachsen, später stärker suchtgefährdet.

5.5
Verlauf und Prognose

Eine Spontanheilung ist selten (höchstens 10 % der Fälle). Normaler-weise wird eine typische „Alkoholikerkarriere" durchlaufen: Gele-genheits- und Erleichterungstrinker (Alpha- und Betatyp), dann Trinken mit Kontrollverlust (Gammatyp), schließlich gewohnheits-mäßiges Trinken (Deltatyp). Exzessives, periodisches Trinken in

Intervallen wird als Epsilontyp bezeichnet. Bald sind auch die **sozialen Folgen** des Trinkens offensichtlich: Nachlassende Leistungsfähigkeit, Unzuverlässigkeit, familiäre Probleme, Straffälligkeit (alkoholisiertes Fahren, bei harten Drogen Beschaffungskriminalität). Auch die **körperlichen Folgen** erhöhten Alkoholkonsums sind gravierend: Fettleber, Leberzirrhose (kann durch Ammoniakerhöhung auch zu akut organischen Psychosen führen), Pankreatitis, Gastritis, Ösophagusvarizen (bei Ruptur schwallartiges Bluterbrechen), subdurales Hämatom (kann zunehmende Kopfschmerzen verursachen), Ernährungsstörungen. Weitere häufige Wirkungen sind **neurologische Störungen** im Sinne sensomotorischer Polyneuropathie oder zerebellärer Störungen mit Ataxie. Auch ein sog. Korsakow-Syndrom (s. Kap. 3) und/oder eine alkoholische Halluzinose (s. ebenfalls Kap. 3) können sich entwickeln (s. unter 3.3.6).

Bei adäquater Behandlung liegt die Heilungsquote bei 30–50 %. Alkoholkranke – wie Patienten mit Suchtproblemen und sozialen Verwahrlosungstendenzen überhaupt – haben ein deutlich erhöhtes **Suizidrisiko.**

5.6
Differentialdiagnose

Hier ergeben sich meist keine größeren Schwierigkeiten, was die süchtige Fehlhaltung im engeren Sinne betrifft. Bei akuten alkoholinduzierten Wirkungen wie Rauschzuständen muß differentialdiagnostisch immer ein gleichzeitiges Schädel-Hirn-Trauma, evtl. mit komplizierender intrakranieller Blutung, ausgeschlossen werden. Auch eine Vergiftung mit Schlafmitteln oder Psychopharmaka sowie Hypo- oder Hyperglykämie müssen ausgeschlossen werden. Bei chronischen Komplikationen des Alkoholmißbrauchs (wie Korsakow-Syndrom und Alkoholhalluzinose) müssen andere schwerwiegende hirnorganische Veränderungen (mittels kranialem Computertomogramm und/oder Magnetresonanztomographie) oder wiederum Intoxikationen ausgeschlossen werden.

Alkoholhalluzinose. Dabei handelt es sich um eine symptomatische Psychose, die nach chronischem Alkoholgenuß auftritt und eine wichtige Differentialdiagnose zur Schizophrenie darstellt. Dabei kann es zu Verfolgungswahn mit Ängstlichkeit kommen, v. a. aber liegen lebhafte akustische Halluzinationen vor; der Patient berichtet dann beispielsweise von 20 oder 30 Stimmen, die sich mit ihm oder über ihn unterhalten; die wahnhaften Denkinhalte sind nicht selten durch Größenideen gekennzeichnet (der Patient meint, ein illegitimes und verschwiegenes Kind der englischen Königsfamilie zu sein).

Intelligenzminderung (Oligophrenie) 6

Mit Intelligenzminderung (ICD-10: F 7), Oligophrenie oder geistiger Behinderung bezeichnet man eine sehr früh eingetretene Beeinträchtigung des Intelligenzniveaus. Früher hat man dies auch als Schwachsinn bezeichnet.

Begriffe wie „Debilität", „Idiotie", „Schwachsinn" – die von manchen noch zur Beschreibung geistiger Behinderung benutzt werden – sind diskriminierend und sollten nicht mehr verwendet werden.

Fallbeispiel K: Intelligenzminderung (Oligophrenie) (ICD-10: F 70)

Anamnese. Frau B. kommt in Begleitung ihrer Mutter und eines Betreuers der Tagesstätte, die sie besucht, zu uns. Frau B. fällt uns sofort durch ihr Äußeres auf: Gedrungen wirkender Körper, kleiner runder Kopf, kurzer Hals, struppig wirkende Haare und eine besonders auffällige Oberlidfalte an den relativ

weit auseinanderstehenden Augen. Insgesamt wirkt sie sehr
verängstigt und zeigt ein kindliches Verhalten – sie hält die
Mutter fest an der Hand. Frau B. ist recht unruhig. Trotzdem
kann ihr die Mutter in unserem Beisein ihr Zimmer zeigen.

Aufnahmegespräch. Es nehmen die Patientin, ihre Mutter, der
Betreuer sowie der Stationsarzt und eine Schwester teil. Als wir
die Patientin vorsichtig befragen, wirkt sie zunehmend hilflo-
ser und ängstlicher, gibt keinerlei Antwort und klammert sich
mehr und mehr an die Mutter. Sie versucht, die Mutter an der
Hand aus dem Raum zu ziehen. Dann wieder läuft sie im Raum
umher und begutachtet neugierig einige umherliegende
Gegenstände.

Von Mutter und Tagesstättenbetreuer erfahren wir, daß Frau
B. 22 Jahre alt ist und an Trisomie 21 leidet. Sie wohnt bei ihren
Eltern und besucht tagsüber seit 6 Jahren eine Tagesstätte für
Behinderte. Laut der Mutter habe es außer den mit der Behinderung verbundenen Problemen und einem besonders labilen
Kreislauf sowie sehr spröder, extrem trockener Haut nie Außer-
gewöhnliches gegeben, bis sie vor 3 Jahren in die Klinik kam.
Unruhe und Aggressivität seien damals schon einmal der Aufnahmegrund gewesen. Damals war sie 14 Tage dort. Auch jetzt
sei es wieder so; deshalb habe man sich gleich an die Klinik
gewandt.

Frau B. – sonst eher ruhig und gutmütig – sei seit ca. 10
Tagen stark verändert: Sehr unruhig, aggressiv mit starken
Stimmungsschwankungen; in der Tagesstätte bewirft sie z. T.
Mitarbeiter mit Gegenständen oder ähnlichem. Dort lief sie
auch mehrmals fort und mußte dann wieder zurückgebracht
werden. Besonders zu Hause sei es dann zu Problemen gekommen. Sie brülle laut und schreie, habe auch schon den Vater
angegriffen und sei einfach nicht mehr zu beruhigen. In die
Tagesstätte könne sie in diesem Zustand auch nicht mehr. Die
Mutter, die insgesamt sehr mitgenommen wirkt, weiß sich
diese Veränderung nicht zu erklären. Wir schlagen vor, regelmäßig mit Betreuer und Eltern Gespräche zu führen, solange
der Aufenthalt der Tochter bei uns dauert.

6.1
Diagnose

Fallbeispiel K schildert eine Patientin, bei der eine Trisomie 21 vorliegt, eine häufige Ursache von Minderbegabung oder Intelligenzminderung. Unter dem Begriff der Intelligenzminderung faßt man alle
geistigen Behinderungen – ungeachtet ihrer Ursache – zusammen, die
bereits den Erwerb (und nicht erst den Verlust!) geistiger oder sozialer Fähigkeiten beeinträchtigen oder verhindern. Sichtbar wird diese
Behinderung meistens dann, wenn sich die geistige Entwicklung deutlicher abzuzeichnen beginnt, also zwischen dem 1. und 3. Lebensjahr,
wenn sich Mängel im Spracherwerb oder in der Ausbildung psychomotorischer Fertigkeiten zu zeigen beginnen. Bei diesem Krankheitsbild liegt also nicht nur eine reine Beeinträchtigung der Intelligenz
vor, sondern es sind auch die sozialen Fähigkeiten, nämlich die Möglichkeiten der Kommunikation mit anderen, beeinträchtigt.

Gestört ist in erster Linie das **Denken:** Das Abstraktionsvermögen
ist gering, Sinnzusammenhänge werden nur schwer oder überhaupt
nicht erfaßt, Schlußfolgerungen können nicht gezogen und Urteile
nicht gebildet werden. Dies alles führt zu einer deutlichen Erschwer-
nis der Lebensgestaltung; sinnvolles und zweckgerichtetes Handeln,
gerade auch über längere Zeiträume, ist nicht möglich. Aber nicht
nur Intelligenz und Kommunikationsfähigkeit sind beeinträchtigt:
Die Entwicklung insgesamt ist verzögert; so kann z.B. eine 22jährige
junge Frau das geistige und seelische Niveau eines 10jährigen Mäd-
chens haben.

Die **Psychomotorik** zeichnet sich   1 Ungeschicklichkeit aus, ist
plump und disharmonisch. Die Mimik kann ausdrucksarm sein, der
Antrieb wechselweise – wie in Fallbeispiel K – manchmal träge und
verarmt, oft aber auch überschießend, ungerichtet und unkontrol-
liert, nicht selten unberechenbar und aggressiv.

Der **Affekt** kann ebenso wechselvoll sein, heiter, aber auch tief-
traurig und kaum einem Trost zugänglich, begleitet von plötzlich
ausbrechendem, heftigem Weinen. Generell läßt sich sagen, daß die
Impulskontrolle – also das Umgehenkönnen mit eigenen Trieben und
Empfindungen – meist ausgeprägt gestört ist.

Nicht selten sind **somatische Komplikationen:** Dann liegt eine
Mehrfachbehinderung vor. Diese Störungen können jedes Organsy-

stem betreffen, häufig sind Mißbildungen von Herz und Nieren, Epilepsien, Erkrankungen des Muskelsystems oder der Haut. Zerebrale Lähmungen als Zeichen einer Schädigung des ZNS sind häufig, wobei das Ausmaß der Lähmungen mit dem Schweregrad der geistigen Behinderung zunimmt.

Andererseits ist es wichtig, darauf hinzuweisen, daß fast die Hälfte aller Patienten mit zerebralen Lähmungen (sog. **infantile Zerebralparese**, früher auch als **Morbus Little** bezeichnet) über normale Intelligenz verfügt.

Geistige Behinderungen werden entsprechend dem vorliegenden Intelligenzquotienten (IQ) untergliedert. Der IQ wird vom Psychologen durch psychodiagnostische Verfahren bestimmt (s. unter 6.7). Die Schweregrade der geistigen Behinderungen sind in Tabelle 6.1 dargestellt.

Tabelle 6.1. Schweregrade der Intelligenzminderung

	IQ	Häufigkeit
Leicht („erziehbar")	50–69	80 %
Mäßig („trainierbar")	35–49	12 %
Schwer	20–34	7 %
Sehr schwer	unter 20	1 %

Eine **grenzwertige Intelligenzminderung** liegt bei einem IQ von 70–84 vor. Ein IQ von 70 wurde deshalb als Grenze für die Annahme einer geistigen Behinderung gewählt, weil bei niedrigeren IQ-Werten eine heilpädagogische Behandlung praktisch immer unumgänglich ist. Zusammenfassend soll an dieser Stelle nochmals betont werden: Zur Diagnose einer geistigen Behinderung gehört sowohl die intellektuelle als auch die soziale Beeinträchtigung.

Der Begriff **Oligophrenie** ist unspezifisch, d.h. er umfaßt alle angeborenen Störungen, gleich ob sie vererbt, während der Schwangerschaft oder unter der Geburt erworben wurden; gleichgültig, ob man ihre Ursache kennt – wie in Fallbeispiel K (Chromosomenaberration) – oder nicht (s. dazu unter 6.5). Dazu gerechnet werden auch Störungen, die sich postnatal, d.h. nach der Geburt, abgespielt haben (z.B. Meningitiden oder Enzephalitiden, schwere Schädel-Hirn-Traumen), wenn durch diese Schädigungen der normale Erwerb geistiger oder sozialer Fertigkeiten sehr stark beeinträchtigt wurde. Deshalb werden mittlerweile alle Störungen (Behinderungen), die bis zur Pubertät auftreten, unter dem Sammelbegriff Oligophrenie zusammengefaßt.

Fallbeispiel K (Fortsetzung): Intelligenzminderung

Pflegeschwerpunkte zu Beginn der stationären Behandlung. Frau B. ist jetzt 3 Tage auf unserer Station. Sie hat zwar etwas Vertrauen zu einer älteren Krankenschwester gefunden, ist aber ansonsten sehr unruhig. Außer einem „Mamma holen" oder „nach Hause gehen" kann man ihr kaum etwas entlocken. Häufig will sie mit ihrer Mutter telefonieren und weint dann am Telefon. Andererseits blüht sie förmlich auf, wenn andere Patienten sie um etwas bitten oder sie für etwas loben. Ebenso schnell ist sie jedoch dabei überfordert, wenn es zu kompliziert wird; dann wird sie zunehmend unruhiger, hämmert an die Wand oder rennt brüllend umher. Bei und nach den Besuchen der Mutter ist sie ebenfalls sehr unruhig und kaum zu bremsen. Zeitweise müssen beruhigende Medikamente gegeben werden. Der Kreislauf ist sehr instabil, niedriger Blutdruck wechselt mit hohem. Besonders auffällig ist auch die sehr trokkene, rissige Haut fast am ganzen Körper.

Die vorläufigen Pflegeziele für diese Zeit lauten: Zur Ruhe kommen, ein Vertrauensverhältnis soll schnell entstehen. Ferner soll die Mutter häufig zu Besuch kommen und der Kontakt nicht unterbrochen werden. So soll der Aufenthalt bei uns als reine Krisenintervention gesehen werden, Frau B. soll auch möglichst kurz bleiben, um dann einen sanften Übergang zu Familie und Tagesstätte herzustellen.

Frau B. liegt in einem Zweibettzimmer mit einer anderen, recht verträglichen Patientin. Wir sorgen mit ihr für eine häusliche, gemütliche Atmosphäre mit mitgebrachten Postern und Kuscheltieren. Frau B. soll ihren Fähigkeiten entsprechend an einer reduzierten Einzelbeschäftigungstherapie teilnehmen. Auf Gewohnheiten – z.B. Sesamstraße schauen und den abendlichen Kakao mit Honig – müssen wir uns einrichten; für Frau B. ist das Einhalten ihrer Lebensgewohnheiten sehr wichtig.

Pro Schicht soll sich immer ein bestimmter Mitarbeiter um sie kümmern, damit eine Bezugsperson für sie da ist. Bei Unruhe machen wir uns ihre kindliche Ablenkbarkeit zunutze und beschäftigen sie mit Spielen oder ähnlichem. Erklärungen und Erläuterungen drücken wir klar und freundlich aus. Frau B. ist bei Anforderungen, die ihren Gewohnheiten widersprechen, sehr schnell überfordert, wird unruhig oder zieht sich ängstlich zurück. Abends bereiten wir ein Pflegebad, wie es die Patientin von zu Hause kennt. Sie soll viele kleine Arbeitsschritte möglichst selbst ausführen. Was für uns langwierig und umständlich wirkt, ist für sie ein wichtiges Stück Selbständigkeit. Wir müssen sie auch für Kleinigkeiten oft loben. Täglich 3mal überwachen wir die Vitalfunktionen und schützen sie ggf. vor körperlichen Belastungen.

6.2
Therapie

Eine gezielte medikamentöse Therapie der Oligophrenien gibt es nicht. Symptomatische Formen können bei rechtzeitiger Diagnose allerdings sehr günstig beeinflußt, u.U. sogar verhindert werden (z.B. bei Phenylketonurie, s. unter 6.5). Generell läßt sich sagen, daß **heilpädagogische Maßnahmen** im Zentrum aller Bemühungen zu stehen haben, worunter v.a. eine Konstanz der Bezugspersonen sowie ein therapeutischer Rahmen zu verstehen ist, der sowohl eine Über- wie auch Unterforderung der Patienten verhindert.

Bei den die soziale Integration oft erschwerenden aggressiven Durchbrüchen, die sich auch in Form autoaggressiver Handlungen mit Selbstbeschädigung äußern können, muß ggf. medikamentös mit niedrigpotenten sedierenden Neuroleptika oder Benzodiazepinen behandelt werden, wobei allerdings insbesondere letztere auch zu sog. *paradoxen Reaktionen* führen können, also zu einer Zunahme von Unruhe und Umtriebigkeit und nicht – wie gewünscht – zu einer Beruhigung.

Neuerdings werden in dieser Indikation auch mit gutem Erfolg Antikonvulsiva (z.B. Timonil, Tegretal) eingesetzt.

Fallbeispiel K (Fortsetzung): Intelligenzminderung

Weitere Pflegeschwerpunkte bis zur Entlassung. Frau B. ist
jetzt 14 Tage bei uns und hat sich in der letzten Woche erstaun-
lich schnell eingewöhnt. Manchmal ist sie etwas unduldsam,
wenn sich z. B. das Essen verspätet oder etwas nicht „nach
Fahrplan geht". Ihre Stimmung ist deutlich stabiler, was man
auch von ihrem Kreislauf sagen kann. Einmal am Tag ruft sie
ihre Mutter an, der sie auch bei Besuchen mitteilt, daß sie
gerne wieder arbeiten will. Sie nimmt jetzt auch an der Stationsbeschäftigungstherapie teil und hatte hier schnell einen
bestimmten Aufgabenbereich. Wenn sie ruhig angeleitet wird,
ist sie in manchen Dingen sehr ausdauernd und geschickt. Als
wir jedoch am ersten Sonntag ihres Aufenthaltes nicht ihr
gewohntes Sonntagskleid im Schrank hatten, zeigte sie wieder
die alten Symptome, beruhigte sich jedoch beim Besuch der
Mutter wieder, da diese das besagte Kleid in der Reisetasche
bei sich führte.

  In dieser Zeit vor der Entlassung vom stationären Aufenthalt
steht die Wiederanbindung an die alten Lebenssituationen und
die Tagesstätte im Vordergrund. Nach dem Erreichen dieses
Ziels und vorsichtigem Annähern soll Frau B. entlassen werden. Aus den Gesprächen mit Mutter, Vater und Tagesstättenbetreuer ergab sich folgendes: Etwa 1 Woche vor der akuten
Krise ist der Bruder Frau B.s, an dem sie sehr hängt und der sie
mehrmals die Woche besucht, in Urlaub gefahren. Er konnte
sie folglich nicht mehr besuchen, hatte jedoch versprochen,
sofort zu schreiben. Es kam jedoch weder Brief noch Anruf
und Frau B. wurde zunehmend unruhiger. Dies könnte evtl. ein
Auslöser für die Krisensituation gewesen sein. Tagesstättenbetreuer und Mutter können sich vorstellen, daß Frau B., die
ihrerseits ja auch schon den Wunsch geäußert hat, wieder die
Tagesstätte besucht. Daher wird ein Arbeitsversuch beschlossen. Frau B. – zunächst von einem Pfleger der Station begleitet
– wirkt nach dem ersten Tag recht ausgeglichen. Sie berichtet,
daß sie von ihrer Gruppe ein Wilkommensgeschenk erhalten
habe, das sie stolz allen auf der Station zeigt. Auch die Mutter

hält ihre Tochter für ausreichend stabil, was sich aus den Besuchen der Eltern ergibt, und so soll Frau B. am 3. erfolgreichen Tagesstättenbesuch anschließend nach Hause entlassen werden; zunächst für eine Nacht zur Probe. Wenn dann alles gut verläuft, wird sie endgültig entlassen. Ohne Rückfall oder kritischen Einbruch konnten wir Frau B. in ihre alte, gewohnte Umgebung entlassen.

6.3
Epidemiologie

Die Häufigkeit geistiger Behinderungen in der Bevölkerung beträgt 1–3%, Männer sind doppelt so häufig betroffen wie Frauen.

6.4
Verläufe

Verläufe werden in der Regel nach Tabelle 6.1 (s. oben) untergliedert. Das Ausmaß der sozialen Integration und der zu erreichenden Selbständigkeit steht im Vordergrund. **Erziehbar** (s. Tabelle 6.1) meint hier, daß eine Unterrichtung – z.B. an einer Sonderschule für Lernbehinderte – durchaus möglich ist, wobei bei Abschluß der Entwicklung die geistigen Fähigkeiten einem Alter von 8–12 Jahren entsprechen. Diese Patienten können z.B. durchaus ungelernte Tätigkeiten verrichten. Unter **lebenspraktisch bildbar, trainierbar** versteht man, daß z.B. in Tagesstätten eine gewisse Alltagsroutine erworben werden kann und daß Tätigkeiten unter dauernder Aufsicht (beschützende Werkstatt) ggf. möglich sind. Diese Patienten werden aber nie sozial selbständig; bei Abschluß der Entwicklung entsprechen ihre geistigen Fähigkeiten einem Alter von 3–7 Jahren. Generell gilt hinsichtlich Lebenserwartung und Morbidität, daß die Lebenserwartung im Vergleich zur Normalbevölkerung kürzer ist, besonders ausgeprägt in der Altersgruppe unter 10 Jahren. Leicht verständlich ist, daß insbesondere Patienten mit Mehrfachbehinderung auch häufiger erkranken (höhere Morbidität). Eine genauere Aussage hinsichtlich dieser Punkte ist aber nur unter Berücksichtigung der jeweiligen Ursachen der Behinderung möglich. Eine häufige Todesursache sind respiratorische Erkrankungen.

Etwas ausführlicher soll auf die **soziale Prognose** eingegangen werden. Leichtgradig geistig Behinderte können – bei entsprechender Förderung – Schulkenntnisse bis etwa zur 6. Klasse erwerben und im Erwachsenenalter eine soziale und berufliche Bildung erwerben, die zur minimalen Selbsterhaltung ausreicht, wobei aber Anleitung und Hilfe, gerade bei stärkeren Anforderungen oder in Krisensituationen (s. Fallbeispiel K), unumgänglich sind. Mäßig Behinderte erreichen das Niveau der 2. Schulklasse. Unter Beaufsichtigung können sie mit einfachen Arbeiten, z.B. in beschützten Werkstätten, ihren Lebensunterhalt alleine verdienen. Schwer geistig Behinderte verfügen nur über minimale Sprachfähigkeit; sie können evtl. sprechen lernen und den Erfordernissen einer minimalen Hygiene genügen. Vielleicht können sie unter ständiger Aufsicht einfache Arbeiten verrichten. Sehr schwer geistig Behinderte brauchen ständig Aufsicht und Hilfe; für sie kann ein minimales Training der Selbstfürsorge nützlich sein, unabdingbar ist aber in jedem Fall eine hochstrukturierte Umgebung mit dauernder Aufsicht. Dies kann aber auch z.B. in einem gut ausgestatteten Wohnheim erfolgen und muß nicht zu einer Dauerunterbringung in einem psychiatrischen Krankenhaus führen.

Manche geistig Behinderte können in umschriebenen Bereichen durchaus erstaunliche Fähigkeiten entwickeln, z.B. im Rechnen oder handschriftlichen Kopieren von Texten.

Wichtig ist, daß Menschen mit Intelligenzminderung ein im Vergleich zur Allgemeinbevölkerung deutlich erhöhtes Risiko haben, zusätzlich an einer anderen psychiatrischen Störung zu erkranken. Wenn z.B. ein ausgeprägtes depressives Syndrom bei einem Menschen mit Intelligenzminderung diagnostiziert wird, dann würde hier auch ein Antidepressivum gegeben werden, wobei meistens neuere Antidepressiva (z.B. SSRI, vgl. Kap. 13.2) eingesetzt werden. Sicher ist die Stellung der Diagnose einer Depression bei einem Patienten, der sich nur eingeschränkt sprachlich verständigen kann, schwer. Gerade hier ist die Verhaltensbeobachtung durch das Pflegepersonal sehr wichtig, wo z.B. Verhaltensänderungen wie tageszeitliche Stimmungsschwankungen, Schlafstörungen mit Früherwachen, Appetitminderung etc. festgestellt werden können, die als Symptome auf das Vorliegen einer Depression hinweisen können.

6.5
Ätiologie

Die Ursachen von Oligophrenien sind erbliche und/oder psychosoziale Faktoren. Dabei können im wesentlichen 3 Bereiche unterschieden werden:

- anlagebedingte Mängel der Begabungsausstattung: in diesen Fällen findet sich eine familiäre Häufung, ohne daß irgendeine genauere Aussage hinsichtlich möglicher Ursachen getroffen werden kann;
- diagnostizierbare **biologische Anomalien**, z.B. Chromosomenanomalien, genetisch bedingte vererbliche Stoffwechselanomalien, endokrine Anomalien, toxische Ursachen sowie früh erworbene Hirnschäden (Infektionen, Traumata, Blutgruppenunverträglichkeiten);
- Beeinträchtigungen oder **Störungen von Lernvorgängen**. Hier sind insbesondere ungünstige psychosoziale Bedingungen zu nennen, d.h. es kann z.B. dadurch zu Störungen der Lernmotivation kommen, daß das Explorationsverhalten des Kleinkindes, also seine Neugier auf die Umgebung, nur ungenügend von den Eltern verstärkt wird.

Insbesondere Patienten mit eher geringer geistiger Behinderung (IQ zwischen 50 und 69) stammen vorwiegend aus unteren sozialen Schichten. Man geht davon aus, daß gerade bei diesen die erwähnten psychosozialen Einschränkungen, wie Mangel an sozialer, sprachlicher und intellektueller Anregung, einen wesentlichen Faktor bei der Ausbildung ihrer Behinderung darstellen. Zusätzlich scheinen aber auch hier weitere Anlagefaktoren oder biologische Umweltfaktoren (während und/oder nach der Schwangerschaft) eine Rolle zu spielen.

In 25–50 % der Fälle (die Zahlen schwanken je nach den ausgewählten Stichproben) kennt man die biologischen Anomalien, wobei chromosomale Störungen und genetisch bedingte Stoffwechselstörungen am häufigsten sind. Hier wird die Diagnose bei Geburt oder jedenfalls in sehr frühem Alter gestellt, die geistige Behinderung ist mäßig bis stark ausgeprägt. In dieser Gruppe gibt es keine schichtspezifischen Unterschiede hinsichtlich der Häufigkeit des Auftretens.

Beispielhaft sollen im folgenden einige Störungen vorgestellt werden, deren Ursachen bekannt sind:

Trisomie 21 (auch nach dem englischen Erstbeschreiber Down-Syndrom genannt; der immer noch gebrauchte Ausdruck „Mongolismus" ist veraltet) (s. Fallbeispiel K). Dabei handelt es sich um eine sog. autosomale Chromosomenaberration. Normalerweise hat jeder Mensch 2 Geschlechtschromosomen (XY) sowie 46 weitere Chromosomen (Autosomen). Bei Trisomie 21 ist das autosomale Chromosom G 21 nicht, wie normal, 2fach, sondern insgesamt 3fach vorhanden. Ursache ist eine fehlerhafte Teilung des Chromosomenpaares G 21 während der Reifeteilung der Eizelle. Das Risiko der Geburt eines mongoloiden Kindes ist bei älteren Frauen, aber auch bei sehr jungen Frauen, erhöht (Durchschnittsrisiko 1,7 Promille, bei Frauen über 40 Jahren dagegen zwischen 1 und 2 %). Die Symptomatik dieser Erkrankung wurde in Fallbeispiel K ausführlich dargestellt. Ergänzend sei darauf hingewiesen, daß bei Patienten mit Trisomie 21 Skelettanomalien, Muskelhypotonie, Herzfehler sowie v. a. Abwehrschwäche im Bereich der Schleimhäute auftreten können. Letztere führt häufig zu Erkrankungen der Atem- und Harnwege und hat früher hauptsächlich dazu beigetragen, daß nur wenige dieser Patienten älter als 20 Jahre wurden. Mit den verbesserten Behandlungsmöglichkeiten dieser Erkrankungen hat sich die Lebenserwartung aber deutlich erhöht. Die trisomale Oligophrenie ist überwiegend mittelgradig. Interessant ist, daß es Belege für eine Verknüpfung des Down-Syndroms mit der präsenilen Demenz vom Alzheimer-Typ gibt. Es gibt Theorien, nach denen das Down-Syndrom sozusagen ein Modell für beschleunigtes Altern beim Menschen darstellt.

Phenylketonurie. Dabei handelt es sich um eine rezessiv vererbliche Stoffwechselstörung. Durch einen Enzymdefekt kann die Aminosäure Phenylalanin nicht – wie normal – zu d-Thyrosin abgewandelt werden; stattdessen häuft sich ihr Abbauprodukt Phenylbrenztraubensäure im ZNS an. Dies führt zu einer Störung der Markscheidenreifung der Nervenzellen und ihrer Axone und zur Entwicklung einer Oligophrenie (IQ um 20). Allerdings ist es möglich, diesen Defekt durch eine Untersuchung bereits im Säuglingsblut festzustellen (Guthrie-Test). Wenn die betroffenen Kinder bis zum 10. Lebensjahr phenylalaninarme Kost erhalten, kann dadurch die Entstehung der Oligophrenie verhindert werden

Angeborene Hypothyreose (Kretinismus). Dabei handelt es sich um eine endokrine Störung, einen anlagebedingten Mangel an Schilddrüsenhormon, sei es durch ein Fehlen der Schilddrüse überhaupt oder durch Störungen in der Synthese des Hormons. Unter *endemischem Kretinismus* versteht man dagegen Entwicklungsstörungen auf der Grundlage einer Hypothyreose, die auf regional begrenzten Jodmangel zurückzuführen ist (z.B. in bestimmten Alpenregionen). Die Symptome machen sich meistens in der Zeit vom 6. Lebensmonat bis zum 2. Lebensjahr bemerkbar: Oligophrenie, aufgedunsenes Gesicht, Trägheit und im weiteren Verlauf Ausbleiben der Geschlechtsentwicklung. Durch eine rechtzeitige Substitution von Schilddrüsenhormon (L-Thyroxin) läßt sich diese fatale Entwicklung vermeiden. Die Jodmangelprophylaxe durch Jodbeimischung zum Kochsalz in Endemiegebieten hat praktisch zum Verschwinden des endemischen Kretinismus geführt.

Alkoholembryopathie. Diese entsteht, wenn die Mutter alkoholkrank ist und während der gesamten Schwangerschaft übermäßig trinkt. Die Häufigkeit beträgt ca. 1:200 Neugeborene. Hauptsymptome sind geistige Behinderung, Minderwuchs, Hyperaktivität und verschiedene innere Fehlbildungen (insbesondere Herzfehler) von leichter bis sehr schwerer Ausprägung. Es gibt keine kausale Therapie. Eine Alkoholembryopathie ist vermeidbar, wenn die alkoholkranken Frauen vor Eintritt der Schwangerschaft geheilt werden können.

Weitere Ursachen sind Infektionskrankheiten der Mutter während der Schwangerschaft (z.B. **Röteln**) bzw. Blutgruppenunverträglichkeiten (**Rhesusinkompatibilität**).

6.6
Differentialdiagnose

Die wichtigste Differentialdiagnose ist die **Demenz** (s. unter 3.3). Diese wird später – nach Abschluß der geistigen (und körperlichen) Entwicklung – erworben, wobei also nach einer normal verlaufenden Entwicklung bereits Erworbenes verlorengeht. Man könnte sich dies folgendermaßen veranschaulichen: Der Demente ist ein reicher Mensch, der arm geworden ist; der Oligophrene ist dagegen immer schon arm gewesen.

Weiter sind gerade leichtere Oligophrenien von der sog. **Pseudodebilität** abzugrenzen. Darunter versteht man eine verzögerte kindliche Entwicklung und z. B. schlechte Schulleistungen, wobei die Ursache in entwicklungsbedingten Störungen der betreffenden Kinder zu suchen ist und ggf. durch gezielte psychotherapeutische Behandlungsmethoden behoben werden kann. Um derartige Abgrenzungen treffen zu können, muß in jedem Fall eine sorgfältige testpsychologische Untersuchung durchgeführt werden.

6.7
Testpsychologische Diagnostik

Es gibt eine Vielzahl testpsychologischer Verfahren, mit denen menschliches Verhalten untersucht und gemessen werden kann. Gemessen wird nicht nur die Intelligenz, sondern z. B. auch das Konzentrationsvermögen und die Merkfähigkeit. Man kann auch bestimmte Persönlichkeitsmerkmale (z. B. durch Fragebogen) ermitteln. Wir wollen uns im folgenden lediglich auf die kurze Darstellung eines sehr bekannten Tests beschränken, mit dem der Intelligenzquotient (IQ) bestimmt wird.

Unter IQ versteht man das Verhältnis der Intelligenzleistungen eines Individuums im Vergleich zum statistischen Mittelwert seiner Altersgruppe. Die durchschnittliche Intelligenz liegt bei einem IQ von 100, bessere Leistungen liegen höher, Minderbegabte liegen deutlich unterhalb dieser Marke. Häufig wird der IQ mit dem Hamburg-Wechsler-Intelligenztest für Erwachsene (**HAWIE**) bestimmt. Ein solcher Test dauert bis zu 1,5 h und umfaßt verschiedene Untertests, in denen einerseits sprachlich vermittelte Fähigkeiten erfaßt werden (allgemeines Wissen, Bildungsstand, Gedächtnis usw.), andererseits werden aber auch in einem „Handlungsteil" räumliches Vorstellungsvermögen, Kombinationsfähigkeit und das Verständnis von Zeichen und Symbolen untersucht.

Zwar gibt der IQ einen recht guten Hinweis auf das geistige Leistungsvermögen, gerade in der Diagnostik von Minderbegabungen ist er aber unbedingt durch eine genaue Beschreibung der vorliegenden sozialen und kommunikativen Fähigkeiten zu ergänzen, da nur eine ganzheitliche Betrachtung all dieser Fähigkeiten zu einer korrekten Einstufung der vorhandenen Entwicklungsmöglichkeiten ausreicht. Wichtig ist, daß derartige Untersuchungen in einer ruhigen Atmosphäre durchgeführt werden und daß der Untersuchte in einer ausgeglichenen seelischen Verfassung ist: Testuntersuchungen während akuter Psychosen oder Depressionen ergeben stets falsche Ergebnisse.

Weitere Testverfahren s. unter 3.3.

6.8
Rechtliche Aspekte

Bei kriminellen Delikten wird zu untersuchen sein, inwiefern Schuldunfähigkeit oder verminderte Schuldfähigkeit vorgelegen hat. Normalerweise ist bei oligophrenen Patienten die Fähigkeit zum Führen eines Kraftfahrzeugs nicht gegeben.

6.9
Frühkindliche Hirnschädigung

Dabei handelt es sich um einen Sammelbegriff für psychopathologische, psychomotorische, geringgradige neurologische und/oder andere körperliche Störungen, deren Ursache in einer frühkindlichen Hirnschädigung zu sehen ist. Als solche können gelten: hypoxische Schädigungen, Infektionskrankheiten oder toxische Schäden während Schwangerschaft oder Geburt, vielleicht auch traumatische Geburtsschäden. Die Symptome sind dabei eher geringgradig ausgeprägt. Psychopathologisch finden sich z.B. Konzentrations- und Lernschwäche, verminderte Impulskontrolle, geringe emotionale Belastbarkeit. Psychomotorisch fallen dagegen Bewegungsunruhe (Hyperaktivität), gelegentlich auch verbunden mit Koordinations- und Sprechstörungen, sowie allgemeine Unbeholfenheit auf. Neurologisch finden sich z.B. diskrete spastische Paresen. Früher wurden solche Störungen auch unter der Bezeichnung **minimale zerebrale Dysfunktion (MCD)** zusammengefaßt. Heute spricht man eher von sog. **Teilleistungsstörungen**, worunter z.B. umschriebene Entwicklungsstörungen schulischer Fertigkeiten (Lese-, Rechtschreib- und Rechenschwäche) zu verstehen sind. Solche Störungen fallen meist während der schulischen Entwicklung der Kinder auf und sollten Anlaß zu gezielter Förderung, v. a. aber zu verständnisvollem Umgang sein, um psychische Fehlentwicklungen zu vermeiden. Diese Störungen sind nicht selten, sondern sollen bei bis zu 10 % der Bevölkerung vorkommen. Es wird diskutiert, inwieweit sie auch eine Rolle bei der Entstehung von anderen psychischen Störungen spielen (s. dazu auch unter 4.5).

Eßstörungen

In diesem Kapitel geht es um psychisch bedingte Störungen der Nahrungsaufnahme, wobei **Anorexia nervosa** (Pubertätsmagersucht) (ICD-10: F 50.0) und **Bulimia nervosa** (Eßgier) (ICD-10: F 50.2) am häufigsten sind.

Eine seltenere Eßstörung ist das ständige Essen von ungenießbaren Substanzen, wie Haaren, Sand oder Insekten, das meistens in der frühen Kindheit beginnt und im Jugendalter aufhört, manchmal aber bis ins Erwachsenenalter anhalten kann. Wenn die verschluckten Haare nicht ausgeschieden werden, sondern sich im Magen zusammenklumpen, kann dies zur Entwicklung sog. Trichobezoare („Magensteine") führen, die eine beträchtliche Größe annehmen können und chirurgisch entfernt werden müssen.

Anorexia nervosa und Bulimie sind Störungen, die üblicherweise in der Jugend beginnen und daher meistens entweder in kinder- und jugendpsychiatrischen Kliniken oder Abteilungen behandelt werden. Häufig sind aber auch Behandlungen in psychotherapeutischen oder psychosomatischen Abteilungen, weil meistens intensive Psychotherapie mit umfassendem therapeutischem Angebot im Mittelpunkt der Behandlung steht und weniger – wie dies bei Behandlungen in psychiatrischen Abteilungen eher der Fall ist – die medikamentöse Behandlung. Da es aber im Rahmen der Anorexia nervosa zu lebens-

bedrohlichen Zuständen kommen kann – sei es durch eine abmage-
rungsbedingte vitale Gefährdung, sei es durch suizidale Krisen bei
depressiven Verstimmungen –, ist manchmal jedoch eine Behandlung auf einer psychiatrischen Station erforderlich, die gelegentlich
auch gegen den Willen des Patienten auf einer geschlossenen Station
erfolgen muß.

Fallbeispiel L: Anorexia nervosa (ICD-10: F 50.0)

Aufnahmesituation. Frau B. kommt in Begleitung ihrer Mutter
und des Stationsarztes zur Station. Die junge Frau wirkt unter-
ernährt (dünne Arme, die Augen liegen tief in den Höhlen).
Obwohl sie sehr müde wirkt (blaß), reagiert sie bei der Begrüßung durch die Schwester spontan und recht lebhaft (beim
Rundgang über die Station ist ein kurzes Gespräch möglich;
dabei ist Frau B. zugewandt und aufnahmefähig). Der Schwester fällt nur auf, daß Frau B. ziemlich brüsk ihre Hilfe zurück-
weist, als sie ihr beim Einsortieren ihrer Sachen in den Schrank
helfen will. „Das kann ich schon alleine", meint Frau B. und
schiebt ihre Tasche demonstrativ unter das Bett.

Aufnahmegespräch. Anwesend sind der Stationsarzt, die aufnehmende Schwester und Frau B. Frau B. lehnt die Anwesenheit der Mutter bei dem Gespräch ab: „Die weiß sowieso alles
besser". Auf die Frage des Arztes nach dem Grund für die stationäre Aufnahme meint sie: „Mutter meint, ich würde immer
weiter abnehmen; ich will aber nur nicht fett werden ...". Die
Frage nach ihrem eigenen Empfinden und ob sie sich selbst
gesund fühle, beantwortete sie mit: „Zur Zeit nur ein bißchen
schwach auf den Beinen, sonst alles in Ordnung."

Aus Frau B.s Antworten auf die Fragen des Arztes und der
Schwester geht jetzt hervor, daß sie 19 Jahre alt ist, Schülerin
(kurz vor dem Abitur), und mit ihrem jüngeren Bruder im
elterlichen Haus wohnt. Als Hobbies gibt sie Musikhören und
Volleyball an, ihren Freundeskreis beschreibt sie als ziemlich
groß. Auf die Frage nach ihren Eßgewohnheiten reagiert sie
ziemlich gereizt: „Jetzt wollen Sie mir auch noch irgend etwas

einreden." Später bringt sie ein: „Manchmal 1–2 Tage gar nichts – normalerweise 2–3 kleinere Mahlzeiten." Auf Nachfrage gibt sie an, daß diese „kleinen Mahlzeiten" aus einem Apfel oder einem Joghurt bestehen. „Das reicht vollkommen aus", sagt Frau B. recht bestimmt. „Nur meine Lehrer und meine Mutter reden mir ein, daß das gefährlich sei", „ich weiß schließlich, was mein Körper braucht", fügt sie hinzu.

Als die Schwester schließlich fragt, ob Frau B. auch Laxantien (Abführmittel) benutzt, steht diese abrupt aus ihrem Stuhl auf. „Das geht Euch gar nichts an", entgegnet sie, während sie die Tür hinter sich ins Schloß fallen läßt. Da Frau B. einen weiteren Kontaktversuch ablehnt, zusammen mit ihrer Mutter und dem Stationsarzt das Problem nochmals zu besprechen, gegen ein Gespräch ohne ihre Teilnahme aber nichts einzuwenden hat, stellt die Mutter die Situation aus ihrer Sicht dar. Die recht resolut wirkende Frau erläutert kurz die familiäre und soziale Situation, die sie als „normal gut" einstuft. Sie arbeite als Chefsekretärin in einem großen Industrieunternehmen, ihr Mann sei Lehrer an einer Grundschule; die Kinder seien normal aufgewachsen. „Claudia hat sich bis vor ca. 2 Jahren eigentlich normal entwickelt, aber jetzt haben wir Angst um ihr Leben." Man merkt der Mutter ihre starke nervliche Anspannung an. Aus ihrem Bericht geht hervor, daß ihre Tochter Claudia seit einigen Monaten zeitweise ganz aufs Essen verzichte. Sie sei immer schon schlank gewesen, aber im letzten halben Jahr müsse sie ca. 20 kg verloren haben – sie sei morgens oft sehr blaß, müsse sich am Geländer festhalten. Trotzdem mache sie neben dem Schulsport noch ausgedehnte Fahrradtouren und spiele Volleyball; dort ließe man sie schon an den Turnierspielen nicht mehr teilnehmen, da sie sich laut Auskunft ihres Trainers kaum noch auf den Beinen halten könne. „Sobald ich mal etwas mehr zu tun habe", berichtet die Mutter, „und nicht so genau aufpassen kann, ißt Claudia zu den Mahlzeiten gar nichts mehr. Sie wird immer schwieriger", ergänzt sie. „Letzte Woche habe ich Abführmittel und Appetitzügler in ihrem Zimmer gefunden; ich kann das alles nicht mehr kontrollieren. Außerdem höre ich, wie sie nachts aufsteht und auf der Toilette erbricht. Ich glaube, sie wird ernstlich krank. Vorgestern – wir hatten wieder einmal Streit – meinte Claudia, sie würde lieber sterben als sich von uns zum Essen zwingen zu lassen. ‚Vielleicht ist es ja besser für alle, wenn ich nicht mehr da bin‘ sagte sie, und irgendwie klang das sehr ernsthaft und bedrohlich.“ Die Mutter beendet ihre Darstellung mit den Worten: „Bitte behandeln Sie meine Tochter, vielleicht hört sie ja auf einen Arzt! Zu Hause kann ich für nichts mehr garantieren!“

Wie aus Fallbeispiel L deutlich wird, gibt es einige charakteristische Symptome der Anorexia nervosa:

- **Extreme Gewichtsabnahme** bis zur Kachexie. Meist nähert sich das Gewicht 30 kg, häufig liegt es sogar darunter.
- Die Gewichtsreduktion wird durch **Änderung der Nahrungsaufnahme** und/oder -ausscheidung erreicht: Nahrungsverweigerung oder Beschränkung auf kalorienarme Kost (süße und fette Speisen werden gemieden, häufig wird nur etwas Obst zu sich genommen, dabei wird bereits über deutliches Völlegefühl geklagt); Erbrechen, meist sofort nach der Mahlzeit, oft heimlich (erfordert für Anorexiepatienten nahezu keine Anstrengung); Gebrauch von Abführmitteln in großen Mengen (was zu zusätzlichen internistischen Komplikationen, etwa Kaliummangel, führen kann); chronische Obstipation (die seltenen Stuhlentleerungen werden als Erleichterung empfunden).
- **Sekundäre Amenorrhöe**, d.h. die Regelblutung hört im Verlauf der Erkrankung auf (unter primärer Amenorrhöe versteht man das von vornherein fehlende Einsetzen der Regelblutung).
- **Starke Angst vor Gewichtszunahme**, Angst vor dem Dickwerden. Dies ist meist mit einer Störung der Körperwahrnehmung verbunden; z.B. berichten extrem abgemagerte Patientinnen über einen von ihnen als zu „füllig“ erlebten Körper.

Meist fühlen sich die Betroffenen weder seelisch noch körperlich krank und geben auch keine Konflikte an. Dem Essen gegenüber findet man dennoch häufig Ambivalenz, d.h. widerstrebende Impulse: So schleichen manche Patientinnen zum Kühlschrank, um gierig alles, was sie finden, in sich hineinzuschlingen, was danach meist heftig bereut wird. Auch Essensdiebstähle kommen häufig vor. Nicht selten sind die oft überdurchschnittlich intelligenten Patientinnen – im Widerspruch zu ihrer schlechten körperlichen Verfassung – überaktiv, machen lange Spaziergänge und sind nie müde.

Auch **rein körperliche Veränderungen** (neben der bereits aufgeführten sekundären Amenorrhöe) sind die Regel: Absinken der Herzfrequenz, des Blutdrucks und der Atmung. Der Grundumsatz ist ebenfalls vermindert. Diese Störungen können lebensbedrohende Ausmaße annehmen.

7.1
Therapie

Falls Patientinnen bereits in einem lebensbedrohenden Ernährungszustand zur stationären Aufnahme kommen, ist man gezwungen, sie zunächst – bis zu einer einigermaßen zufriedenstellenden Stabilisierung – **mittels Magensonde** bei Bettruhe **hochkalorisch zu ernähren**. Da diese Maßnahme die psychotherapeutische Beziehung zum Arzt stark belastet, sollte sie – was jedoch häufig nicht möglich ist – vermieden werden. In diesem Fall muß der Arzt dieselbe Haltung wie bei Süchtigen einnehmen, d. h. daß bei lebensbedrohenden Zuständen nicht mehr diskutiert wird. Da der Arzt der Patientin durch diese Gewaltmaßnahme dasselbe aufzwingt wie deren Umwelt, wird die therapeutische Beziehung dadurch allerdings schwer belastet.

Große Bedeutung kommt in dieser Phase der Erkrankung der **Überwachung** der Laborwerte, des Körpergewichts und der Herz-Kreislauf-Situation zu.

Sieht man von dieser Akutsituation ab, ist die Behandlung in Form einer **psychoanalytischen Einzel-** oder **Gruppentherapie** am wirkungsvollsten. Nur in leichten Fällen wird man eine solche Therapie ambulant durchführen können, stationäre Behandlungen sind die Regel. Insbesondere die im stationären Rahmen gemachten Erfahrungen mit Mitpatienten und Pflegekräften sind für den Fortgang der Therapie wichtig. Falls es gelingt, auch mit der Familie ins Gespräch zu kommen, werden die Therapieaussichten weiter verbessert. Über Erfolgsaussichten der Familientherapie im engeren Sinne liegen bisher noch nicht genügend Erfahrungen vor.

Psychopharmaka spielen eine untergeordnete Rolle, evtl. werden bei sehr unruhigen Patientinnen, z.B. während der Sondenernährung, sedierende Neuroleptika gegeben, um eine bessere Wirkung der hochkalorischen Kost zu unterstützen. Bei den manchmal hinzutretenden depressiven Verstimmungen können auch Antidepressiva gegeben werden.

7.2
Ätiologie

Der grundlegende **Konflikt** besteht in der **Ablehnung der weiblichen Geschlechtsrolle**. Daher entsteht die Erkrankung auch gerade in der Pubertät, also zu dem Zeitpunkt der Entwicklung, zu dem sich deutlich spezifisch weibliche Eigenschaften (männliche Patienten sind sehr selten) zu entwickeln beginnen (Brüste, rundlichere Proportionen, Fortpflanzungsfähigkeit einschließlich Menstruation). Der Konflikt um die weibliche Geschlechtsrolle schwelt schon lange in diesen Mädchen, er kann als Ausdruck bestimmender Mütter verstanden werden, die schon die sehr kleine Tochter als Abbild ihrer selbst sehen und ihnen keinen Raum für die Entwicklung einer eigenen Persönlichkeit lassen. Die Erkrankung kann auch als Versuch betrachtet werden, sich aus dieser Umklammerung der Mutter zu lösen. Der Konflikt kommt daher gerade zu dem Zeitpunkt zum Ausbruch, an dem die Mädchen selbst Mutter werden (könnten), wogegen sie sich unbewußt mit aller Kraft wehren.

Sobald sich das Krankheitsbild ganz herausgebildet hat, verläuft es in gewissen Grenzen eigengesetzlich und beginnt vom ursächlichen Konflikt unabhängig zu werden. Die Nahrungsverweigerung bekommt zunehmend suchtähnliche Züge. Diese „**Sucht**" wird durch vermehrte Ausschüttung hirneigener Morphine (Endorphine) erklärt die ein gehobenes körperliches und geistiges Gefühl auslösen, die **Hungereuphorie**.

Fallbeispiel L (Fortsetzung): Anorexia nervosa

Verhalten der Patientin in den ersten Wochen auf der Station.
Claudia hält sich viel in ihrem Zimmer auf, hat nur wenig Kontakt zu anderen Patienten. Vom Pflegepersonal hat sie sich eine

Schwester als Vertrauensperson ausgewählt. Zu dieser sucht sie dann auch oft Kontakt. Da „alle anderen sowieso kein Verständnis haben", bleibt diese zunächst auch ihr einziger Ansprechpartner.

Morgens möchte sie gerne joggen, hat jedoch eine Gangunsicherheit und zeitweise starken Schwindel, was auf ihren instabilen Kreislauf zurückzuführen ist.

Bei einer Kontrolle des Zimmers nach Abführmitteln und/oder Appetitzüglern kommt es zu einem Streit. Sie will nach Hause, da ihr hier kein Vertrauen entgegengebracht werde. Um die Mahlzeiten drückt sie sich mit einer immer wieder neuen Ausrede herum. Die „auserwählte Schwester" erfährt, daß die Patientin seit ca. 1/2 Jahr keine Monatsblutung mehr hat und Claudia unter hartnäckiger Obstipation (Verstopfung) leidet.

Pflege in den ersten Wochen auf der Station. Grundsätzlich soll sich Claudia zunächst körperlich stabilisieren (Kreislauf, normales Körpergewicht) und auf eine Behandlung ihrer Erkrankung einstellen.

Dies wollen wir mit der Patientin über eine Kontrolle der Flüssigkeits- und Nahrungsaufnahme erreichen – wir stellen gemeinsam einen Plan auf. Frau B. soll 2mal pro Tag an festen Mahlzeiten teilnehmen. Nach ihrem Wunsch ist das das Frühstück und das Abendessen. Ziel ist anfangs, das niedrige Körpergewicht von 38 kg zu halten, später dann 1–2 kg/Woche zuzunehmen, bis ein Gewicht von 50 kg erreicht ist. Bei der Diät wird der gestörte Elektrolyt- und Mineralhaushalt berücksichtigt, ebenso müssen Vitamine zugeführt werden. Auf eine ausgewogene kohlenhydratreiche Kost mit ausreichend Eiweiß und leicht verdaulichen Fetten ist zu achten. Die Mahlzeiten werden von einer Diätassistentin und Frau B. gemeinsam zusammengestellt. Frau B. ist durch die lang andauernde Mangelernährung viel früher satt als ihre Mitpatientinnen; das Essen auf den anderen Tellern löst bei ihr oft Ekelreaktionen aus. Auch auf Gerüche und Geräusche beim Essen reagiert sie sehr empfindlich. Deshalb nimmt sie ihre Mahlzeiten zunächst mit einer Pflegeperson in einem separaten Zimmer zu sich. Die

festen Zeiten sind im Dienstzimmer am schwarzen Brett
unübersehbar festgehalten und müssen eingehalten werden. Es
erweist sich dabei als sehr hilfreich, Frau B. bei beharrlicher
Ablehnung der Mahlzeiten mit den Konsequenzen zu konfrontieren. So weiß sie, daß wir beim Scheitern des Diätplanes eine
Magensonde legen müssen. Nachdem wir ihr die Magensonde
gezeigt und erklärt haben, möchte Frau B. „doch lieber normal
essen".

Um eine Fixierung auf eine Person zu vermeiden, begleiten
sie stets wechselnde Schwestern und Pfleger über die ersten
Wochen, die auch eine unregelmäßige Kontrolle des Zimmers
nach Abführmitteln etc. durchführen. Dies soll einfühlsam und
geduldig, jedoch auch konsequent beibehalten werden und im
Beisein der Patientin geschehen. Neben regelmäßigen Gesprächen mit dem Stationsarzt finden auch Gespräche mit der Psychologin statt. Hier soll Claudia B. zunehmend mit ihrer
Erkrankung konfrontiert werden und diese überhaupt als solche erkennen.

Verhalten der Patientin in den folgenden Wochen. Claudia hat
recht lange gebraucht, um sich hier einzuleben. Nach 8 Wochen
des Aufenthaltes hier nimmt sie jetzt regelmäßig an den Ausflügen teil, geht zur Morgengymnastik in die Sporthalle. An
den Mahlzeiten nimmt sie zwar nur widerwillig, aber konstant
teil. Bei den Durchsuchungen des Zimmers werden lediglich
einmal Abführmittel gefunden. Sie gibt an, daß diese ja „nur
pflanzlich" seien und sie nicht wisse, daß sie die auch nicht
nehmen dürfe. Ein Problem ist auch die jetzt regelmäßige
Gewichtskontrolle, nach der sich Claudia immer depressiv verstimmt zurückzieht und die Mahlzeiten ablehnt. Nachdem sie
regelmäßig zunimmt, kommt es nach den Gewichtskontrollen
manchmal wieder zu einem kleinen Einbruch. So wurde sie
einmal von der Nachtwache auf der Toilette vorgefunden, wo
sie sich erbrach. „Mir ist halt schlecht", antwortete sie etwas
patzig, als sie auf den Grund angesprochen wurde. So kommt
es jetzt auch immer wieder vor, daß die Pfleger/Schwestern von
denen sie sich ertappt fühlt, von ihr in die Kategorie „böse",

und die, die gerade nicht anwesend sind, in die Kategorie „gut" eingestuft werden.

Pflege in den folgenden Wochen. Bei der Überprüfung der Pflegeziele stellen wir nur Teilerfolge fest: Claudia hat in den 10 Wochen bei uns zwar nicht weiter abgenommen, jedoch nur 5 kg zugenommen. Kreislauf und Blutwerte, z. B. Elektrolyte, haben sich jedoch verbessert. Nach Absprache mit Claudia werden Antidepressiva als unterstützende Therapie angesetzt. In einer Teambesprechung wird mit der Psychologin ein Programm festgelegt: Die Kontrollen sollen mit dem Ziel, daß Claudia mehr Selbständigkeit und Vertrauen aufbaut, gelockert werden. Das Pflegeteam – nicht nur die einzelne Schwester – soll ihr vermehrt als Vertrauensperson und Ansprechpartner zur Seite stehen. Bei einem der alle 3 Tage stattfindenden Wiegetermine findet die Schwester in den beiden Hosentaschen fast 1 kg Münzgeld und 2 Schlüsselbunde – daraufhin wird Frau B. unbekleidet gewogen, was auch beibehalten wird. Frau B. wird erklärt, daß wir Manipulationen ausschließen müssen und daß verfälschte Meßergebnisse die Therapie gefährden.

Darüber hinaus erarbeitet der Psychologe in den Einzelgesprächen mit Claudia Gefühl und Verständnis für die Krankheit, darüber berichtet er uns. So können wir dies in den Kontakten zu Claudia noch verstärken. Claudia soll sich auch mit dem Gedanken beschäftigen, eine langfristige Behandlung nach dem Aufenthalt bei uns zu planen. In den Gesprächen werden zunehmend auch die Eltern in Form von Partnergesprächen mit einbezogen. Hier wird die der Krankheit zugrundeliegende Problematik thematisiert, d.h. die familiäre Konstellation und die Übernahme der Geschlechtsrolle. Die Therapie kann nur langfristig zum Erfolg führen, für den 2 – 3 Jahre einzuplanen sind.

Die Kontrolle von Nahrungsaufnahme, Vitalwerten, Medikamenteneinnahme, Gewicht und Stuhlgang behalten wir natürlich bei. Ebenfalls kommt die Beobachtung eventueller Nebenwirkungen der Antidepressiva hinzu. Ein mit dem Psychologen erarbeitetes Programm schließt ein, daß Frau B. mit Freunden das Haus verlassen kann und auch zunächst alle 14 Tage ein Wochenende zu Hause verbringt. Einmal pro Woche kann sie „ihren" Sportverein besuchen. Die Ausführung der Aktivitäten, die sich Claudia selbst ausgesucht hat, ist jedoch davon abhängig, ob sie regelmäßig an den Mahlzeiten teilnimmt („Wer viel unternimmt, muß auch ausreichend Nahrung zu sich nehmen!"). Bei heimlichem Erbrechen oder Einnahme von Laxantien soll das Programm entsprechend eingeschränkt werden.

Verhalten der Patientin in den letzten Wochen auf der Station. Claudia wirkt insgesamt stabiler, d. h. sie plant ihre Aktivitäten selbständiger. Bei den Mahlzeiten wirkt sie kaum noch mürrisch. Zeitweise ißt sie sogar alleine. Nachdem sie einmal mit Freunden unterwegs war, berichtet sie stolz (auch glaubwürdig), daß sie eine Pizza gegessen hat. Claudia wiegt jetzt 48 kg, fühlt sich jedoch recht dick, was natürlich durch die Änderung der Kleidung noch bestätigt wird. Sie kann dies aber teilweise akzeptieren, denn sie äußert, sich bei Aktivitäten außerhalb der Klinik leistungsfähiger als früher zu fühlen.

Bei Gesprächen mit Teammitgliedern zeigen sich eigene Ideen in Richtung einer Weiterbehandlung. Sie spielt mit dem Gedanken einer ambulanten psychoanalytischen Therapie. Eine kleine Krise gibt es, als die Menstruationsblutung wieder einsetzt. Sie reagiert zurückgezogen, depressiv-verstimmt. In den Tagen danach ist sie deutlich weniger kooperativ. Vermehrte Gespräche mit unserer Psychologin können sie wieder einigermaßen stabilisieren.

Nach Rücksprache mit den Eltern wird Claudia voraussichtlich bald in eine ambulante Therapie, die auf jeden Fall notwendig ist, gehen können.

Pflege in den letzten Wochen auf der Station bis zur Entlassung. Die Pflegeziele sind größtenteils erreicht. Eine vollständige, stabile Heilung der Anorexia nervosa der Patientin ist auf unserer Station sicher nicht möglich, ein vollstationärer Aufenthalt nach der Teilstabilisierung aber nicht mehr nötig. Wir werden die Überlegungen der Patientin, eine weitere Therapie zu machen, unterstützen.

Ebenso unterstützen wir die Selbständigkeit der Patientin weiter: Sie soll zunehmend ihr Tages- und v. a. ihr Freizeitprogramm strukturieren, ebenso die regelmäßige Nahrungsaufnahme. Weitere Gewichtszunahme soll erreicht werden. Die stützende Therapie mit Antidepressiva soll weiter verfolgt werden. Bei dem regelmäßigen Gespräch mit der Psychologin ist die Mutter inzwischen fest miteinbezogen. Die Patientin soll selbständig werden und eine schrittweise Loslösung von der Mutter erreichen.

Weniger die Kontrolle des Programms als vielmehr die Förderung der gesunden Anteile der Patientin steht jetzt im Vordergrund: Loben und Fördern der Aktivitäten, jedoch auch Rückmeldung bei Rückfallen. Auffällig ist auch, daß Claudia kaum ihre eigenen Ansprüche aufrechterhalten kann und ihr hier das Programm Hilfestellung bietet.

Claudia wird sich auf Anregung einen ambulanten Therapieplatz bei einem Psychotherapeuten suchen, wo die immer noch vorhandene Problematik weiter thematisiert werden soll. Wie schon vorher erwähnt, ist nur über eine langfristige Behandlung eine Stabilisierung der Patientin zu erreichen.

7.3
Differentialdiagnose

Zunächst ist die **Bulimie** abzugrenzen. Gemeinsamkeiten sind das Erbrechen und z. T. auch sog. Freßanfälle. Bei der Bulimie kommt es aber weder zu Gewichtsabnahme noch zu sekundärer Amenorrhöe.

Auch im Rahmen **schwerer depressiver Episoden** kann es zu Nahrungsverweigerung und deutlicher Abmagerung kommen, aufgrund der im Vordergrund stehenden affektiven Symptome dürfte die Abgrenzung jedoch nicht schwierig sein.

7.4
Prognose und Verlauf

Die Anorexie ist eine schwere Erkrankung. Die **Sterblichkeit** (infolge von Kachexie, erniedrigtem Kaliumspiegel, Infektionen, Kreislaufversagen und Suizid) liegt zwischen 5 und 10%. Nicht alle Patienten können sich zu einer psychotherapeutischen Behandlung entschließen. Selbst bei intensiv Behandelten ist das spätere Verhältnis zu Essen und Körpergewicht nur selten vollkommen normal. Manche Patientinnen entwickeln eine Fettsucht, bei einigen kommt es im weiteren Verlauf zu einer Schizophrenie. Zusammenfassend kann man sagen, daß 30% der Patienten chronifizieren, 30% sich unter der Behandlung bessern, 30% sich spontan bessern und 10% sterben oder psychotisch werden.

7.5
Epidemiologie

Im Risikoaltersbereich für Anorexia nervosa (15. bis 25. Lebensjahr) beträgt die Häufigkeit beim weiblichen Geschlecht 15–75 Fälle auf 100 000 Personen.

KAPITEL 8

Psychosomatik und Konsiliarpsychiatrie 8

Psychosomatik, in einem weiten Sinne gefaßt, meint, daß Körper (Soma) und Seele (Psyche) nicht getrennt voneinander betrachtet werden können. Dies ist zunächst eine recht banale Feststellung; vermutlich hat jeder schon einmal die Erfahrung gemacht, z.B. bei einer Grippe, sowohl körperlich abgeschlagen als auch seelisch-geistig niedergedrückt, mißmutig und verstimmt gewesen zu sein. Es ist wohl auch keine Frage, daß körperliche Gebrechen mit Befindensstörungen einhergehen und daß sich organische Störungen in Form psychopathologischer Symptome äußern können (s. Kap. 3).

Umstritten war dagegen in der wissenschaftlichen Medizin lange Zeit, inwieweit allein durch seelische Ursachen (zwischenmenschliche Konflikte, „Komplexe", „schwierige Kindheit") organische Schäden ausgelöst werden können. Diese im Grunde genommen sehr interessante Fragestellung ist in der abendländischen Medizin seit Hippokrates immer wieder unterschiedlich beurteilt worden. Mit dem Siegeszug der naturwissenschaftlichen Medizin seit Ende des 19. Jahrhunderts hat sie zumindest im Rahmen der Universitätsmedizin einen vorläufigen Abschluß mit dem Vorherrschen einer biologisch-physiologisch orientierten Medizin gefunden, die sich an einem **Infektionsmodell** orientierte: Erreger (Bakterie, Virus ⇒ Läsion (Gewebeverletzung, Entzündung) ⇒ Krankheit (z.B. Pneumonie) ⇒ gezielte Behandlung (Antibiotikum) ⇒ Beseitigung der Erreger ⇒ Gesundheit.

In der **Volksmedizin**, d.h. im weiten Bereich der in eigener Regie durch den Erkrankten und seine Familie selber behandelten Befindlichkeitsstörungen, wurde dieses Modell jedoch nie so recht akzeptiert: Der Hinweis auf Heilpraktiker, religiöse Wallfahrten mit „Wunderheilungen" oder astrologische Theorien kann die Vielzahl von Erklärungsmodellen für Gesundheit und Krankheit, die auch heute noch weit verbreitet sind, lediglich andeuten. Behandlungen auf solcher Grundlage sind sicherlich bei einer Hirnblutung, bei Syphilis oder Lungenentzündung nicht effizient. Sie können aber bei sog. **funktionellen Erkrankungen**, d.h. bei Erkrankungen ohne organische Grundlage und von minderer Schwere als die bisher behandelten psychiatrischen Krankheitsbilder, bei einer Reihe von Patienten zur Linderung ihrer Beschwerden führen. In den Praxen niedergelassener Allgemeinärzte soll der Anteil solcher Störungen (oft wird hier als Verlegenheitsdiagnose der Begriff „vegetative Dystonie" verwendet) bei 40–60 % liegen. Hier ist die Schulmedizin anderen Behandlungsverfahren nicht überlegen. Bei einer engstirnigen Suche nach nicht vorhandenen organischen Ursachen kann dies darüber hinaus sogar zu einer Schädigung des Patienten führen, zumindest fühlen sich die meisten in ihrem Leid nicht verstanden, sondern „durch die Apparatemedizin abgefertigt". Vor diesem Hintergrund sind die z.T. heftigen und ideologischen Auseinandersetzungen zwischen Schulmedizin und Alternativmedizin mit der Forderung nach einer sprechenden und zuhörenden Medizin bei gleichzeitiger Ablehnung einer Pillen- und Apparatemedizin zu sehen. Dabei wird häufig vergessen, daß sich bereits um 1900 aus der akademischen Medizin heraus eine sprechende Medizin entwickelt hat – nämlich die Psychoanalyse Sigmund Freuds (s. unter 12.1).

Psychoanalytiker waren es auch, die in der ersten Hälfte dieses Jahrhunderts nach und nach psychodynamische Überlegungen im Bereich der Körpermedizin anwandten, nämlich bei solchen Krankheiten, die trotz aller Fortschritte nicht hinreichend von der naturwissenschaftlichen Medizin erklärt und auch nur mit eher geringen Erfolgen behandelt werden konnten. In einer sehr engen Definition wurde früher, gerade auch im deutschsprachigen Raum, diese Anwendung psychoanalytischer Theorien im Bereich der Körpermedizin als psychosomatische Medizin bezeichnet. Ursprünglich beschränkte man sich dabei auf ganz bestimmte Krankheitsbilder, die auch als die „heiligen Sieben" zusammengefaßt wurden, nämlich Ulcus pepticum (Magengeschwür), Asthma bronchiale, Colitis ulcerosa, essentielle Hypertonie, atopische Neurodermitis, rheumatische Arthritis und Hyperthyreose.

Diese Aufzählung hat heute mehr historisches Interesse, da Begriff und Theorie der psychosomatischen Medizin sich in den letzten Jahren deutlich ausgeweitet haben und sich bei weitem nicht mehr nur auf die Anwendung psychoanalytischer Gedanken beschränken. Erfreulicherweise kam es dabei auch zu einer Annäherung der im Rahmen der erwähnten ideologischen Auseinandersetzungen bezogenen einseitigen Positionen: Der Organmediziner warf dem Psychosomatiker vor, Kopfschmerzen psychisch erklärt zu haben, ohne den Hirntumor zu sehen. Der Psychosomatiker kritisierte umgekehrt die wiederholte Operation des an einem Magenulkus Erkrankten, dem besser mit einer psychotherapeutischen Bearbeitung seiner familiären, beruflichen oder persönlichen Konflikte geholfen worden wäre.

Unser Eindruck ist, daß sich diese starren Positionen in den letzten Jahren gelockert haben. Zunächst kam man von der etwas naiven urpsychosomatischen Annahme ab, ganz spezifische Konflikte verursachten bei Patienten mit ähnlichen Charakterstrukturen immer wieder ganz bestimmte Organläsionen (sog. Spezifitätstheorie von Franz Alexander). Viel umfassender wird seit den 50er Jahren untersucht, welche belastenden Lebensereignisse zum Ausbruch einer körperlichen Erkrankung beitragen. Man fand beispielsweise, daß depressive Gefühle von Hoffnungs- oder Hilflosigkeit zu Störungen des biologischen Gleichgewichts führen können und so die Ausbildung einer körperlichen Erkrankung begünstigen. Auf dieser Grundlage entwikkelte sich die Psychoimmunologie, die durch Streß verursachte Veränderungen im Immunsystem untersucht, dessen Schwächung das Risiko erhöht, körperlich zu erkranken.

Eingehend wurde das Wechselspiel von Körper und Seele auch am Beispiel der **koronaren Herzkrankheit** untersucht. Dabei konzentrierte man sich auf die Beschreibung von Verhaltensmustern, die zum Auftreten solcher Erkrankungen prädisponieren sollen. Als besonders gefährdet erscheinen danach leicht reizbare, extrem konkurrenz- und zeitdruckorientierte Persönlichkeiten, ganz abgesehen davon, ob sie z. B. zusätzlich rauchen oder nicht (sog. **Typ-A-Verhalten**).

Solche Aspekte führen zur Entwicklung der sog. **Verhaltensmedizin**, die den Anspruch hat, den Umgang von Patienten mit ihrer Erkrankung zu untersuchen. Sie versucht, Programme zu entwickeln, mit denen die Krankheitsbewältigung („coping") verbessert werden kann. Die Verhaltensmedizin hat in den letzten Jahren stark an Bedeutung gewonnen, und es gibt immer mehr verhaltenstherapeutisch orientierte psychosomatische Fachkliniken.

So wurde die ursprüngliche Definition von Psychosomatik zugunsten eines umfassenderen Ansatzes verlassen, der biologische, psychologische und soziale Aspekte des Krankseins berücksichtigt (**bio-psychosozialer Ansatz**). Dies zeigt sich auch in einer vermehrten Zusammenarbeit der unterschiedlichen medizinischen Fachdisziplinen, auch wenn hier noch vieles verbesserungswürdig ist. Immerhin arbeiten z.B. in Schmerzambulanzen Anästhesisten, Neurochirurgen und Nervenärzte zusammen, wobei sowohl somatische (z.B. Lokalanästhesie) wie psychotherapeutische Verfahren (sog. Schmerzimmunisierung, progressive Muskelrelaxation) bei demselben Patienten nutzbringend angewandt werden können.

Der **psychiatrische Konsiliardienst**, d.h. die Beratung von Internisten, Chirurgen etc. durch Psychiater auf den entsprechenden Stationen, beginnt, sich durchzusetzen und stellt insbesondere für die Patienten, die sich durch ihre Erkrankung in einer auch seelischen Krisensituation befinden, eine Entlastung und Bereicherung dar (sog. **Konsiliarpsychiatrie**).

Nicht zuletzt kann es aber auch für das Pflegepersonal sehr hilfreich sein, in einer **Supervisionsgruppe** (z.B. Balint-Gruppe) unter Leitung eines Psychiaters, Psychologen oder Psychotherapeuten die enormen seelischen Belastungen am Arbeitsplatz zu besprechen, die sich z.B. im Umgang mit sterbenden Patienten, auf Intensivstationen oder überhaupt bei „schwierigen Patienten" ergeben. Dies alles sind Aufgaben der Konsiliarpsychiater, deren Bedeutung in den kommenden Jahren sicherlich zunehmen wird.

Abschließend wollen wir an dieser Stelle nur so viel sagen: Häufig wird bei der Behandlung von Krankheiten eine medikamentöse, u.U. auch chirurgische Therapie unumgänglich sein. Oft wird diese aber nicht genügen: So ist es bei einem Patienten mit essentieller Hypertonie unbedingt erforderlich, über Verhaltensmaßregeln in Konfliktsituationen zu sprechen, um auf diese Art ausgelöste hypertone Blutdruckwerte vermeiden zu helfen. Eine Entweder-oder-Haltung befriedigt jedoch allenfalls einen falsch verstandenen therapeutischen Ehrgeiz, nützt aber kaum dem Patienten.

Allgemeiner Teil

KAPITEL 9

Überblick

Auf einer chirurgischen Station sind die Aufgaben klar verteilt: Der Arzt operiert, das Pflegepersonal legt Verbände an, teilt Tabletten aus, macht Injektionen etc. Auch die Krankheitsbilder sind klar: Appendizitis, Knöchelfraktur. Die Patienten kommen freiwillig zur Behandlung und können meist wieder ohne Probleme in ihre häusliche Umgebung entlassen werden. Scheinbar unklar ist dagegen, was eigentlich in der Psychiatrie geschieht: Manche glauben immer noch, daß es hier nur darum geht, Leute für verrückt zu erklären, einzusperren und mit Medikamenten vollzustopfen.

Nachdem wir im ersten Teil anhand der Falldarstellungen die einzelnen psychiatrischen Krankheitsbilder erklärt haben und dabei wesentlich auf die Unterschiede zwischen den einzelnen Krankheiten Wert gelegt haben, wollen wir uns jetzt einigen Aspekten zuwenden, die übergreifend sind, also für jedes Krankheitsbild gelten können. Vor allem wollen wir versuchen, die Arbeit in der Psychiatrie anschaulicher zu machen, so daß sich auch ein Anfänger ein Bild machen und Interesse an dieser Tätigkeit finden kann.

Die Zeiten, in denen der Psychiatriepfleger ein bloßer „Schließer" war – jemand, der in seinem angelernten Beruf nicht mehr arbeiten konnte und deshalb eben in die Psychiatrie ging, weil dort niemand sonst arbeiten wollte –, sind vorbei. Die psychiatrische Krankenpflege ist dabei, sich zu einer Spezialdisziplin (wie OP-Pfleger etc.) zu entwickeln und sich ein eigenes Berufsbild zu schaffen.

In Kap. 10 versuchen wir, die Tätigkeitsfelder der Berufsgruppen, die auf einer psychiatrischen Station zusammenarbeiten, zu beschreiben und auch gegeneinander abzugrenzen. In Kap. 11 gehen wir dann detaillierter auf die Tätigkeit des psychiatrischen Pflegepersonals ein und versuchen zu zeigen, wie dessen Arbeit aussieht. Dann wenden wir uns einem in der Psychiatrie ganz wesentlichen therapeutischen Aspekt zu, der in dieser Form und in dieser Bedeutung in den anderen medizinischen Fächern so nicht vorkommt: Wir sprechen über die „Heilkunde der Seele mit seelischen Mitteln", also die Psychotherapie und ihre verschiedenen Formen (Kap. 12).

Der zweite wichtige Strang psychiatrischer Therapie ist die Behandlung mit Medikamenten und anderen körperlich wirkenden Mitteln. Diese sog. Somatotherapie wird, unter besonderer Berücksichtigung von Nebenwirkungen dieser Medikamente, in Kap. 13 dargestellt.

Psychisch kranke Menschen können häufig nicht direkt aus der stationären Behandlung nach Hause entlassen werden, sei es, daß dies noch zu belastend für sie wäre, sei es aber auch, daß sie aufgrund der langen Dauer ihrer Erkrankung obdachlos geworden sind. Auf diesen Bereich der Rehabilitation, der in der Psychiatrie breiter gefächert ist als in den anderen medizinischen Disziplinen, gehen wir in Kap. 14 ein. Eine Besonderheit psychischer Krankheiten kann sein, daß die Patienten nicht krankheitseinsichtig sind. Dies kann dazu führen, daß sie sich oder andere gefährden. In solchen Fällen kann es erforderlich werden, daß eine Unterbringung und Behandlung des Patienten in einem psychiatrischen Krankenhaus auch gegen dessen Willen erfolgen muß. Dieses heikle Gebiet behandeln wir schließlich in Kap. 15.

KAPITEL 10

Stationsteam 10

Wir haben in unseren Falldarstellungen vom „Team" gesprochen. Damit sind Beschäftigungs- und Bewegungstherapeut, Krankenpflegeteam, Sozialarbeiter, Psychologen und Ärzte gemeint. Unter Umständen können auch noch andere Berufsgruppen, z.B. Musiktherapeuten oder Heilpädagogen, hinzukommen. Jede dieser Berufsgruppen ist in ihrem Bereich Spezialist, jedoch auch gleichermaßen auf die anderen Berufsgruppen angewiesen. Erst die Zusammenarbeit im Team macht ein therapeutisches Vorgehen möglich.

So wäre es undenkbar, wenn eine „Einzelkämpferin" z.B. der Beschäftigungs- oder der Bewegungstherapie aufgrund der mangelnden Information und Eingebundenheit im Team nach ihrem ganz eigenen Schema handeln würde. Bei der Angstneurose etwa, wo ein gemeinsames verhaltenstherapeutisches Vorgehen im Vordergrund steht (s. unter 4.2), könnte die Mitarbeiterin der Patientin bei ihren Anfällen Zuwendung geben, damit diese Verhaltensweise „verstärken" und so ohne Absicht ein therapeutisches Programm unterlaufen.

Daher ist eine möglichst intensive Zusammenarbeit der einzelnen Berufsgruppen und ein möglichst gleicher Wissensstand über den Patienten, dessen Erkrankung und v.a. die therapeutische Vorgehensweise anzustreben. Dieses soll in regelmäßigen Besprechungen erreicht werden.

Teambesprechungen finden mindestens in wöchentlichem Turnus statt. Die einzelnen Berufsgruppen berichten aus ihrer Sicht über den Patienten. So ist es z.B. möglich, daß der Patient sich in der Bewegungstherapie völlig anders verhält als in den Gesprächen beim Psychologen, oder daß das Pflegepersonal über mehr wesentliche Informationen verfügt als der Stationsarzt, die Beschäftigungstherapeutin vom Patienten als „Vertrauensperson" gewählt wurde. In diesen Gesprächen wird nicht nur das Verhalten in der jeweiligen Situation dargestellt, sondern es werden auch persönliche Eindrücke der Therapeuten wiedergegeben; Schwierigkeiten im Umgang mit den Patienten sollten dargelegt werden. Erst alle diese Informationen ergeben ein Gesamtbild des Patienten und machen eine individuelle Therapie auf der Station möglich.

Ein Team ist man nicht, man wird es: Überall, wo unterschiedliche Berufsgruppen zusammenarbeiten und unterschiedlich ausgeprägte Persönlichkeiten aufeinander treffen, gibt es natürlich auch die damit verbundenen Probleme, treten Konkurrenzdenken und Neid auf, fühlt sich der eine übergangen, der andere überlegen. Daß diese Gefühle eine gute Teamarbeit hemmen, liegt auf der Hand. Stets sollten jedoch auch gerade diese Gefühle angesprochen werden.

In **Selbsterfahrungsgruppen** kann man die eigene Problematik angehen, mehr über sich und sein Verhalten erfahren und lernen, damit umzugehen. Diese Gruppen sind eine persönliche Angelegenheit jedes einzelnen, der sich dafür entscheidet, und werden von verschiedenen Veranstaltern angeboten.

Überwiegend bei Problemen im Umgang mit den Patienten und dem Team bietet sich eine **Teamsupervision** an. Ein dafür ausgebildeter, nicht der betreffenden Einrichtung angehörender Arzt, Psychotherapeut oder Psychologe führt das Team an Lösungsmöglichkeiten der Problematik heran. Eine dienliche Möglichkeit bieten **Balint-Gruppen**. Da eine Supervisionsstunde (meist 90 min) recht kostenintensiv ist, muß vielfach ein Anteil von den Teilnehmern selbst finanziert werden.

Die Einzelsupervision (außerhalb der Klinik) bietet schließlich noch eine – leider ebenfalls sehr teure – Möglichkeit, über die eigene Arbeit zu reflektieren. Die Formen der Supervision sind stets sehr abhängig von der Ausbildung der Supervisoren und damit deren Herangehensweise. So wird bei dem einen die persönliche Problematik mehr im Vordergrund stehen, bei dem anderen eher die Technik der Herangehensweise.

Teamarbeit – nicht nur für den Patienten. Nicht nur der Patient profitiert vom gemeinsamen Handeln des Teams, sondern auch die einzelnen Teammitglieder. Stellungnahmen und Berichte der einzelnen Berufsgruppen erweitern den Erfahrungsschatz der einzelnen

Berufsgruppen und regen zum Denken über die eigene Berufsgruppe hinaus an. Durch Kontrolle und Rückmeldung des Teams wird eine bessere Selbsteinschätzung gebildet, fühlt man sich in seinem Handeln (und Behandeln) sicherer.

10.1
Die einzelnen Berufsgruppen

Pflegeteam. Hatten die Pfleger und Schwestern noch vor einiger Zeit die Hauptaufgabe, für Ruhe und Ordnung zu sorgen, so hat sich das Bild mittlerweile deutlich gewandelt. Wie man aus den Kapiteln des speziellen Teils und insbesondere an den Fallbeispielen erkennt, arbeiten sie aktiv an der Behandlung mit. Zusammen mit der Patientengruppe gestalten sie das Milieu einer Station, und damit die Basis der Behandlung, entscheidend. Sie sind die Berufsgruppe, die am dichtesten mit den Patienten arbeitet – körperlich sowie sozial. Zudem sind sie nicht nur die größte Berufsgruppe auf einer Station, sondern auch die mit der längsten Anwesenheitszeit. Verhaltensänderungen der Patienten werden hier meist zuerst bemerkt, was ausführliche Dokumentation und intensive Schichtübergabe voraussetzt (s. auch Kap. 11). Zudem gilt es, Patienten mit den verschiedensten Krankheitsbildern auf einer Station als Gruppe wahrzunehmen und die sozialen Kontakte zu fördern. Ebenfalls ist das Pflegeteam für die Stationsstruktur und den Programmablauf zuständig. Die „leidigen" Verwaltungsaufgaben runden das Aufgabengebiet ab.

Ergotherapeuten (Beschäftigungstherapeuten). Anhand der verschiedensten Materialien regt die Beschäftigungstherapie zur Kreativität an. Der Patient soll Ausdrucksmöglichkeiten finden; Konzentration, Selbständigkeit, Ausdauer und Leistungsfähigkeit werden trainiert. Aber auch zur Entspannung und Lockerung wird beigetragen. Durch Aktivierung der körperlichen und geistigen Beweglichkeit soll dem Hospitalismus entgegengewirkt und zur Eigeninitiative angeregt werden. Produktivität im ökonomischen Sinn steht hier *nicht* im Vordergrund.

Sozialarbeiter. Für den Patienten und das Team sind sie die Ansprechpartner in sozialen Fragen. Unter Einbeziehung des sozialen Umfeldes (Familie, Arbeit, Wohnung) planen sie mit dem Patienten insbesondere alle Maßnahmen der beruflichen und sozialen Rehabilitation und Nachsorge und vermitteln die dafür notwendigen Kontakte zu Behörden, Heimen, Beratungsstellen, Sozialstationen etc. Das Aufgabengebiet des Sozialarbeiters variiert je nach Einrichtung stark: In einigen Häusern gibt es einen zentralen Sozialdienst, in anderen sind die Sozialarbeiter den Stationsteams als Therapeuten zugeordnet.

Krankengymnasten (Physiotherapeuten). Anhand körperlicher Übungen und freier spielerischer Bewegungen soll das Körpergefühl gestärkt werden, sollen Bewegungsabläufe bewußt werden. Distanz und Nähe werden in Gruppenübungen kennengelernt. Die Körperarbeit vermittelt dem psychisch Kranken wieder ein Gefühl für sich selbst. Meist wird es spezielle Gruppen für Patienten mit ähnlicher Symptomatik geben. So wird es bei psychotischen antriebsgesteigerten Patienten eine andere Form der Übungen geben als bei Depressiven. Ebenfalls werden vielfach "Hockergymnastikgruppen" speziell für ältere Patienten angeboten.

Arzt. In unserem Gesundheitssystem ist der Arzt die zentrale Figur. Soweit der Umgang mit psychisch Kranken ins Gesundheitssystem integriert ist, gilt dies auch für die Psychiatrie, obwohl hier dem Außenstehenden die Funktion des Psychiaters manchmal wenig durchschaubar ist. Aufgabe des Psychiaters ist es zunächst, im Erstkontakt mit dem Patienten ein Gespräch zu führen, das einerseits die vorgebrachten Beschwerden zusammenfaßt, gleichzeitig aber auch durch gezieltes Nachtragen (Explorieren) Befunde und Symptome erhebt, die eine Zusammenfassung des Gesamtbildes zu einer Diagnose erlauben: Das psychiatrische Gespräch soll zur psychiatrischen Diagnose führen. In Fallbeispiel A (s. Kap. 1) muß der Psychiater sich z. B. also ein Bild gemacht haben, ob sich die Symptome des Patienten als Ich-Störungen, Wahn und Halluzinationen einordnen lassen. Dann muß er entscheiden, ob diese Symptome in ihrem Gesamtbild z. B. ein paranoid-halluzinatorisches Syndrom ergeben. Wenn dann die von Bleuler sowie Schneider beschriebenen Kriterien erfüllt sind (s. unter 1.2) und die körperliche Untersuchung, die auch der Psychiater unbedingt durchführen muß, keinen Anhalt für das Vorliegen einer organischen Grunderkrankung ergibt, kann die Diagnose einer

Schizophrenie gestellt werden. Die Diagnose ist wichtig, um eine korrekte Therapie einleiten zu können, aber auch, um den Patienten ggf. hinsichtlich seiner weiteren Lebensplanung beraten zu können, z. B. ob er Belastungen vermeiden muß, ob seine Krankheit wieder auftreten kann, wie hier ggf. vorgebeugt werden kann usw. Der Arzt leitet und überwacht die Somatotherapien, insbesondere die medikamentöse Therapie. Er entscheidet, welche zusätzliche Therapieform für den Patienten nützlich sein kann – dies sollte dann in enger Rücksprache mit den Teammitgliedern geschehen, die in diesen Therapieformen speziell ausgebildet sind (z. B. Psychologe, Beschäftigungstherapeut, Krankengymnast). Zusammen mit dem Pflegepersonal entwickelt er ein tagesstrukturiertes Programm, an das sich der Patient halten soll. Gegebenenfalls entscheidet er, ob eine Einzelpflege erforderlich sein wird. Für solche Entscheidungen ist er auf die Rückkoppelung durch das Pflegepersonal, das den Patienten während des ganzen Tages sieht und mit ihm Kontakt hat, angewiesen. Nicht selten geben sich die Patienten in der Visite anders als im Aufenthaltsraum! Die Einleitung weiterer diagnostischer Maßnahmen, wie kraniales CT, Lumbalpunktion etc., obliegt ebenfalls dem Arzt.

Psychologe. Die Rolle des Psychologen ist weniger klar als die des Arztes. Manchmal ist er eher selten auf der Station präsent, wo er sich dann nur gezielt um einzelne Patienten zu kümmern hat, andererseits gibt es aber auch Krankenhäuser, in denen einzelne Stationen von Psychologen geleitet werden. Dies hat mit der nicht klar definierten Stellung des Psychologen in unserem Gesundheitssystem zu tun: Ursprünglich war die Psychologie ein wissenschaftliches Fach, das sich mit der Erforschung des psychischen Erlebens und des Verhaltens beschäftigte (z. B. Sozialpsychologie, Persönlichkeitspsychologie, Wahrnehmungspsychologie). Mit zunehmendem Interesse am Umgang mit kranken Menschen entwickelte sich dann aber die **klinische Psychologie**, und immer mehr Psychologen erlernten psychotherapeutische Techniken, die früher überwiegend den Ärzten vorbehalten waren. Aufgrund ausbildungstechnischer Beschränkungen spezialisierten sich Psychologen meist auf das Erlernen gesprächs- oder verhaltenstherapeutischer Techniken.

Keinen Streit gibt es sicherlich darüber, daß der Psychologe für das weite Feld **psychodiagnostischer Untersuchungen** zuständig ist. Da es eine Vielzahl psychologischer Tests gibt, die auf spezielle und unterschiedliche Fragestellungen zugeschnitten sind, muß er die Tests auswählen, nachdem er mit dem Arzt besprochen hat, welche Fragestellung für den Patienten abgeklärt werden soll. Die oft mehrstündigen Testuntersuchungen werden manchmal auch von einem psychologisch-technischen Assistenten unter Anleitung des Psychologen durchgeführt. Dieser wertet dann die Ergebnisse der ausgewählten Verfahren aus und bespricht sie mit dem Arzt. Die weitere Funktion des Psychologen richtet sich dann je nach den Vorgaben der Klinik bzw. nach seiner Ausbildung: So kann er z. B. einzelne Patienten psychotherapeutisch behandeln, er kann Verhaltenstherapien durchführen oder verhaltenstherapeutische Programme supervidieren. Oft leitet er Stationsgruppen, führt Teambesprechungen durch und ist für bestimmte gruppentherapeutische Verfahren, z. B. das Selbstsicherheitstraining, verantwortlich.

KAPITEL 11

Pflegeplanung und Dokumentation 11

Mit dem Begriff **„Krankenpflegeprozeß"**, der zuerst in den 50er Jahren in den USA und in England in Krankenpflegezeitungen auftauchte, verbinden sich Veränderungen im Berufsalltag der Krankenpfleger und -schwestern, auch in der Psychiatrie. Wir wollen zunächst die einzelnen Schritte des Pflegeprozesses kurz erwähnen:

- Informationssammlung
- Erkennen von Problemen und Ressourcen
- Festlegen der Pflegeziele
- Pflegeplanung
- Pflege
- Beurteilen der Pflegewirkung

Basis der **Informationssammlung** sollte ein Aufnahmeprotokoll sein, das von der aufnehmenden Pflegeperson, u.U. in Zusammenarbeit mit dem aufnehmenden Arzt, erstellt wird. Darin werden sowohl die persönlichen Daten des Patienten als auch die Beobachtungen der Pflegekraft hinsichtlich Allgemeinzustand, Stimmung, Antrieb, Orientierung, Bewußtseinslage und Verhalten dokumentiert. Besonders hervorgehoben werden Gefährdungsaspekte, wie z.B. Suizidalität, Suchterkrankungen, Anfallsleiden oder auch somatische Erkrankungen, die besondere pflegerische Aufmerksamkeit erfordern (z.B. Virushepatitis, Diabetes oder Allergien). Ferner werden Betreuungsbeschlüsse und Aufnahme nach PsychKG (vgl. Kap. 15) oder das Vorliegen einer Freiwilligkeitserklärung (letzteres bei freiwilliger Aufnahme auf eine geschlossene Station) dokumentiert. Jedes gebräuchliche Dokumentationssystem sollte entweder durch spezielle „Reiter" oder entsprechende Rubriken auf dem Kurvenblatt die Möglichkeit bieten, diese besonders wichtigen Angaben, u.U. auch farblich hervorgehoben, für alle Mitarbeiter deutlich sichtbar zu machen.

Wichtig sind außerdem Informationen über das soziale Umfeld, z. B. Wohnsituation, Familienstand, berufliche Situation, Religionszugehörigkeit und frühere stationäre Aufenthalte sowie bekannte psychiatrische Krankheiten. Da nicht alle Patienten in den ersten Behandlungstagen zu diesen Fragen adäquate Angaben machen können oder wollen, ist es sinnvoll, ergänzende Angaben von Freunden oder Verwandten mit in die Informationssammlung aufzunehmen. Angaben, die nicht vom Patienten selbst stammen, sollten aber entsprechend kenntlich gemacht werden. Wichtige Vorgänge im Leben des Patienten (z. B. drohende Kündigung durch den Arbeitgeber, Todesfall in der Familie) spielen bei der Einschätzung von Krankheitssymptomen und der Behandlung eine bedeutende Rolle und sollten in der Informationssammlung einen gut sichtbaren Platz einnehmen.

Das **Erkennen von Problemen und Ressourcen** erfolgt ab dem ersten Tag und wird in den Pflegeberichten dokumentiert. Am Ende jeder Schicht sollte möglichst der Mitarbeiter, der als Bezugspflegekraft den intensivsten Kontakt mit dem Patienten hatte, den Pflegebericht niederschreiben. Alle anderen Mitarbeiter können aus den Berichten ersehen, in welchen Pflegebereichen der Patient Unterstützung braucht und wo er über Ressourcen verfügt.

Der **Pflegebericht** informiert über:

- Veränderungen im Krankheitsbild
- Reaktionen auf Medikamente
- Beobachtungen von Allgemeinzustand, Stimmung, Antrieb, Orientierung, Bewußtseinslage
- Pflegerische Aktivitäten der Mitarbeiter (patientenbezogen)
- Aktivitäten des Patienten während und nach den Therapiezeiten
- Verhalten des Patienten gegenüber anderen Personen

Der Bericht sollte frei sein von Wertungen und kurz und präzise das Geschehene wiedergeben. Die Pflegeberichte der ersten Tage zusammen mit der Informationssammlung bilden die Grundlage für die **Pflegeziele.**

Als Schema zur Erarbeitung der Pflegeziele im Rahmen der **Pflegeplanung** haben sich die 12 Aktivitäten des täglichen Lebens (ATL) nach Juchli in der Praxis bewährt.

Sinnvollerweise erarbeitet die zuständige Bezugspflegekraft anhand der festgestellten Ressourcen, Defizite, und der ATL einen individuellen Pflegeplan für den Patienten. Ein entsprechendes Formular ist Bestandteil des Dokumentationssystems und sollte somit allen anderen Teammitgliedern zugänglich sein.

Beispiel

Ein sozial isolierter, kontaktgestörter Patient soll mit Unterstützung zunächst wieder lernen, sich in eine Gruppe zu integrieren (Nahziel). Der Patient soll sich aus eigener Kraft und nach eigenen Interessen einen Bekannten- bzw. Freundeskreis suchen und erhalten (Fernziel). Nach dem Schema der ATLs wird die Planung unter der 10. ATL (Kommunizieren) dokumentiert. Indirekt berührt die Planung aber auch die ATLs „Mobilität" und „sich als Mann oder Frau fühlen". Geplant wird, daß der Patient zunächst an der 2mal die Woche stattfindenden Stationssportgruppe teilnehmen soll. Sein Interesse für Sport wird dabei genutzt, damit er wieder normale Kontakte erleben kann. Die gemischtgeschlechtliche Gruppe, die von einem Sporttherapeuten und einem Krankenpfleger betreut und geleitet wird, ist so konzipiert, daß sie neben der körperlichen Aktivität (Ziel: bessere Selbstwahrnehmung) auch das Gruppenerlebnis (Ziel: Kontaktaufnahme ermöglichen) fördert. Der Patient sollte soweit wie möglich an der Pflegeplanung beteiligt werden, er selbst muß schließlich den Hauptteil der Bewältigung seiner Probleme tragen und den Sinn der pflegerischen und therapeutischen Maßnahmen verstehen.

Die **Pflege** – nach unserem Beispiel die begleitete Durchführung der Sporttherapie – wird entsprechend in den Pflegeberichten dokumentiert.

Je genauer die Berichte Auskunft über Probleme und Erfolge des Patienten geben, desto besser kann die **Beurteilung der Pflegewirkung** erfolgen. Für das genannte Beispiel heißt das, daß regelmäßig überprüft wird, ob die geplante Verbesserung der Kontaktfähigkeit und größere Sicherheit im Umgang mit anderen tatsächlich eintritt, oder ob das Pflegeziel nur teilweise bzw. gar nicht erreicht wird.

Nach einem Vergleich zwischen den Eintragungen in den Berichten und den Pflegezielen erfolgt eine Neuanpassung. Wenn die Ziele des alten Planes erreicht sind, wird ein neuer, den aktuellen Fähigkeiten, Interessen und Defiziten angepaßter Plan erstellt. Wenn die Ziele nicht erreicht sind, der Pflegeplan also (evtl. nur teilweise) gescheitert ist, sollte herausgefunden werden, ob das Pflegeziel zu hoch gesteckt, der Patient also überfordert war, ob der Plan nicht vollständig oder nicht durchführbar war, ob Probleme des Patienten und Ressourcen falsch eingeschätzt wurden. Auch Veränderungen im Verhalten und im Krankheitsverlauf des Patienten können ein Grund für das Scheitern des Pflegeplanes sein.

Da der Personalbedarf der psychiatrischen Abteilungen seit Ende 1990 durch die erbrachten Minutenwerte in der Pflege errechnet wird („Psychiatrie-Personalverordnung, PsychPV, vgl. Literaturhinweis in **Anhang C**), ergibt sich zusätzlich die Notwendigkeit, den Umfang der pflegerischen Maßnahmen durch Pflegeplanung und -dokumentation transparent zu machen.

Pflegedokumentation in der Psychiatrie

Ergänzend zu den bereits beschriebenen Bereichen der Pflegedokumentation (vgl. **Informationssammlung** und **Erkennen von Problemen und Ressourcen**) wollen wir hier noch einige psychiatrische Besonderheiten beschreiben. Dokumentiert werden hier:

- Ausgangsregelung (nach schriftlicher Anordnung des Arztes – auch abhängig von der Art der Unterbringung)
- Medikation (nach schriftlicher Anordnung des Arztes – u. U. Zusatz- oder Bedarfsmedikation mit genauer Angabe von Indikation, Präparat und Menge, Depotmedikation)
- Fixierungen (nach schriftlicher Anordnung des Arztes mit genauen Angaben zu Dauer und Umfang der Maßnahme)
- Überwachung (nach schriftlicher Anordnung des Arztes Sitz- bzw. Sonderwache z. B. bei akut suizidalen oder fixierten Patienten)

Bei allen genannten Maßnahmen **muß** die schriftliche Anordnung des Arztes vor der Durchführung erfolgen. Letztendlich ist das Dokumentationssystem einer Station auch ein Spiegel der Qualität der internen Kommunikation, und diese entscheidet maßgeblich über die Behandlungsqualität bzw. den Erfolg der Therapie.

Psychotherapie

Der Ausdruck *Psychotherapie* bedeutet zunächst nichts weiter als *Behandlung mit seelischen Mitteln* und grenzt sich damit zu den sog. *Somatotherapien* ab, der Behandlung durch Operationen, Injektionen, Medikamente, oder zur *Physiotherapie*, d.h. durch Massagen, Fangopackungen etc.

Psychotherapie ist damit ein Überbegriff, unter den eine Vielzahl von Behandlungsverfahren fällt: Am bekanntesten ist sicher die **Psychoanalyse** („Behandlung auf der Couch"), obwohl sie nur bei eher wenigen Patienten und vorwiegend ambulant zur Anwendung gelangt.

Um bei der Darstellung der Psychotherapien etwas Klarheit zu schaffen, trennen wir 2 Hauptformen:

- verhaltenstherapeutische (z.B. kognitive Verhaltenstherapie) und
- psychodynamische (z.B. analytische Psychotherapie).

Psychoanalyse und Verhaltenstherapie werden aufgrund ihrer unterschiedlichen theoretischen Bezugssysteme häufig als unversöhnlich einander gegenübergestellt. Etwas pauschal könnte man folgende Gegenüberstellung treffen: Die Psychoanalyse geht davon aus, daß es sich bei der sichtbaren neurotischen Verhaltensweise um das Symptom eines unbewußten Konflikts handelt, so daß die Therapie wesentlich in einer Bewußtmachung dieses Konfliktes, verbunden mit einem Zutagetreten der diesen Konflikt begleitenden, verdrängten Gefühle (Affekte) bestehen muß. Die Verhaltenstherapie sagt demgegenüber, die störende Verhaltensweise sei erlernt und könne therapeutisch folglich durch ein Ver-Lernen bzw. ein Neuerlernen anderer Verhaltensweisen angegangen werden. Die Annahme eines Unbewußten lehnt die Verhaltenstherapie ab.

Sowohl in der psychoanalytischen als auch in der Verhaltenstherapie haben sich im Lauf vieler Jahre zahlreiche Unterformen herausgebildet. Bei der Auswahl einer speziellen Form dieser Verfahren für einen bestimmten Patienten geht man pragmatisch vor, d. h. man versucht den bestmöglichen Kompromiß zwischen den Eigenschaften des Patienten und den Fähigkeiten des Therapeuten in der konkreten Situation zu finden.

Zunächst stellen wir die Grundlagen der „analytischen Psychotherapie" und der „Verhaltenstherapie" dar. Einige weitere Psychotherapieformen, die sich den beiden eben genannten nicht zuordnen lassen, werden anschließend erwähnt.

12.1
Analytische Psychotherapie

Die Grundlagen dieser Therapieform und ihre theoretische Basis wurden v. a. durch Sigmund Freud (1856–1939) geschaffen, aber auch Alfred Adler und C.G. Jung waren wesentlich beteiligt. Um zunächst die Therapie als solche zu erklären, erscheint es uns notwendig, einige Grundbegriffe der Tiefenpsychologie kurz abzuhandeln.

Zentrale Begriffe sind das sog. strukturelle Persönlichkeitsmodell („Ich", „Es" und „Über-Ich") und die psychoanalytische Entwicklungstheorie (Phasen der psychosexuellen Entwicklung). Diese beiden Bereiche werden zunächst behandelt, dabei wird auch auf Primär- und Sekundärvorgang eingegangen. Anschließend werden die zentrale Rolle des „Konflikts" und die mit ihm eng zusammenhängenden „Abwehrmechanismen" erörtert. Im Anschluß daran werden neurotische Symptome und die Therapie erläutert.

Strukturelles Persönlichkeitsmodell. In diesem strukturellen Persönlichkeitsmodell wird die Persönlichkeit in 3 Unterstrukturen, die auch als „Instanzen" bezeichnet werden, gegliedert. Diese Instanzen sind mit den Namen „Über-Ich", „Es" und „Ich" belegt. Wichtig dabei ist zu wissen, daß es sich um ein Modell handelt, also lediglich um einen Versuch, mittels dieser Vorstellung die Realität zu erklären.

Über-Ich. Unter „Über-Ich" werden alle Persönlichkeitseigenschaften verstanden, die aufgrund der Erziehung, sei es die Erziehung durch die Eltern im engeren Sinne oder durch die Gesellschaft überhaupt – d. h. die soziokulturelle Formung –, festgelegt werden. Im „Über-Ich" befinden sich die Idealvorstellungen des Menschen, die Normen, die strengen moralischen Vorstellungen. Oft wird diese Instanz auch gleichbedeutend mit „Gewissen" verwendet.

Es. Unter „Es" werden die triebhaften Impulse oder auch Grundbedürfnisse verstanden. Diese Grundbedürfnisse oder Triebe, wie Abhängigkeit, Selbstwertschätzung, Liebe, Haß und andere mehr, streben danach, sofort und vollständig erfüllt zu werden. Sie bringen sich damit natürlich oft in Widerspruch zu den strengen Normen des Über-Ichs.

Ich. Dem „Ich" kommen die Vermittlungsfunktionen zwischen den grundlegenden triebhaften Bedürfnissen des Menschen und den Normen des Über-Ichs zu. Es versucht, unter Einbeziehung der Erfordernisse der Realität – d. h. der „äußeren" Wirklichkeit – einen Kompromiß zwischen triebhaften Impulsen und den starren, harten Normen des Über-Ichs zu schaffen. Die Verschiedenartigkeit der Menschen wird in erster Linie auf das verschiedene Funktionieren dieses „Ichs" zurückgeführt; mit anderen Worten, die Verschiedenartigkeit der menschlichen Charaktere ist auf die unterschiedliche Kompromißbildung bei verschiedenen Menschen zurückzuführen.

Phasen der psychosexuellen Entwicklung. Um die Entwicklung der Grundbedürfnisse der Menschen verstehen zu können, sind die im nachfolgenden kurz skizzierten Phasen der psychosexuellen Entwicklung des Kindes von grundlegender Wichtigkeit. In jeder dieser Phasen entwickeln sich ganz spezielle spezifische Bedürfnisse; sie sind für diese jeweilige Phase prägend.

Das erste Lebensjahr (orale Phase). Unmittelbar nach der Geburt ist ein Kind durch vollständige Abhängigkeit von seiner sozialen Umwelt, d. h. von seiner Mutter, gekennzeichnet. Das Erlebnis der

Abhängigkeit ist prägend für die frühe Kindheit. Diese Abhängigkeit wird jedoch zunächst nicht etwa als bedrohlich wahrgenommen, im Gegenteil, das Kind erlebt sich wohlversorgt, vermeint, dies sei selbstverständlich, dies stehe ihm zu. Diese Abhängigkeitsbedürfnisse werden normalerweise in einem hohen Grade von der sozialen Umwelt, von der Mutter bzw. den Eltern befriedigt. Werden sie enttäuscht und frustriert, entstehen mitunter die schwersten Formen neurotischer Gestörtheit, die sog. „frühen Störungen". Ängste vor Verlust naher Beziehungspersonen in späteren neurotischen Störungen spiegeln diese Urängste wider; sie spielen bei der depressiven Neurose die führende Rolle. Nach Erikson könnte man diese Entwicklungsphase auch mit dem Gegensatzpaar „Urvertrauen gegen Urmißtrauen" umreißen.

Kleinkindalter (anale Phase). Damit ist der Zeitraum des 2. und 3. Lebensjahres gemeint. Die Kinder beginnen, sich aus eigener Aktivität mehr der Umwelt zuzuwenden; physiologisch fällt in diese Zeit das Erlernen der Beherrschung der Körperschließmuskeln (kontrollierte Kotausscheidung). Diese Möglichkeit kann das Kind im Dienste seines eigenen Willens zunehmend einsetzen. Das Kind tritt nun zum ersten Mal als Mensch mit eigenem Willen auf. Es kann mittels Leistung auf diesem Sektor Anerkennung erwerben; es kann natürlich auch mit Verweigerung dieser Leistung Protest anmelden. Das letztere zeigt deutlich, daß hier auch aggressive Bedürfnisse durchgesetzt werden können. Erikson hat das Charakteristische dieser Phase mit dem Gegensatzpaar „Festhalten/Loslassen" umrissen. Die typische Störung, die aus dieser Entwicklungsphase stammt, ist die Zwangsneurose.

Vorschulalter (phallische Phase). Diese Phase wird auch als *ödipale* oder *infantil-genitale* Phase bezeichnet. Zwischen dem 4. und dem 6. Lebensjahr bilden sich intensive, auf den gegengeschlechtlichen Elternteil gerichtete sexuelle Bedürfnisse heraus und führen zu einer Rivalität mit dem gleichgeschlechtlichen Elternteil. Dies ist der Grundkonflikt des weithin als Ödipuskomplex bekannt gewordenen Spannungsfeldes. Das Kind ist in einem Dilemma. Es liebt beide Eltern und möchte von beiden Eltern geliebt werden, dennoch hat es ein Verlangen nach dem gegengeschlechtlichen Elternteil. Dies ruft Ängste hervor; so beim Jungen die Kastrationsangst. Damit ist der phantasierte Verlust des Penis gemeint; gewissermaßen als Strafe dafür, daß er die Mutter, die gleichzeitig Partnerin des Vaters ist, begehrt. Diese Ängste treten auch bei Mädchen auf, jedoch unstrukturierter, als Verletzungs- und Pfählungsängste. Im weiteren Sinne geht es um Ängste vor Bedrohung der körperlichen Integrität. Am Ende dieser Entwicklung steht die Identifizierung mit dem gleichgeschlechtlichen Elternteil; die Phantasieziele, die auf den gegengeschlechtlichen Elternteil gerichtet waren, werden aufgegeben; die aktive Hinwendung zu der eigentlichen, eigenen Geschlechtsidentität ist das entscheidende Ergebnis des Ödipuskonflikts. Zum Ende dieser Entwicklungsphase beginnt sich auch das „Über-Ich", also die Gewissensinstanz, infolge dieses Identifizierungsprozesses endgültig zu bilden (6. bis 7. Lebensjahr). Ungelöste Konflikte aus dieser Zeit können zu einer hysterischen Neurose führen.

Bewußtes und Unbewußtes. Das Bewußte ist uns allen recht verständlich. Es umfaßt jene Gedankenvorgänge und Handlungsmotivationen, die wir jederzeit erklären können. Wollen wir uns z. B. einen etwas teureren Gegenstand kaufen, so überlegen wir, ob wir uns diesen im Moment leisten können; falls nicht, warten wir, bis wir genug Geld dafür zur Verfügung haben; dann werden wir diesen Gegenstand kaufen. Dies kann man jedem auch gut erklären. Es ist sofort einsichtig, es ist „vernünftig". Daneben gibt es jedoch Motivationen, die ebenfalls unsere Handlungen, mitunter sogar sehr stark und wesentlich, bestimmen, die dem verstandesmäßigen Zugriff nicht ohne weiteres zugänglich sind. Die Ursache dieser unbewußten Motivationen stammt aus frühkindlichen, „unvernünftigen" Motiven, die später vergessen, „unbewußt" wurden. Dies mag an einem kleinen Beispiel, das eine **Fehlleistung** – also ein unbeabsichtigtes Andrängen früherer verdrängter Impulse – beinhaltet, dargelegt werden. Einem autoritätsgläubigen Buchhalter, der ansonsten seinem Chef gegenüber sehr loyal war, sich sofort unterordnete und im Büro ganz selbstverständlich die Überlegenheit des Chefs anerkannte und verteidigte, unterlief anläßlich der Geburtstagsfeier des Chefs folgender Ausspruch: „Lassen Sie uns nun alle auf das Wohl unseres Chefs aufstoßen." Eigentlich wollte er natürlich sagen „anstoßen", doch in Form einer Fehlleistung, d. h. einem Andrängen seiner eigenen, unbewußten Abneigung dem Chef gegenüber, „verrät" er sich. Man könnte bei einem solchen Menschen weiter spekulieren, daß seine

Eltern ihm während der Kindheit Autorität, auch mit eigenem Beispiel, als sehr vorrangig zu vermitteln versucht haben. Er selbst hat vielleicht nie gegen seine Eltern aufbegehrt, hat dieses Autoritätsideal anerkannt; evtl. ist sein Aufbegehren auch sehr früh konsequent gebrochen worden. Der Konflikt „Autorität – eigener Wille" wurde so von ihm nie gelöst; in seinem späteren Leben wurde er der ideale Untergebene, war autoritätsgläubig, sofort zur Unterordnung bereit. Dennoch drängte, da er diesen Konflikt in seiner frühen Kindheit nicht gelöst hat, anläßlich seines Trinkspruches seine eigentliche unbewußte Meinung rasch hervor; ihm unterlief eine Fehlleistung, die er wahrscheinlich nie verstehen kann, da er doch eigentlich den Chef voll und ganz anerkennt. Bei diesem Beispiel darf nicht vergessen werden, daß eine Fehlleistung die Ausnahme darstellt. Normalerweise bestimmen unbewußte Motivationen, auch ohne daß sie durch Fehlleistungen offenbar werden, unser Handeln. Dieses erfährt dann nur einen oft auch für uns selbst unverständlichen Bruch im vernünftig Ableitbaren; auch für andere ist dies oft nicht mehr nachvollziehbar. Schon an dieser Stelle sei jedoch vermerkt, daß dies etwas ganz Normales ist, daß sich nur, wenn sozusagen die Quantität der unbewußten Motivation unseres Handelns zu groß wird, eine krankhafte Verhaltensweise (Neurose) entwickeln kann.

Primär- und Sekundärvorgang. Unter Primärvorgang versteht man das ganzheitliche Denken, wie es beispielsweise das junge Kind ständig, der Erwachsene im Traum vollzieht. Dieses Denken ist gekennzeichnet durch Zeitlosigkeit, Aufhebung der Logik, Verschwimmen der Einzelheiten. Dinge werden sinnlich begriffen, nicht in ihre Unterstrukturen zerlegt, nicht formal logisch verknüpft, Kausalketten existieren nicht. Diese Definition des Primärvorgangs schließt in sich natürlich den Begriff des Sekundärvorganges ein: Dieses Denken ist analytisch, logisch, hat einen genau festlegbaren zeitlichen und kausalen Zusammenhang und orientiert sich sehr stark an der Realität.

Abwehr. Abwehr ist der Versuch, Angst zu vermeiden. Diese Definition mag zunächst befremden, wird aber klar, wenn man sich vor Augen hält, daß Angst in der psychodynamischen Neurosentheorie immer dann entsteht, wenn reaktualisierte Konflikte aus der frühen Kindheit (s. Konflikt) vorliegen. Diese Angst wird als bedrohlich erlebt. Es wird versucht, sie zu umgehen; sie wird abgewehrt. Man hat im Laufe der Zeit eine ganze Reihe von Abwehrmechanismen unterschieden; der wichtigste ist die Regression.

Regression. Unter Regression versteht man den Versuch, einen Konflikt (s. dort) mittels kindlicher Verhaltensmechanismen zu lösen. Man greift gewissermaßen auf kindliche, infantile Erlebensformen zurück. Dies geschieht unbewußt; der Betroffene erhofft sich davon eine Erleichterung; in der Regel führen diese kindlichen und damit zumeist ungenügenden Versuche zu einer Verschlimmerung der entsprechenden Symptomatik. Wenn z. B. in einer Partnerbeziehung der eine Partner Kritik am anderen übt, dieser diese punktuelle Kritik jedoch – wie ein Kind in der oralen Phase – unbewußt sofort mit totalem Liebesentzug, Vernachlässigung und Ablehnung gleichsetzt, also mit dem Schema des Kindes in der oralen Phase reagiert, und dann die Partnerbeziehung insgesamt – vollkommen unangebracht – in Frage stellt, so nennt man diese Verarbeitung Regression. Führt dann diese ungenügende Verarbeitung noch zu einer depressiven Störung, eben wegen des unbewußt phantasierten totalen Verlustes der Liebesperson, so sieht man in diesem Beispiel gleichzeitig, wie mittels eines neu aufflammenden Konfliktes, der in der oralen Phase nicht gelöst wurde, über den Umweg der unbewußten Regression ein neurotisches Symptom – hier eine depressive Neurose – entsteht.

Weitere wichtige Abwehrformen sind:

- Verdrängung: Von innen andrängende Impulse werden ins Unbewußte gedrängt.
- Projektion: Der spannungsauslösende Impuls wird in die Umwelt verlagert, anderen „in die Schuhe geschoben". Fühlt sich der Betreffende aggressiv, meint er, allen Grund dazu zu haben (irrtümlich!), weil er sich von einem anderen bedroht fühlt.
- Reaktionsbildung: Der spannungserregende Impuls wird durch sein Gegenteil ersetzt, z. B. Aggression durch Unterwerfung.
- Rationalisierung: Der Vorgang – innere, ungelöste Konflikte abzuwehren – wird im Nachhinein mit pseudovernünftigen Gründen belegt.
- Isolierung: Meist meint man dabei die Isolierung des eine Handlung begleitenden Affekts, so daß diese Handlung oder dieser Vorgang gefühlsneutral erlebt wird.

Konflikt. Der Begriff des Konflikts ist der Kern der psychoanalytischen Neurosentheorie überhaupt. Was ist darunter zu verstehen? Ein Konflikt entsteht, wenn zwei sich widerstrebende Tendenzen, die annähernd gleich stark gewünscht oder gleich stark abgelehnt werden, auftreten. Es entsteht dann eine Spannung, ein Hin-und-Her-Gerissensein. Ein solcher Konflikt ist ein im alltäglichen Leben häufig vorkommender Zustand; normalerweise entscheiden wir uns für einen Kompromiß oder für eine der beiden Möglichkeiten, ohne daß es dabei irgendwelche Beziehungen zu neurotischen Störungen gibt. Neurotische Symptome zeigen sich, wenn ein aktueller Konflikt bzw. die Grundmotivationen, die die Basis dieses Konflikts bilden, mit einem ungelösten Konflikt in der frühen Kindheit – auch als Komplex bezeichnet – in Zusammenhang steht. Dann kommt es zur Reaktualisierung, d.h. zu einem erneuten Empfinden der ungelösten Probleme in der frühen Kindheit; es entstehen Angst, Spannung, Unruhe. Um diesen Zustand abzubauen, wird abgewehrt. Diese Abwehr entspricht den neurotischen Symptomen. Die neurotischen Symptome hängen von der Phase der frühkindlichen Entwicklung ab, in der der zugrundeliegende Konflikt nicht gelöst werden konnte.

Neurotische Symptome. Es wurde bereits darauf hingewiesen, wie man sich die Entstehung neurotischer Symptome vorstellt. In jeder Phase der psychosexuellen Entwicklung gibt es bestimmte grundlegende Konflikte, die in dieser Phase gelöst werden sollten. Werden sie nicht gelöst, kann es im späteren Leben – ausgelöst durch aktuelle Konflikte, die von den gleichen Grundmotivationen bestimmt werden – zu einer Wiederbelebung der damaligen kindlichen Angst kommen. Diese führt über charakteristische Abwehrmechanismen und Verhaltensweisen zur Auslösung jeweils bestimmter, charakteristischer neurotischer Störungen. Das in Tabelle 12.1 dargestellte stark vereinfachende Schema soll dies verdeutlichen.

Therapie. In einer psychoanalytisch orientierten Psychotherapie sollen vergessene, ins Unbewußte abgedrängte Konflikte mit Hilfe spezieller Techniken (s. unten) wieder bewußt gemacht und damit eigentlich erst gelöst werden. Durch diese Lösung der den neurotischen Symptomen zugrundeliegenden kindlichen Konflikte wird Besserung oder evtl. Heilung erzielt.

Tabelle 12.1. Zuordnung von (triebedefinierten) Entwicklungsstadien, Konflikten und Symptombildungen. (Nach Hoffmann u. Hochapfel 1991, s. Anhang C)

Psychosexuelle Entwicklung	Bedürfnisse	Konflikte	Neurose
Oral (bis 8. Monat)	Selbstbild-bezogene (narzißtische)	Narzißtisch	„Frühe Störung"
Oral (bis 2. LJ) Anal (2. und 3. LJ)	Versorgtwerden Aggressive, selbstbestimmen-de	Abhängigkeit Aggression, Autonomie	Depressiv Zwangsneurotisch
Phallisch, ödipal (4. bis 6. LJ)	Genital-sexuell	Ödipal	Hysterisch

An dieser Stelle einen umfassenden Eindruck der Vorgehensweise in einer psychoanalytisch orientierten Therapie zu geben, ist nicht möglich. Daher werden wir einige Grundregeln beschreiben und in allgemeiner Form das Vorgehen umreißen. Im wesentlichen wird auf die Charakterisierung von Abwehrvorgängen Wert gelegt – seien dies Abwehrvorgänge, die aus den Erzählungen des Patienten sichtbar werden, oder Abwehrvorgänge, die im therapeutischen Prozeß selbst gegenüber dem Therapeuten zutage treten. Dabei sind die Vorgänge Übertragung, Gegenübertragung und Übertragungsneurose besonders wichtig:

Übertragung, Gegenübertragung, Übertragungsneurose. Unter Übertragung versteht man, wenn ein Patient in der Therapie Gefühle, die er eigentlich einer anderen Person gegenüber hegt, unbewußt dem Therapeuten entgegenbringt und im Lichte dieser Gefühle das Verhalten des Therapeuten interpretiert. Wenn z.B. eine Patientin unbewußt stark aggressive Tendenzen ihrem Ehepartner gegenüber hat, kann sie schon leichte Kritik des Therapeuten als eine derartige Provokation erleben, daß sie stark aggressiv auf ihn reagiert, ihn massiv angreift. Für den Therapeuten ist dies oft überraschend, ist ihm selbst doch gar nicht klar, weshalb die Patientin auf relativ kleine Kritikpunkte so heftig reagiert. Gleichzeitig ist es für ihn ein Zeichen, darüber nachzudenken, woher diese aggressiven Impulse der Patientin kommen können, wer das eigentliche Ziel dieser Aggression ist, warum der Patientin diese aggressiven Impulse nicht bewußt zugänglich sind. Eine solche Übertragung ist nicht auf den Patienten in einer therapeutischen Situation begrenzt, auch der Therapeut kann auf den Patienten unbewußt eigene Gefühle übertragen; diese Rückübertragung wird gemeinhin als Gegenübertragung bezeichnet. Der Begriff der Übertragungsneurose meint, daß innerhalb der therapeutischen Situation der für jeden Patienten charakteristische kindlich-neurotische Konflikt (s. Regression) in Widerspiegelung mit dem Therapeuten wiederbelebt und durchlebt wird. In dieser (therapeutischen) Wiederholung kann der Konflikt bewußt gemacht, bearbeitet und aufgelöst werden.

Über die Charakterisierung dieser Abwehrvorgänge wird der Patient quasi automatisch auf die diesen Abwehrvorgängen zugrundeliegenden Konflikte geführt; er kann sich schrittweise an ihm zunächst unbewußte frühe Konflikte erinnern. Durch erneutes Nacherleben dieser frühen Konflikte und der nun verspätet erfolgenden Lösung werden die Abwehrmechanismen immer weniger notwendig, da die ihnen zugrundeliegende Angst, die wiederum aus diesen ungelösten Konflikten entsteht, immer geringer wird. Der Therapeut hält sich in der Regel zurück, sagt wenig, gibt dem Patienten viel Raum zu erzählen, frei zu assoziieren; der Patient erzählt alle Gedanken, die ihm spontan einfallen, ohne diese daraufhin zu überprüfen, ob es im Moment adäquat ist, diese auszusprechen. Dieses freie Assoziieren erhöht die Wahrscheinlichkeit, daß eigentliche Motive und Emotionen, die Handlungen und Gefühle bestimmen, schneller offensichtlich werden, als wenn ständig einer sozialen Erwartung gemäß erzählt wird. Die Regel dieses Zurückhaltens, des Nicht-Wertens der Äußerung des Patienten, wird als **Abstinenzregel** bezeichnet.

Indikation. Um die Indikation zur immer sehr zeitaufwendigen und damit kostenintensiven psychoanalytisch orientierten Psychotherapie zu klaren, wird ein ausführliches Erstgespräch – normalerweise Erstinterview genannt – geführt. Ziel dieses Gespräches ist es, einen Eindruck davon zu gewinnen, welche Bedingungskonstellationen die frühe Kindheit des Patienten geprägt haben, ob es eine klare Auslösesituation der neurotischen Symptomatik gab – d. h. eine klare Situation, in der frühe ungelöste Konflikte reaktualisiert wurden – und ob der Patient ausreichend therapiemotiviert ist. Dieser letzte Punkt ist ganz besonders wichtig, da eine psychoanalytische Behandlung meist einen langen Zeitraum, oft mehrere Jahre, umfaßt, durch oft ausgeprägte durchzustehende Krisen charakterisiert ist und daher eine hohe Therapiemotivation notwendig ist, damit dieser Prozeß überhaupt durchgehalten wird.

Formen der Behandlung. Eine **klassische psychoanalytische Behandlung** erfolgt 2- bis 4mal pro Woche, meist über mehrere Jahre. Der Patient liegt auf einer Couch, der Therapeut sitzt hinter ihm, außerhalb des Gesichtsfeldes, auf einem Stuhl. Dies fördert – obwohl es zunächst eine ungewohnte Situation sein mag – das freie Assoziieren und das Erzählen ohne Hemmungen.

Neben dieser klassischen Psychoanalyse gibt es auch auf aktuelle Fragen konzentrierte Therapieformen, die keine generelle Neuorientierung des Patienten bezwecken. Diese dauern in der Regel nur 1 Jahr mit insgesamt 20–40 Sitzungen; sie werden als **Fokal-** bzw. **Kurztherapie** bezeichnet.

Daneben gibt es auch die psychoanalytisch orientierte **Gruppenpsychotherapie**. Dabei versucht der Therapeut, die in der Gruppe deutlich werdenden Abwehrvorgänge durch Verhalten und Reagieren der Gruppenmitglieder untereinander als Gesamtes zu analysieren. Diese Gruppen finden 1- bis 2mal pro Woche statt, ebenfalls über mehrere Jahre. Sie sind wesentlich kostengünstiger als eine Einzeltherapie.

Eine Gefahr der psychoanalytisch orientierten Therapie besteht darin, daß die Entwicklung der Beziehung zwischen Patient und Therapeut an die Stelle konkreter Fortschritte des Patienten im tatsächlichen Leben tritt. Diese Entwicklung kann auch zu einer regelrechten „Sucht nach Therapie" führen.

12.2
Verhaltenstherapie

Verhaltenstherapie ist ein Oberbegriff für einige unterschiedliche therapeutische Methoden, deren Grundlage die **experimentelle Lernpsychologie** ist. Lernen meint dabei nicht nur den Erwerb schulischen Wissens, sondern jede Änderung oder Erweiterung menschlicher Verhaltensweisen. Diese psychologische Forschungsrichtung entwickelte sich im Gegensatz zur Psychoanalyse Sigmund Freuds.

Freud betrachtete die neurotische Symptombildung als Ausdruck eines *unbewußten* Konflikts, der durch Introspektion bewußt gemacht werden könne. Wenn der Konflikt durch die „Innenschau" bewußt wird, soll dann das neurotische Symptom verschwinden. Die Lernpsychologie lehnte eine solche therapeutische Innenschau als unwissenschaftlich ab. Sie legte Wert darauf, daß therapeutische Prozesse und Ergebnisse überprüfbar und im wissenschaftlichen Experiment wiederholbar waren. Deshalb konzentrierten sich ihre Vertreter (die sog. Behavioristen) strikt auf beobachtbares Verhalten und insbesondere darauf, wie dieses Verhalten durch äußere Reize („**Stimuli**") beeinflußt und verändert werden kann. Neurotisches Verhalten wurde als *erlerntes Fehlverhalten* betrachtet, das durch therapeutisch angeleitete Lernprozesse korrigierbar ist.

Ein einflußreicher Pionier der Lerntheorie war der Russe Pawlow (1849–1936). Er führte folgenden berühmt gewordenen Versuch durch: Zunächst gab er einem Hund Futter, worauf dieser erst mit Speichelfluß reagierte (**unbedingter Reiz – unbedingte Reaktion**). Dann wurde gleichzeitig mit dem Zeigen des Futters (unbedingter Reiz) eine Glocke geläutet , also ein Reiz erzeugt, auf den normalerweise kein Tier mit Speichelfluß reagiert (deshalb: **neutraler Reiz**). Diese Kopplung wurde so lange durchgeführt, bis schließlich das Läuten der Glocke allein ausreichte, um beim Hund Speichelfluß auszulösen. Der Hund hat die Erfahrung gemacht, daß beim Läuten der Glocke das Futter geliefert wird; er hat gelernt, auf das Läuten der Glocke mit Speichelfluß zu reagieren. Der angeborene unbedingte Reflex „Speichelfluß" kann jetzt durch einen vorher neutralen Stimulus ausgelöst werden. Der unbedingte Reflex war damit zu einem bedingten (oder konditionierten) Reflex geworden. Diese experimentelle Erzeugung eines Reflexes wurde später **klassische Konditionierung** genannt.

Der Amerikaner Watson (1878–1958) übertrug diese Ansätze auf die menschliche Entwicklung. Er ging davon aus, daß Emotionen, Fähigkeiten und Verhalten im Laufe der kindlichen Entwicklung erlernt werden und nicht angeboren sind. Er formulierte, die Psychologie sei ein experimenteller Zweig der Naturwissenschaften mit dem Ziel, Verhalten zu erforschen, um es vorhersagen und kontrollieren zu können. Dieser Ansatz wurde **Behaviorismus** (engl. „behavior": Verhalten) genannt und steht gewissermaßen an der Wiege der in den folgenden Jahrzehnten entwickelten verhaltenstherapeutischen Methoden.

Ein anderer bekannter Vertreter des Behaviorismus, der Amerikaner Skinner, entwickelte die Methode der **operanten Konditionierung**. Danach wird Verhalten anhand seiner Konsequenzen erlernt, d. h. wenn auf ein Verhalten eine positive Reaktion folgt, so wird dieses Verhalten häufiger wiederholt, als wenn stets eine negative Reaktion folgen würde. Folglich kann man erwünschtes Verhalten durch Belohnung erreichen oder **verstärken**. Umgekehrt läßt sich unerwünschtes Verhalten dadurch **löschen**, daß man es konsequent nicht beachtet. Es erfolgt also keine verstärkende Reaktion, aber auch keine bestrafende. Durch Bestrafung würde das unerwünschte Verhalten nämlich nur zeitweilig unterdrückt, könnte jedoch jederzeit wieder auftreten. Diese Methode wird z. B. bei chronischen schizophrenen Patienten, die schon lange Zeit stationär behandelt werden, angewandt und soll hier insbesondere zur Förderung oder Neubildung sozialer Verhaltensweisen beitragen. Dabei bekommt ein Patient, der sich beispielsweise schon lange nicht mehr selbständig gewaschen hat, eine Belohnung in Form eines Geldäquivalents (Münze, Zigaretten), über das er frei verfügen darf, wenn er sich regelmäßig zu waschen beginnt (sog. **Token economy**, engl.: „token": Gutschein, Ersatzgeld).

Eine weitere verhaltenstherapeutische Methode beruht auf dem sog. **Lernen am Modell** (Theorie des sozialen Lernens nach Bandura). Danach kann Verhalten auch durch Beobachtung von Stellvertretern gelernt werden. So könnte z. B. ein Patient, der sich wegen einer sozialen Phobie nicht traut, in einem Kaufhaus einkaufen zu gehen, dies zunächst in Begleitung seines Therapeuten tun und beobachten, wie dieser sich einen Tennisschläger kauft. Die nächsten Schritte (bei manchen Patienten ist bereits das Zuschauen angstbesetzt!) sollen ihn dann langsam dazu führen, zunächst im Beisein des Therapeuten einzukaufen. Weiter könnte sich der Therapeut dann zwar in derselben Abteilung aufhalten, aber den Patienten nicht zur Kasse begleiten, bis der Patient schließlich seine Ängste abgebaut hat.

Zuletzt sei noch die **kognitive Verhaltenstherapie** genannt, die sich gut für die Behandlung depressiver Verstimmungen eignet, wo sie nach Meinung einiger Ärzte ebenso gut wie eine medikamentöse antidepressive Therapie wirken soll. Dieser Ansatz unterstreicht, daß Vorstellungen (Kognitionen), die sich jemand z. B. über seine eigenen Körperempfindungen macht, sein Verhalten beeinflussen.

Beispiel: Jeder Mensch hat schon einmal erlebt, daß sein Herzschlag zugenommen hat, etwa durch eine anstrengende körperliche Betätigung oder durch Aufregung. Normalerweise nimmt der Herzschlag mit Ende der Belastung wieder ab. Wenn nun fehlerhafte Kognitionen das Denken eines Menschen beeinträchtigen, so kann dies zu Fehlinterpretationen führen: Die Beschleunigung des Herzschlages wird dann nicht mehr als normale Begleitreaktion erlebt, sondern z. B. als Vorbote eines drohenden Herzinfarkts interpretiert. Dadurch wird aber erst recht Angst erzeugt, die Pulsfrequenz nimmt noch mehr zu, es bildet sich ein richtiggehender Teufelskreis, der bis zum Vollbild einer Panikattacke (s. unter 4.2) führen kann. In der kognitiven Verhaltenstherapie soll der Patient dahin geführt werden, seine unlogischen Kognitionen mit logischeren Interpretationen zu vergleichen, um schließlich so eine Korrektur seiner Fehlwahrnehmung zu erreichen.

Im folgenden sollen noch kurz die Krankheitsbilder genannt werden, bei denen Prinzipien der Verhaltenstherapie besonders häufig und erfolgreich eingesetzt werden.

Ein Hauptgebiet sind **Angstkrankheiten. Phobien** werden dadurch behandelt, daß der Patient entweder in seiner Vorstellung (in sensu) oder tatsächlich (in vivo) mit dem Angst machenden Stimulus (eine bestimmte Situation, ein Tier) konfrontiert wird. Dies kann im Rahmen einer **systematischen Desensibilisierung** geschehen, bei der der Patient nach und nach mit dem Angstauslöser in Kontakt kommt, oder in Form der sog. **Reizüberflutung** (engl. „flooding"), wo die angstauslösende Situation zusammen mit dem Therapeuten immer wieder aufgesucht wird.

Ein weiteres wichtiges Anwendungsgebiet sind **Zwangskrankheiten.** Alle diese Therapien bedürfen teilweise vieler und ausgedehnter Sitzungen. Wichtig ist, daß das therapeutische Vorgehen mit dem Patienten besprochen wird, daß Zwischenziele festgelegt werden und v. a., daß der Patient seine Angst nicht unterdrücken muß. Die Verhaltenstherapie ist ein sehr transparentes (d. h. „durchsichtiges") Therapieverfahren. Das bedeutet, daß der Patient über jeden Schritt in der Therapie informiert wird. Dadurch sind „Überraschungsangriffe" ausgeschlossen, die schädlich wären für die Therapeut-Patient-Beziehung.

12.3
Weitere Therapiemethoden

Das **autogene Training** (J.H. Schultz) ist eine Methode zur Selbstentspannung. In 8–10 Sitzungen werden Entspannungsübungen erlernt, mit denen unwillkürliche Körperfunktionen beeinflußt werden können. So können z.B. Muskelverspannungen und Kopfschmerzen positiv beeinflußt werden.

Das **Pychodrama** (Moreno) ist eine Verbindung von psychoanalytischen und gruppendynamischen Konzepten mit dem Rollenspiel: In der Gruppe stellt der Patient ihn belastende Situationen dar und kann dann über die Rückmeldung der anderen Teilnehmer sein Verhalten und seine Selbstwahrnehmung korrigieren.

Bei der **Hypnose** handelt es sich um einen schlafähnlichen Zustand mit Bewußtseinseinengung, der durch Suggestion ausgelöst wird. In der Hypnose ist der Hypnotisierte Suggestionen, d.h. Aufforderungen, etwas zu tun, besonders zugänglich. Wenn allerdings Aufträge erteilt werden, so werden diese nach Beendigung der Hypnose nur ausgeführt, wenn sie nicht grob gegen die Persönlichkeitsprinzipien des Hypnotisierten verstoßen. Hypnose wird heute nur noch selten eingesetzt, z.B. in der Schmerztherapie. Im 19. Jahrhundert war diese Heilmethode weit verbreitet, ihre Bedeutung nahm ab, als S. Freud, der ursprünglich auch mit Hypnose behandelte, die Psychoanalyse entwickelte, die sich dann nach und nach durchsetzte.

KAPITEL 13

Medikamentöse und andere somatische Therapien in der Psychiatrie

13.1
Einteilung der Psychopharmaka

Die ersten Psychopharmaka im heutigen Sinne wurden in den 50er Jahren hergestellt. Bald wurden verschiedene Substanzklassen unterschieden:

- Antidepressiva: vorrangiges Indikationsgebiet sind mittelschwere und schwere depressive Episoden.
- Neuroleptika: vorrangiges Indikationsgebiet Schizophrenien, Manien und organisch-bedingte psychische Störungen.
- Tranquilizer, meist benzodiazepinähnliche Substanzen, die bei verschiedenen Krankheitsbildern zur Beruhigung und zur Angstverminderung eingesetzt werden.
- Sogenannte Nootropika sollen bei dementiellen Bildern die Gehirnfunktion verbessern helfen.
- Phasenvorbeugend wirkende Medikamente, in erster Linie Lithium und Carbamazepin, kommen bei rezidivierenden affektiven Erkrankungen zur Anwendung.

13.2
Antidepressiva

Die meisten älteren Antidepressiva haben – wenn man ihre chemische Strukturformel betrachtet – 3 Ringstrukturen und werden daher als „Trizyklika" beschrieben. Als Beispiel ist in Abb. 13.1 die Strukturformel von Amitriptylin (Saroten) dargestellt.

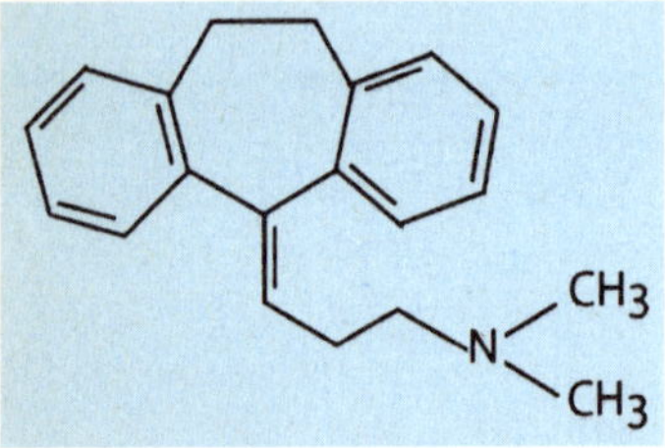

Abb. 13.1. Amitriptylin als Beispiel einer typischen Dreiringstruktur

Daneben werden auch noch tetrazyklische Substanzen mit 4 Ringen und Antidepressiva mit anderen chemischen Strukturen, wie beispielsweise die selektiven Serotonin-Wiederaufnahme-Hemmer (Selective Serotonin Reuptake Inhibitors = SSRI) und Moclobemid, ein reversibler und selektiver Hemmer der Monoaminoxidase A unterschieden.

Der Wirkmechanimus der Antidepressiva beruht auf dem Eingreifen in den Haushalt der Nervenüberträgerstoffe (Neurotransmitter) im Gehirn. Wichtige Transmitter sind Noradrenalin und Serotonin. Dabei wird die Wirksamkeit der freigesetzten Überträgerstoffe verlängert, indem entweder die Wiederaufnahme oder der Abbau gehemmt wird.

Therapeutische Wirksamkeit. Antidepressiva wirken am besten gegen endogene Depressionen, aber auch andere (neurotische oder reaktive) Depressionen können günstig beeinflußt werden (Tabelle 13.1). Dabei wirken einige Antidepressiva antriebssteigernd, z. B. Imipramin (Tofranil), andere eher beruhigend, z. B. Amitryptilin (Saroten). Wichtig ist, daß Antidepressiva frühestens nach 10–14 Tagen überhaupt eine Wirkung zeigen, d. h. über die ersten 2 Wochen müssen schwer depressive stationäre Patienten in erster Linie durch psychotherapeutische Maßnahmen des Pflegepersonals

Tabelle 13.1. Antidepressiva

Substanz	Handelsname	Maximale Dosis/ Tag (mg)	Bemerkungen
Amitryptilin	Saroten, Laroxyl	150–200	Beruhigend und stimmungsaufhellend
Clomipramin	Anafranil	100–150	Antriebssteigernd
Maprotilin	Ludiomil	100–150	Ausgeglichenes Wirkprofil
Fluoxetin	Fluctin	20–60	SSRI
Moclobemid	Aurorix	300–600	RIMA

und der Ärzte gebracht werden. Einige Antidepressiva sind auch als Infusionen verabreichbar, was manchmal einen günstigen Effekt hat (vermehrte Zuwendung, kontrollierte Einnahme).

Beim Anschlagen der Antidepressivatherapie ist manchmal zu beobachten, daß der verminderte Antrieb früher beeinflußt wird als die depressive Stimmung. Dies ist insbesondere bei ausgeprägtem Suizidwunsch des Patienten gefährlich, da der wiedererstarkende Antrieb dann in diese Richtung geht, weil sich die negativistisch-hoffnungslose Stimmungslage noch nicht aufgehellt hat. In dieser Zeit ist besondere pflegerische und ärztliche Aufmerksamkeit vonnöten.

Seit ca. 1990 stehen mit den selektiven Serotonin-Wiederaufnahmehemmern Antidepressiva zur Verfügung, die bei guter Wirksamkeit durch ein deutlich verbessertes Nebenwirkungsprofil im Vergleich zu den trizyklischen Antidepressiva gekennzeichnet sind. Zu diesen besser verträglichen Antidepressiva gehört auch der reversible selektive Hemmer der Monoaminoxidase A (**R**eversible and **S**elective **I**nhibitor of **M**onoamine Oxidase Type **A** = RIMA) Moclobemid, des weiteren die Antidepressiva Venlafaxin, Mirtazapin und Nefazodon.

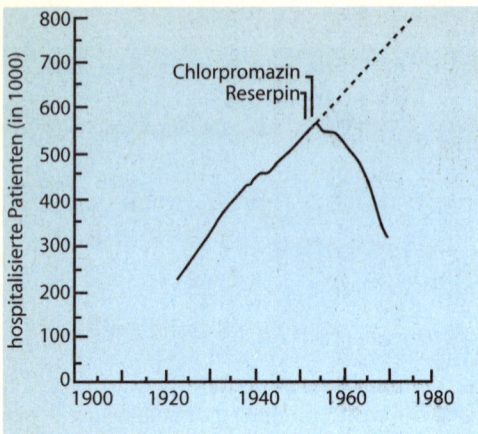

Abb. 13.2. Anzahl hospitalisierter Patienten zwischen 1920 und 1975, extrapolierte Kurve ab 1955 *(gestrichelte Linie)* unter der Annahme, daß die Antipsychotika Chlorpromazin und Reserpin nicht eingeführt worden wären. (Nach Möller et al. 1989)

13.3
Neuroleptika

Die ersten Neuroleptika – also Substanzen, die die sog. produktiv-psychotische Symptomatik besonders gut beeinflussen, wurden Anfang der 50er Jahre entdeckt. Diese Substanzen, die in der öffentlichen Diskussion neben den Benzodiazepinen (s. unter 13.4) besonders stark angegriffen werden, führten – was oft vergessen wird – dazu, daß die Zahl der Patienten, die in Krankenhäusern leben müssen, stark zurückging (Abb. 13.2).

Um den Wirkmechanismus dieser Substanzklasse zu erklären, müssen zunächst einige Worte zu einem weiteren Transmitter im ZNS und dessen Beziehung zur Schizophrenie gesagt werden, nämlich dem Dopamin.

Dopamin wird durch einen Nervenimpuls am synaptischen Spalt freigesetzt, bewegt sich bis zur sog. postsynaptischen Membran und geht mit den dortigen postsynaptischen Bindungsstellen (Rezeptoren) eine Verbindung ein, so daß der Nervenimpuls weitergeleitet wird (Abb. 13.3).

Bei der Schizophrenie wird von einer erhöhten Aktivität dieses Dopaminsystems ausgegangen, was zu produktiven Symptomen (z. B. Halluzinationen) führt. Genau an diesem postsynaptischen Dop-

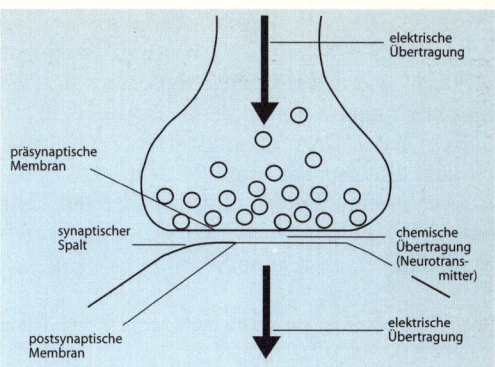

Abb. 13.3. Schematische Darstellung einer Synapse

aminrezeptor greifen Neuroleptika an, sie „blockieren" diesen und bremsen so die Dopaminüberaktivität. Dopamin hat als Überträgersubstanz aber auch Wirkungen auf andere Körperfunktionen, z.B. Bewegungsabläufe (vermittelt über das sog. extrapyramidale System) und Hormonausscheidung, so daß sich bei Gabe solcher Dopaminblocker auch Nebenwirkungen einstellen.

Wirkungen. Die Hauptwirkung der Neuroleptika ist die Besserung der sog. produktiv-psychotischen Symptomatik, d.h. Wahn und Halluzinationen werden vermindert. Dagegen ist die Wirksamkeit bei der sog. Negativsymptomatik (z.B. Rückzugstendenz) zwar nicht so ausgeprägt, aber dennoch vorhanden. Auch formale Denkstörungen werden deutlich gebessert. Als Hauptnebenwirkung gilt die auftretende Müdigkeit (Sedierung), die jedoch v.a. bei Erregungszuständen sehr erwünscht ist. Neuroleptika werden hinsichtlich ihrer Wirksamkeit (Potenz) im Hinblick auf die Zielsymptomatik Wahn/Halluzination in hoch- und niederpotente Neuroleptika eingeteilt, d.h. bei hochpotenten Neuroleptika wird für die gleiche antipsychotische Wirkung eine geringere Dosis als bei den niedrigpotenten benötigt.

Eine Sonderstellung unter den Neuroleptika nehmen *Clozapin* (Leponex), Risperidon (Risperdal), Olanzapin (Zyprexa) und Serdolect (Sertindol) ein, die wenig extrapyramidal-motorische Nebenwirkungen besitzen (s. unten). Allerdings wurden in Skandinavien bei Clozapin Veränderungen des weißen Blutbildes mit Todesfolge

(Agranulozytosen) beschrieben, so daß heute bei Beginn der Behandlung wöchentliche Blutbildkontrollen vorgeschrieben sind. Clozapin ist nicht im freien Handel, es darf nur von Ärzten mit einer speziellen Berechtigung verordnet werden.

Neben der Darreichungsform der Neuroleptika als Tablette und Tropfen gibt es auch Ampullen zur i.v.- oder i.m.-Injektion.

Eine weitere Anwendungsmöglichkeit bieten sog. *Depotneuroleptika*, die nur alle 2 – 4 Wochen i.m. injiziert werden müssen.

Häufig verschriebene Neuroleptika sind in Tabelle 13.2 aufgeführt.

Tabelle 13.2. Neuroleptika (Auswahl, geordnet von nieder- zu hochpotenten Präparaten)

Substanz	Handelsname	Maximale Dosis/Tag (mg)	Bemerkungen
Levomepromazin	Neurocil	200 – 300	Stark sedierend, niederpotent
Promethazin	Atosil	150 – 200	Auch gegen Akathisie hilfreich
Perazin	Taxilan	600 – 800	Mittelpotent
Flupentixol	Fluanxol	10 – 15	Hochpotent, auch in Depotform verfügbar (Fluanxoldecoanat)
Fluspirilen	Imap	bis 12 mg pro Woche	Nur in Depotform verfügbar
Haloperidol	Haldol	15 – 20	Hochpotent, auch in Depotform verfügbar (Haldoldecoanat)
Pimozid	Orap	8	Antriebssteigernd
Benperidol	Glianimon	4 – 6	Sehr hochpotent
Clozapin	Leponex	600 – 800	„Atypisches" Neuroleptikum, s. Text
Risperidon	Risperdal	6 – 12	„Atypisches" Neuroleptikum (s. Text)
Olanzepin	Zyprexa	20 – 30	„Atypisches" Neuroleptikum (s. Text)
Sertindol	Serdolect	16 – 24	„Atypisches" Neuroleptikum (s. Text)

Extrapyramidal-motorische Nebenwirkungen

Parkinsonoid. Hier bietet sich ein Bild wie bei der Parkinson-Erkrankung, allerdings nicht wie dort hervorgerufen durch einen Abbau bestimmter Zellsysteme im ZNS, sondern durch Neuroleptika. Diese blockieren das dopaminerge System, es erstaunt also nicht, daß sie Symptome der Parkinson-Krankheit hervorrufen, die ja durch eine Unterfunktion des Dopaminsystems charakterisiert ist. Symptome sind Tremor, Rigor (wächsern erhöhter Muskelwiderstand beim passiven Durchbewegen der Arme und Beine) und Akinese (Bewegungsarmut, Erstarren, v. a. auch der Gesichtszüge).

Frühdyskinesien. Darunter wird meist ein sog. Zungen-Schlund-Krampf verstanden. Neuroleptika, besonders hochpotente, können v. a. in der Anfangsphase der Behandlung unwillkürliche Muskelverkrampfungen auslösen, die dann zur Verkrampfung der Zunge und des Schlundes führen, ein sehr unangenehmer, quälender Zustand. Es kann auch zu eigenartigen Blicklähmungen kommen, wobei beide Augäpfel nach oben verdreht sind, oder zu unangenehmen Kopfdrehungen wegen unwillkürlicher Verspannungen der Nacken- und Halsmuskulatur. Hier hilft Biperiden (Akineton), am besten i. v., sofort.

Parkinsonoid und Frühdyskinesien werden von den „atypischen" Neuroleptika wesentlich seltener verursacht als von den klassischen Neuroleptika, wahrscheinlich gilt dies auch für die nächste mögliche Nebenwirkung, die Spätdyskinesien.

Spätdyskinesien. Diese treten erst nach langjähriger Gabe von klassischen Neuroleptika auf. Sie äußern sich in unwillkürlichen Zungenwälzbewegungen, auch die Lippen führen schmatzende, „mümmelnde" Bewegungen aus. Die Rumpfmuskulatur kann einbezogen sein, so daß z. B. langsame Drehbewegungen des Oberkörpers ausgeführt werden müssen. Diese – oft sozial diskriminierenden Nebenwirkungen – sind nur schwer zu beeinflussen, man kann neben Reduktion und Absetzen der Neuroleptika noch Tiaprid (Tiapridex) versuchen.

Grundsätzlich ist zu den extrapyramidal-motorischen Nebenwirkungen zu bemerken, daß sie dosisabhängig sind, d. h. zunächst sollte immer versucht werden, die Dosis zu reduzieren. Oft reichen geringere Dosen zur Behandlung der Zielsymptomatik aus. Erst dann kommen Akineton oder andere Medikamente (z. B. Atosil) zum Einsatz. Bei Akineton, das euphorisierende Wirkung hat, besteht die Möglichkeit des Mißbrauchs.

13.4
Tranquilizer

Unter Tranquilizern werden in erster Linie sog. Benzodiazepine (Tabelle 13.3) verstanden. Diese Substanzen greifen in das GABA-Transmittersystem (Gammaaminobuttersäure) des ZNS ein. Sie wirken in erster Linie auf Angst, Unruhe und Schlaflosigkeit. In der Neurologie werden einige dieser Medikamente auch als Mittel gegen Krampfanfälle und zur Muskelentspannung (Muskelrelaxanzien) eingesetzt.

Was die psychiatrischen Einsatzmöglichkeiten betrifft, so sind es keine bestimmten Diagnosen, bei denen Benzodiazepine bevorzugt zum Einsatz kommen, vielmehr werden z. B. Angst- und Erregungszustände, gleichgültig ob sie als neurotisch oder psychotisch einzustufen sind, gebessert.

Die Nebenwirkungen sind gemeinsam mit Antidepressiva und Neuroleptika in Tabelle 13.4 dargestellt.

Wichtig ist das Problem der *Abhängigkeit*. Abhängigkeit wurde in Kap. 5 definiert. Früher wurden Benzodiazepine sehr breit eingesetzt, v. a. auch durch Nichtpsychiater, und oft jahre- bis jahrzehntelang

Tabelle 13.3. Benzodiazepine (Auswahl)

Substanz	Handelsname	Maximale Dosis/Tag (mg)	Bemerkungen
Bromazepam	Lexotanil	12 – 18	Großes Suchtpotential
Diazepam	Valium	20 – 40	Auch zur Unterbrechung eines Grand-mal-Anfalls geeignet
Flunitrazepam	Rohypnol	2 – 4	Einschlafmittel, großes Suchtpotential
Lormetazepam	Noctamid	0,5 – 1	Einschlafmittel

Tabelle 13.4. Häufige Nebenwirkungen der (trizyklischen Antidepressiva, Neuroleptika und Benzodiazepine (umfassende Auflistung s. jährlich neu erscheinende *Rote Liste*)

	Trizyklische Antidepressiva	Neuroleptika	Benzo- diazepine
Herz-Kreislauf-System			
Orthostatische Hypotonie	+	(+) (vor allem niederpotente)	−
Herzfrequenzbeschleunigung	+	(+) (vor allem niederpotente)	−
Reizleitungsstörungen	+	(+)	−
Schleimhaut			
Mundtrockenheit	+	+	−
Ausscheidung			
Verstopfung	++	+	−
Miktionsstörungen	++	+	−
ZNS			
Müdigkeit	+	++	++
Zerebrale Krampfanfälle	+	+	−
Delirien	+	+	−
Tremor	+	−	−
Auge			
Akkomodationsstörungen	++	+	−
Erhöhungen des Augendrucks (Glaukom)	++	+	−
Hormone			
Milchfluß (Galaktorrhöe)	−	+	−
Menstruationsstörungen	−	+	−
Sexuelle Störungen	+	+	−
Leber			
Leberenzymanstieg	(+)	++	−
Blut			
Leukozytenabfall	(+)	+	−
Motorisches System			
Parkinsonoid	−	++ (vor allem hochpotente)	−
Frühdyskinesien	−	++	−
Spätdyskinesien	−	++	−
Muskelrelaxation	−	−	++
Haut			
Allergien	+	+	−
Fotosensibilisierung	(+)	+	−

andauernd verordnet. Bei manchen Patienten können diese Medikamente dann nicht mehr ohne gravierende Verschlechterung des Allgemeinbefindens abgesetzt werden. Auch nehmen viele Menschen diese Substanzen zur besseren Bewältigung von Alltagsproblemen ein. Dies hat zu einer vorsichtigeren Verordnung dieser Substanzen in den letzten Jahren geführt, insbesondere sollten sie nur für kurze Zeitabschnitte eingesetzt werden (Ausnahme: Anwendung als Antiepileptika).

Zur Behandlung der generalisierten Angststörung ist mittlerweile ein neues Medikament, das keine Abhängigkeit erzeugt, zugelassen: Buspiron (Bespar). Seine Wirkung setzt allerdings ähnlich den Antidepressiva erst nach 2–3 Wochen ein.

13.5
Nootropika

Im Hinblick auf die deutliche Zunahme der Demenzen sind mit dieser Substanzklasse viele Hoffnungen verbunden. Bis heute ist aber nicht eindeutig geklärt, ob sie dieses Krankheitsbild tatsächlich bessern, auch wenn einzelne Hirnleistungsausfälle positiv von ihnen beeinflußt werden. Sie verbessern entweder die Durchblutung des Gehirns oder die Sauerstoff- und Zuckerausnutzung des Gehirns (neurotrope Wirkung). Obwohl die Wirkung dieser Substanzen nicht eindeutig geklärt ist, werden sie sehr häufig verschrieben. In Tabelle 13.5 werden die Substanzen gemeinsam mit ihren Nebenwirkungen zusammengefaßt.

Für die Behandlung der Demenz vom Alzheimer-Typ (s. unter 3.3) sind bei Drucklegung dieses Buches nur zwei Medikamente zugelassen: Tacrin (Cognex) und Donepezil. Es handelt sich hierbei um Hemmer des Enzyms, das den Neurotransmitter Azetylcholin abbaut. Dadurch wird die Konzentration von Azetylcholin im synaptischen Spalt erhöht. Durch die Behandlung mit Tacrin oder Donepezil wird die Demenz vom Alzheimer-Typ nicht etwa „geheilt", allenfalls wird die Geschwindigkeit des weiteren Leistungsabfalls der betroffenen Patienten vermindert.

Tabelle 13.5 Nootropika (Auswahl)

Substanz	Handelsname	Maximale Dosis/Tag (mg)	Bemerkungen
Durchblutungsfördernd			
Cinnarizin	Stutgeron	150	Müdigkeit, Schwindel, Kopfschmerz, Allergien, Mundtrockenheit, Schwitzen
Dihydroergotoxinmesylate	Hydergin	4 – 8	Übelkeit, Erbrechen, verstopfte Nase, Magen-Darm-Beschwerden, Unruhe, Schlafstörungen
Pentoxifyllin	Trental	1200	Magen-Darm-Beschwerden, Kopfschmerzen, Schwindel, Hautreaktion
Neurotrop			
Piracetam	Nootrop, Normabrain	2400 – 4800	Erregbarkeit, Schlaflosigkeit, Appetitzunahme, Depression, Schwindel, Magen-Darm-Beschwerden, Allergien
Pyritinol	Encephabol	600	Erregbarkeit, Schlafstörungen, Magen-Darm-Beschwerden, Kopfschmerzen
Acetylcholinesterasehemmer			
Tacrin	Cognex	40 – 160	Transaminasenanstieg, (Ikterus), Schwindel, Übelkeit, Bauchschmerzen, Durchfall
Donepezil	Aricept	5 – 10	Transaminasenanstieg schwächer als bei Tacrin ausgeprägt, sonst ähnliche Nebenwirkungen

13.6
Phasenprophylaxe (Lithiumsalze, Carbamazepin)

Bei phasenhaft verlaufenden psychischen Erkrankungen, d. h. Manien und/oder Depressionen, kann eine medikamentöse Prophylaxe angezeigt sein. *Prophylaxe* heißt, daß nach Abklingen der akuten Krankheitsphase ein Medikament verordnet wird, das das erneute Auftreten weiterer Krankheitsphasen verhindern soll. Dazu ein Beispiel aus der inneren Medizin: Nach abgelaufenem Herzinfarkt senkt die regelmäßige Einnahme von Aspirin die Häufigkeit erneuter Infarkte.

In der Psychiatrie weiß man seit 1960, daß die Einnahme von Lithium die Häufigkeit oder die Intensität von manischen und depressiven Phasen senkt.

Man sagt heute: Wenn jemand innerhalb von 5 Jahren 3 Phasen, gleichgültig ob manisch oder depressiv, durchgemacht hat, soll eine prophylaktische Behandlung mit Lithiumsalzen vorgeschlagen werden, um weitere Phasen zu verhindern. Da die prophylaktische Wirkung von Lithium meist erst nach 6–12 Monaten eintritt, muß anfänglich oft gleichzeitig mit Neuroleptika bei Manien bzw. mit Antidepressiva bei Depressionen behandelt werden. Ziel ist aber schließlich die alleinige Einnahme von Lithium.

Verordnet werden Lithiumsalze wie Lithiumkarbonat oder Lithiumsulfat (Quilonum, Lithium duriles).

Wichtig ist, daß Lithium einen engen therapeutischen Dosisbereich hat, d. h. bei einer Überdosierung kann es schnell zu einer Intoxikation kommen. (Auch dazu ein Beispiel aus der inneren Medizin: Bei der Einnahme von Digitalispräparaten, bei z. B. Herzinsuffizienz, kann es ebenfalls rasch zu Intoxikationen kommen.) Aus diesem Grund muß die Serumkonzentration von Lithium durch regelmäßige Blutspiegelbestimmungen überwacht werden. Der therapeutische Bereich von Lithium als Phasenprophylaktikum liegt bei 0,5–0,7 mmol/l.

Unerwünschte Wirkungen von Lithium, die bereits im therapeutischen Bereich auftreten können, sind: Händezittern (dann evtl. Gabe von Betablockern), Unterfunktion der Schilddrüse mit Ausbildung einer Struma (dann Gabe kleiner Thyroxindosen) oder Geschmacksstörungen.

Zeichen einer Intoxikation, die ab 1,2 mmol/l immer deutlicher zunehmen, sind: Benommenheit, Schläfrigkeit, massiver grobschlägiger Händetremor, Schwindel, Muskelzuckungen, Konzentrationsstörungen und Diarrhöen. Eine Lithiumintoxikation kann tödlich enden. Es handelt sich dabei um einen akuten Notfall, der intensivmedizinische Betreuung erfordert (ggf. Hämodialyse).

Da Lithium über die Nieren ausgeschieden wird, ist eine ausreichende Nierenfunktion Voraussetzung für eine sichere Lithiumbehandlung. Bei Patienten mit Nierenveränderungen (z. B. Glomerulonephritis) ist eine Lithiumbehandlung kontraindiziert. Die Patienten müssen auf eine ausreichende Flüssigkeitszufuhr achten, da sonst die Lithiumkonzentration im Blut ansteigen kann, obwohl die Anzahl der Tabletten nicht erhöht worden ist. Erforderlich ist eine Mindesttrinkmenge von 1,5 l täglich. Bei vermehrtem Schwitzen (fieberhafte Erkrankungen, aber auch Reisen in tropische Länder) muß der Flüssigkeitsverlust durch vermehrtes Trinken ausgeglichen werden.

Lithium wirkt auch sehr gut in der Behandlung von akuten Manien, wobei dann eine Serumkonzentration von 1,1–1,2 mmol/l angestrebt wird.

Weitere Indikationsbereiche von Lithium sind in der Neurologie der sog. Cluster-Kopfschmerz (Bing-Horton), in der inneren Medizin die thyreotoxische Krise.

Es gibt aber auch Patienten, bei denen die Verordnung von Lithium nicht zu einer Verringerung der Phasenzahl führt. Ein Teil dieser Patienten spricht dafür gut auf **Carbamazepin** (Tegretal, Timonil) an. Auch bei Carbamazepin müssen die Serumkonzentrationen durch regelmäßige Blutentnahmen kontrolliert werden (therapeutischer Bereich: 5–9 mg/l). Zeichen einer Intoxikation sind hier zentralnervöse Nebenwirkungen, wie Schläfrigkeit und Benommenheit, Tremor und Gangataxie. Weitere unerwünschte Wirkungen, die auch zum Absetzen zwingen können, sind Agranulozytosen und allergische Hautexantheme. Carbamazepin ist ein Medikament, das auch häufig zur Behandlung von Epilepsien oder Trigeminusneuralgien eingesetzt wird.

Bei monopolaren depressiven Verlaufsformen kann als Rezidivprophylaxe auch das Antidepressivum, das zur ausreichenden Symptombesserung in der Akuttherapie wirksam war, in der gleichen Dosierung weitergegeben werden. Besonders gut in dieser Indikation sind Fluoxetin (ein SSRI) und Imipramin (ein Trizyklikum) untersucht.

13.7
Weitere somatische Behandlungsverfahren

Schlafentzug (Wachtherapie). Wenn man endogen depressive Patienten eine Nacht nicht schlafen läßt, zeigt sich bei 60–80 % am folgenden Tag eine deutliche Besserung des depressiven Syndroms: Die Stimmung ist gebessert, die Patienten sind aktiver, die Suizidalität ist deutlich geringer. Ein Schlafentzug läßt sich am besten unter stationären Bedingungen durchführen, da die hier vorhandenen Ansprechpartner (Mitpatienten oder Nachtwache) die schwierige Anlaufzeit des Wachbleibens erleichtern können, bis es dann in den frühen Morgenstunden zum Umschwung der Stimmung kommt. Man kann Schlafentzüge über eine ganze Nacht oder nur partiell durchführen; im letzteren Fall wird der Patient um 1.30 Uhr geweckt und bleibt dann wach. Schlafentzüge können auch wiederholt werden; sie haben praktisch keine Nebenwirkungen. Bei Patienten mit bipolaren affektiven Psychosen kann es manchmal während des Schlafentzugs zum Umkippen einer Depression in eine Manie kommen. Als Wirkmechanismus wird diskutiert, daß Schlafentzüge in biologischen Rhythmen wie den 24-h-Rhythmus eingreifen (Chronobiologie).

Lichttherapie. Bei sog. saisonal abhängigen Depressionen („Winterdepression"), d.h. Depressionen, die immer zu einer bestimmten Jahreszeit auftreten, kann die Anwendung von hellem Licht zu einer Besserung führen. Der Patient setzt sich dabei täglich vor einen Schirm mit Leuchtröhren, die helles Licht in einer Stärke von 2500 Lux abstrahlen. Günstig soll die morgendliche Anwendung von 6.00 bis 8.00 Uhr während mindestens einer Woche sein. Als Nebenwirkungen werden Übelkeit oder Kopfschmerzen genannt. Bei Depressionen ohne jahreszeitliche Abhängigkeit wird die Wirkung einer Lichttherapie allerdings in Zweifel gezogen. Als Wirkmechanismus wird hier ein Eingriff in biologische Rhythmen diskutiert.

Elektrokrampftherapie. Die Elektrokrampftherapie (EKT) gibt es in der Psychiatrie seit 1938. Wohl kaum eine Behandlungsform in der modernen Medizin ist so umstritten. Zunächst zum Begriff: Wir verwenden bewußt den Ausdruck „Elektrokrampftherapie", da die Wirkungsweise dieser Methode auf einem durch elektrische Stimulation ausgelösten zerebralen Krampfanfall beruht. Der Ausdruck „Elektroschock" ist deshalb nicht korrekt. Als Indikationen zur Durchführung einer EKT gelten heute folgende 2 lebensgefährliche Krankheitsbilder:

- Schwere Depression mit vitaler Bedrohung, d.h. die zumeist wahnhaften kranken Patienten sind stuporös und verweigern im Rahmen eines nihilistischen Wahns die Nahrungsaufnahme. Auf antidepressive Medikamente oder andere Behandlungsverfahren haben sie nicht angesprochen.

- Akute febrile Katatonie: Heute eher seltenes Krankheitsbild aus dem schizophrenen Formenkreis mit massiver Erregung und/oder extremer innerer Gespanntheit, ggf. Bewußtseinstrübung, ausgeprägter vegetativer Begleitsymptomatik, wie Schwitzen, Blutdruckabfall und Anstieg der Körpertemperatur bis weit über 40°, schließlich Tod.

Beide Krankheitsbilder können durch EKT dramatisch gebessert werden.

Die Wirksamkeit der EKT beruht auf der Auslösung des Krampfanfalls (Abb. 13.4). Untersuchungen, in denen Patienten mit realem und simuliertem EKT miteinander verglichen wurden, zeigten die Überlegenheit der EKT. Dies spricht auch gegen einen sog. Plazeboeffekt, d.h. die Wirksamkeit der EKT beruht nicht auf einem Scheineffekt, der durch die aufwendige Prozedur einschließlich der Narkose ausgelöst wird, sondern eben auf dem Krampfanfall. Die EKT beeinflußt neuroendokrine und neurohumurale Funktionen, die über den Hypothalamus gesteuert werden.

Durchgeführt wird die EKT heute in Allgemeinnarkose, d.h. in Zusammenarbeit von Anästhesist und Psychiater. Der Patient muß nüchtern sein. Er wird mit Atropin prämediziert. Durchgeführt wird eine Kurznarkose mit Atemmaske nach Einlegen eines Guedel-Tubus sowie eines Gummikeils zwischen die Zähne. Die Elektroden des Elektrokonvulsators können einseitig (unilateral) oder beidseitig (bitemporal) angelegt werden. Die elektrische Reizung dauert mei-

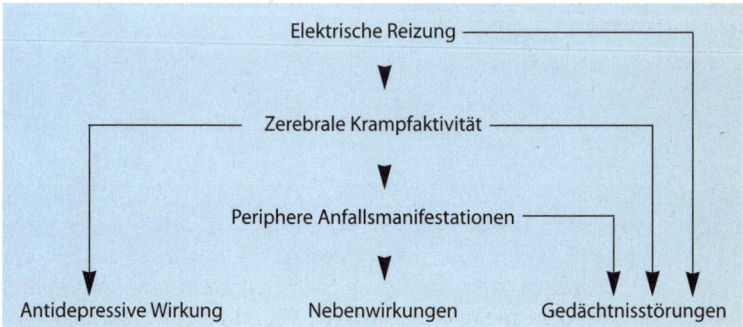

Abb. 13.4. Basale Wirkungsmechanismen der EKT. (Aus Ottoson 1987)

stens 8–10 s bis zur Auslösung des Krampfanfalls; angestrebt wird eine Krampfdauer von nicht weniger als 30 s. Um eine Remission der Symptomatik zu erreichen, sind meistens 8–12 Behandlungen erforderlich, wobei zwischen den einzelnen Anwendungen eine Pause von 48–72 h liegen sollte. Unmittelbar nach der EKT kann es zur Ausbildung eines hirnorganischen Psychosyndroms mit Desorientiertheit kommen, weswegen eine Überwachung durch eine Sitzwache für ca. 2 h erfolgen muß. Auch kommen Kopfschmerzen und Schläfrigkeit vor. Wichtig ist die Frage, ob Gedächtnisstörungen nach EKT bestehen bleiben. Gedächtnisstörungen in Form einer antero- und retrograden Amnesie sind in den ersten Wochen und Monaten nach EKT häufig, 6 Monate nach Beendigung der Behandlung aber deutlich seltener. Einzelne Untersuchungen weisen darauf hin, daß autobiographische Ereignisse bis zu 3 Jahren vor der EKT teilweise nur noch unvollständig erinnert werden. Strukturelle Hirnschäden, d. h. irreversible neuronale Veränderungen, konnten trotz zahlreicher Forschungen bisher nicht nachgewiesen werden. Die Mortalität der EKT liegt niedriger als die einer gewöhnlichen Narkose. Kontraindikationen sind zerebrale oder aortale Aneurysmen oder erhöhter intrakranieller Druck. Da es sich bei der EKT um eine akut wirkende Maßnahme handelt, ist nach Remission der Symptomatik eine fortführende medikamentöse Therapie erforderlich, um Rückfälle zu vermeiden. Die EKT wirkt nicht prophylaktisch. Die Nebenwirkungshäufigkeit kann durch unilaterale (einseitige) Elektrodenposition über der nicht-dominanten Hemisphäre verringert werden.

KAPITEL 14

Was kommt nach oder anstatt der psychiatrischen Klinik?

14.1
Von teilstationären zu komplementären Einrichtungen

Abgesehen von psychiatrischen Landeskrankenhäusern und psychiatrischen Stationen der Großkrankenhäuser, entstanden erst 1960 bei uns die ersten psychiatrischen teilstationären Einrichtungen in Form von Tageskliniken. Sie dienen dazu, einen vollstationären Aufenthalt entweder zu vermeiden oder zu verkürzen (Kriseninterventionsmodell, Rehabilitationsmodell), sofern die psychische Erkrankung des Patienten einen vollstationären Aufenthalt nicht zwingend notwendig macht. Außer der kostengünstigeren Behandlung (Pflegesatz), bleibt der Patient in seinem persönlichen Umfeld (Wohnung, Familie etc.) außerhalb der teilstationären Behandlungszeit, noch unterstützt von der immer häufiger werdenden Gemeinde- oder Bezirksnähe solcher Einrichtungen. So gibt es beispielsweise in Berlin eine universitäre Einrichtung, in Verbindung mit einem gemeinnützigen Verein, mit Tages- und Nachtklinik, Ambulanz, Tagesstätte und Wohngemeinschaften sowie einer arbeitstherapeutischen Werkstatt, die ausschließlich bezirksversorgend arbeitet. Auch in vollstationären Einrichtungen wird eine Stadtteilversorgung angestrebt und ist vielfach schon vorhanden. Eine psychiatrische Abteilung eines Krankenhauses versorgt dann mit teilstationären Einrichtungen (Tagesklinik, Nachtklinik), einer Ambulanz und komplementären Einrichtungen

(Wohngemeinschaften, Wohnheimen, Tagesstätten etc.) zusammen mit den niedergelassenen Ärzten ein sog. Standardversorgungsgebiet (SVG). Der sozialpsychiatrische Dienst sowie Kontakt- und Beratungsstellen komplettieren die gemeindenahe und am Bedarf orientierte Versorgung. Noch vor einigen Jahren sollte ein SVG 250 000 Einwohner umfassen; in den heutigen Überlegungen werden jedoch wesentlich kleinere Zahlen genannt.

Tagesklinik. Als Kriseninterventionstagesklinik (Vorsorge) oder/und Rehabilitationstagesklinik (Nachsorge) bietet sie eine Betreuung meist zwischen 8.00 und 16.30 Uhr an. Durch ein 8-h-Programm mit Gruppentherapie, Arbeits- und Beschäftigungstherapie, Sport- und Bewegungstherapie, Musiktherapie und verschiedenen, den Bedürfnissen und Fähigkeiten der Patienten angepaßten Gruppen (lebenspraktische Gruppe, Psychodrama), ist der Patient in einen „Arbeitstag an sich selbst" eingebunden. Die Abende und das Wochenende verbringt er in seinem üblichen sozialen Umfeld. Durch das meist vielfältige Programm arbeiten in der Tagesklinik viele verschiedene Berufsgruppen im Tagesklinikteam zusammen.

Für den Patienten sollte die Aufenthaltsdauer in einer Tagesklinik zeitlich begrenzt sein. Erweist sich ein solches therapeutisches Programm als Überforderung oder bei teilstationärer Durchführung als nicht ausreichend, ist eine vollstationäre Versorgung immer noch möglich.

Nachtklinik. Diese ist das Pendant zur Tagesklinik, jedoch mit einem reduzierten Programm. Sie öffnet ihre Tore gegen Abend und schließt sie am frühen Vormittag. Wie eingangs schon erwähnt, kann hier das Programm nicht so vielfältig sein wie z. B. in einer Tagesklinik, da es sich ja um die eigentliche Feierabendzeit des Patienten handelt und meist ab 22.00 Uhr Nachtruhe einzuhalten ist. Daher beschränkt man sich hier meistens auf das Erweitern und Erhalten lebenspraktischer Fähigkeiten, sozialer Kontakte sowie kleiner Aufräum- und Küchendienste. Um die vorhandenen sozialen Kontakte zu fördern bzw. wieder aufzubauen, muß genügend Freizeit vorhanden sein. Die Gruppenaktivitäten, meist auf freiwilliger Grundlage, sollen zur selbststrukturierten Freizeit anleiten.

Wie daraus bereits zu erkennen ist, dient eine Nachtklinik überwiegend zur Nachbehandlung vorzugsweise von Patienten mit chronischen psychischen Erkrankungen, also Langzeitpatienten in ungünstigen häuslichen Situationen, die jedoch tagsüber einer Beschäftigung oder Arbeit nachgehen. Die Rolle des Krankenpflegers in der Nachtklinik ist, ein therapeutisches Milieu zu schaffen, in dem der Patient sich mit ganz alltäglichen Dingen auseinandersetzen kann, wodurch seine gesunden Anteile gefördert werden sollen (soziotherapeutisches Vorgehen). An Wochenenden ist die Nachtklinik meist 24 h geöffnet, wobei ein Bereitschaftsdienst eine Nachtwache zumeist ersetzt.

Tagesstätte. Im Gegensatz zur Tagesklinik versteht sich die Tagesstätte eher als lebensbegleitende Einrichtung für chronisch psychisch Kranke. Sie bietet in der Öffnungszeit (9.00 bis 17.00 Uhr) eine Alternative zu den sog. Chronikerstationen der Landes- oder Großkrankenhäuser. Der Patient wohnt zu Hause oder in einem Wohnheim und nimmt hier an einem in der Regel einfach strukturierten Tagesablauf teil. Er findet neben einer sinnvollen Tätigkeit auch soziale Anerkennung und Geborgenheit und kann seine sozialen Kontakte befriedigen oder ausbauen. Eine medikamentöse oder psychotherapeutische Behandlung im engeren Sinne findet hier nicht statt, diese wird durch Ambulanzen oder niedergelassene Ärzte sichergestellt. Je nach Angebot arbeiten verschiedene Berufsgruppen in einem Team zusammen: Sozialarbeiter, Beschäftigungstherapeuten, Hauswirtschafterinnen, schon seltener Krankenpfleger. Das Gestalten eines angenehmen Milieus ist hier die Hauptaufgabe des Teams.

Psychiatrische Institutsambulanz. Ambulanzen an Universitätskliniken, Landeskrankenhäusern und anderen Großkliniken übernehmen die Langzeitbehandlung eines Patienten. Die Ambulanz – mit Ärzten, Krankenpflegern, Sozialarbeitern und Psychologen – begleitet den Patienten in seinem Leben mit der psychischen Erkrankung. Bei regelmäßigen Besuchen des Patienten kann therapeutisch oder medikamentös nachgesorgt und damit Rückfällen vorgebeugt werden. Bei Hausbesuchen kann der Patient in seinem eigenen Lebensraum erlebt und Hilfestellung (auch ggf. als Krisenintervention) gegeben werden. Ein möglichst mobiles Team ist die Voraussetzung.

Niedergelassene Ärzte. Der Hausarzt (Allgemeinmediziner) ist nicht selten die erste Anlaufstelle bei Auftreten einer psychischen Erkrankung, und er überweist dann ggf. zum Facharzt für Psychiatrie und Neurologie. Die niedergelassenen Ärzte übernehmen einen großen Teil der ambulanten Versorgung psychisch Kranker und schließen damit weiter die Lücke zwischen dem vollstationären, teilstationären und ambulanten Bereich.

Sozialpsychiatrischer Dienst am Gesundheitsamt. Dieser ist bezirklich orientiert, d.h. ein mobiles Team von Ärzten, Sozialarbeitern und in einigen Fällen auch Krankenpflegern übernimmt gemeindepsychiatrische, präventive und rehabilitative Aufgaben und häufig auch die Krisenintervention. Der sozialpsychiatrische Dienst wirkt der Isolation der psychisch Kranken entgegen und regt zur Selbsthilfe der Gemeinden an. Zusätzlich wird er im Rahmen der (Zwangs-) Unterbringung psychisch Kranker tätig (s. Kap. 15).

Wohngemeinschaften, betreutes Wohnen. Für psychisch Kranke, die auch in einer teilstationären Einrichtung überversorgt wären, für die ein selbständiges Wohnen in der eigenen Wohnung jedoch eine Überforderung darstellen würde, bietet sich die Möglichkeit von betreuten Wohngemeinschaften oder betreuten Einzelwohnungen. Meist sind es Sozialarbeiter, seltener vom Träger solcher Einrichtungen angestellte Krankenpfleger, die stundenweise die Betreuung übernehmen. Die medizinisch-psychiatrische Behandlung verbleibt bei Nervenärzten oder bei Ambulanzen.

14.2
Enthospitalisierung

Um den Prozeß der Enthospitalisierung zu erklären, müssen wir zunächst klären, was man in der Psychiatrie unter einem hospitalisierten Patienten versteht. Wir wissen aus unseren Fallbeispielen, daß es in den psychiatrischen Abteilungen verschiedene Formen von Stationen gibt. Die meisten unserer Fallbeispiele beschreiben den Krankheitsverlauf und die Pflege des Patienten auf einer Aufnahme- oder Akutstation. Es gibt jedoch Krankheitsbilder, die einen weniger günstigen Verlauf nehmen und einen deutlich längeren Aufenthalt auf einer Station erforderlich machen (meistens bestimmte Formen der schizophrenen Psychosen, seltener auch bei affektiven Psychosen).

Diese Patienten wurden zumeist auf sog. Chronikerstationen verlegt. Auch hier wiederum kam es vor, daß einige der chronisch psychisch kranken Patienten keine Besserung zeigten und an eine Entlassung nicht zu denken war oder Verlegungs- bzw. Entlassungsversuche scheiterten. So entwickelte sich im Laufe der Zeit eine Gruppe von Patienten, die z. T. Jahrzehnte auf diesen Stationen verweilte und bei denen mit zunehmenden Aufenthaltszeiten kaum jemand mehr an eine Verlegung oder gar an eine Entlassung dachte. Im Laufe der Zeit verloren diese Patienten mehr und mehr an Selbständigkeit und Selbstvertrauen und paßten sich zunehmend der Institution Klinik an. Vor allem ihre lebenspraktischen, selbstversorgenden Kompetenzen verschwanden aufgrund der „Rundumversorgung" und machten dem Betteln nach Taschengeld oder Zigaretten Platz.

Auch das Pflegepersonal trug hierzu bei, indem nicht die Selbständigkeit der Patienten gefördert wurde, teils aufgrund von Personalmangel (die sog. Chronikerstationen waren meist unterbesetzt, da es hier weniger Therapieangebote gab), teils aufgrund von unfreiwilliger Versetzung in diesen Bereich (geringe Motivation auf seiten der Mitarbeiter). Ebenso arbeiteten auf diesen Stationen im Verhältnis deutlich mehr Krankenpflegehelfer oder angelernte Hilfspfleger. Veränderungen, Umstrukturierungen, die auch meist mit erhöhtem Arbeitsaufwand verbunden sind, fanden hier, wenn es aufgrund der knappen Besetzung überhaupt dazu kam, nur ansatzweise statt.

Hinzu kam, daß es kaum Möglichkeiten gab, eine andere „Unterbringungsform" außerhalb der Klinik für die Patienten zu finden. Waren die Patienten zumindest ruhig, unauffällig und hatten ein „gewisses" Alter erreicht, bot sich die Möglichkeit, sie in ein Altenheim zu verlegen, was nur manchmal eine Verbesserung für den Patienten selbst darstellte.

Weiter oben (vgl. unter 14.1) beschrieben wir bereits die Formen des betreuten Wohnens in Wohngemeinschaften. Diese Form der Betreuung reichte jedoch nicht aus, um diese „hospitalisierten Patienten" draußen zu betreuen. Selbst wenn die Träger der Einrichtungen schon schwer chronisch kranke Patienten versorgten, mußte ein Mindestmaß an Selbstversorgung vom Patienten selbst getragen werden, da die WGs nur einige Tage in der Woche betreut wurden (aufgrund des auch hier geringen Personalschlüssels).

Erst im Zuge des Bettenabbaus in den Krankenhäusern und der dringend erforderlichen Kostensenkung im Gesundheitswesen kam die sog. Enthospitalisierung der Chronikerstationen in Gang. Einige Stationsteams und Träger von komplementären Einrichtungen hatten sich bereits vorher konzeptionell um den Aufbau und die Erweiterung des komplementären Versorgungssystems bemüht. Es galt nun eine intensive Zusammenarbeit zwischen Klinik, teilstationärer Einrichtung und komplementären Diensten zu bilden, um ein „sicheres Netz" für die Patienten zu schaffen. Und es mußten Finanzierungsmodelle entwickelt werden, die eine nötige 7-Tage-Betreuung zumindest für einen Übergangszeitraum sicherstellten. Neue Enthospitalisierungswohnplätze, zusätzlich zu den bestehenden Plätzen, wurden geschaffen.

Die Patienten wurden Schritt für Schritt in der Klinik auf ein Leben außerhalb der Institution vorbereitet. Kleinere Gruppen sollten sich mit geringer Unterstützung selber finden, damit die Kontakte untereinander und evtl. ein Gruppengefühl gestärkt werden konnten. Dies geschah in Form von Vorbereitungsgruppen, die sich v. a. mit lebenspraktischem Training, Koch- und Einkaufsgruppen, Ausflügen in den „neuen-alten" Kiez beschäftigten. Dies führte natürlich zu massiven Ängsten und auch zum Wiederaufflammen der psychopathologischen Symptomatik bei den Patienten. Man stelle sich vor, 20 oder mehr Jahre die Klinik nicht verlassen, geschweige denn einen Supermarkt betreten zu haben! Sowohl beim Pflegepersonal der Klinik als auch bei den Mitarbeitern von „draußen" gab es Vorbehalte ganz unterschiedlicher Art, sich in der Arbeit mit der Klientel einander anzunähern und gemeinsam Konzepte zu entwickeln.

Ein tragendes Element bei der praktischen Enthospitalisierung ist die Beziehungskontinuität, so wurde z. T. mit **Übergangspflege** gearbeitet, d. h. in den ersten Wochen arbeiteten Wohngemeinschafts-Betreuer und Klinikpersonal gemeinsam mit den Patienten in deren neuen Lebensbereich außerhalb der Klinik. Ging es zu Anfang in den Wohngruppen um die Eingewöhnung in die neue Umgebung und ein Schritt-für-Schritt-Wiedererlangen der lebenspraktischen Fähigkeiten, so spielt eine zentrale Rolle auch die Selbstbestätigung über eine Beschäftigung. Da die meisten Patienten nicht in der Lage waren, an den ohnehin spärlich angebotenen Arbeitsprojekten teilzunehmen, mußten auch hier neue Projekte geschaffen werden, die den Ressourcen der Patienten angepaßt waren und z. T. eher einem Tagesstätten-

programm gleich kamen. Unterstützend wirkte sich hier die Vorbereitung in der Klinik auch in der Arbeits- bzw. Beschäftigungstherapie aus.

Im Laufe des „Draußenwohnens" wurden einige Patienten durch
die Wohnsituation im engen Miteinander in einer WG überfordert.
So kam es in Krisensituationen auch zu Rückverlegungen in die Klinik. Es mußten andere Wohnformen gefunden werden, wie z. B. das
betreute Einzelwohnen in der Enthospitalisierung. Aber nur bei sehr
wenigen Patienten erwies sich eine Rückverlegung in ein Heim für
chronisch psychisch Kranke auf Dauer als der einzige Weg. Daß dies
nicht die „Endstation" sein muß, beweist das Bemühen der Mitarbeiter der Heime auch in diesen Einrichtungen modernere Pflegekon-
zepte anzuwenden.

Durch die Maßnahmen der Enthospitalisierung aus den Kliniken
und damit einhergehender Reduzierung oder gar Auflösung der
Chronikerstationen findet eine Annäherung der Klinik an den
komplementären Bereich statt und eine zunehmende Vernetzung mit
den bezirklichen Diensten und Einrichtungen, die es in dieser Form
bisher nicht gegeben hat. Diese Zusammenarbeit, die übrigens auch
auf finanziellen Druck hin entstand (Einsparungen im Gesundheitswesen), bietet zunehmend auch der Berufsgruppe der Pflegekräfte
neue Arbeitsfelder in multiprofessionellen Teams außerhalb des
Krankenhauses.

KAPITEL 15

Rechtliche Aspekte in der Psychiatrie **15**

Hinsichtlich rechtlicher Aspekte in der Psychiatrie können im wesentlichen 3 Schwerpunkte gesetzt werden:

- Unterbringung in einer psychiatrischen Klinik gegen den Willen des Betroffenen;
- Errichtung einer Betreuung für psychisch Erkrankte;
- eingeschränkte oder aufgehobene strafrechtliche Verantwortlichkeit bei Begehen einer Straftat durch einen psychisch Erkrankten.

Zunächst soll die **Unterbringung** behandelt werden. Das Recht auf Freiheit der Person ist im Grundgesetz in Artikel 2 und 104, Absatz 2 garantiert; eine Einschränkung dieses Rechts muß gesetzlich geregelt werden. Diese Regelung ist bisher auf Länderebene erfolgt, eine bundeseinheitliche Regelung steht noch aus. Im folgenden wird das „Thüringer Gesetz zur Hilfe und Unterbringung psychisch Kranker (ThürPsychKG) vom 02.02.1994 zugrundegelegt.

Bevor die eigentlichen Unterbringungsformalitäten geregelt werden, wird im zweiten Abschnitt dieses Gesetzes besonders darauf hingewiesen, daß es Ziel der **„vorsorgenden Hilfen"** sei, „durch frühzeitige Beratung und Betreuung sowie durch Vermittlung und Durchführung geeigneter Maßnahmen, insbesondere von ärztlicher Diagnostik, geistige oder seelische Erkrankungen oder Störungen von erheblichem Ausmaß rechtzeitig zu erkennen und durch geeignete und ausreichende Behandlung eine Unterbringung des psychisch Kranken entbehrlich zu machen. Die nachsorgenden Hilfen sollen dem psychisch Kranken nach einer stationären Behandlung die Wiedereingliederung in selbstverantwortliches Leben in der Gemeinschaft erleichtern und eine erneute Unterbringung verhüten." Das heißt konkret, daß z. B. der sozialpsychiatrische Dienst versucht, Kranke möglichst frühzeitig einer ambulanten Behandlung zuzuführen, um eine Unterbringung zu vermeiden; nach einer Unterbringung muß durch Maßnahmen und weitere Behandlung unbedingt versucht werden, eine erneute Unterbringung zu vermeiden.

Der Gesetzgeber legt also nachdrücklichen Wert darauf, alle möglichen Maßnahmen auszuschöpfen, die eine Unterbringung – und damit eine wesentliche Einschränkung der Freiheit – verhindern könnten.

In Paragraph 6 wird in Absatz 1 zunächst die Voraussetzung der Unterbringung geregelt: „Ein psychisch Kranker kann gegen seinen Willen oder seine Zustimmung in einem psychiatrischen Krankenhaus oder in der psychiatrischen Abteilung eines Krankenhauses, auch in einem abgeschlossenen Teil, untergebracht werden, wenn und solange in Folge seines Leidens sein Leben, seine Gesundheit oder Rechtsgüter anderer erheblich gefährdet sind und die Gefahr nicht anders abgewendet werden kann. Eine Unterbringung kann auch in einer sonstigen geeigneten Einrichtung erfolgen, soweit diese durch einen Psychiater oder einen in der Psychiatrie erfahrenen Arzt geleitet oder mitgeleitet wird."

Das Wesentliche dieses Paragraphen ist die sog. erhebliche Selbst-(d.h. Suizid- oder auch Selbstverstümmelungs-) und Fremdgefährdung (d.h. Verletzung oder gar Tötung anderer). Aber auch bei ernsthafter Gefährdung der Gesundheit, z.B. bei stetig weiterschwelender chronischer Psychose mit deutlich ausgeprägten Defektzuständen, ist eine Unterbringung möglich. Der erste Fall ist jedoch deutlich häufiger. Bei der Unterbringung selbst sind mehrere Bestimmungen mit dem Ziel enthalten, einen Mißbrauch dieser Maßnahmen zu verhindern. Zunächst ist eine Unterbringung eine gerichtliche Maßnahme, sie wird auf schriftlichen Antrag des sozialpsychiatrischen Dienstes vom Amtsgericht angeordnet. Normalerweise, d.h. an Wochentagen, kommt ein Arzt des sozialpsychiatrischen Dienstes, um die sog. vorläufige Unterbringung anzuordnen. Diese vorläufige Unterbringung muß aber spätestens bis zum Ablauf des auf die Unterbringung folgenden Tages im Rahmen einer mündlichen Verhandlung, die meist in der Klinik stattfindet, vom Richter bestätigt oder aufgehoben werden. Der ärztliche Mitarbeiter des sozialpsychiatrischen Dienstes muß aber unverzüglich einen Antrag auf Unterbringung beim zuständigen Gericht stellen. Ein medizinischer Sachverständiger, meist der behandelnde Arzt, wird ebenfalls gehört. Mit dieser Unterbringung muß auch der Tag des Auslaufens der Unterbringung, häufig nach 2–4 Wochen, festgelegt werden. Ist eine weitere Unterbringung notwendig, muß eine erneute Verhandlung entsprechend der ersten durchgeführt werden. In Nachtdiensten oder an Wochenenden und Feiertagen ist sowohl beim sozialpsychiatrischen Dienst als auch beim zuständigen Gericht eine Rufbereitschaft eingerichtet. Es werden auch „besondere Sicherungsmaßnahmen", wie 1. Beschränkung des Aufenthaltes im Freien, 2. Wegnahme von Gegenständen, 3. Absonderung in einem besonderen Raum und 4. Fixierung, geregelt. Diese Maßnahmen sind nur zulässig, „wenn die gegenwärtige erhebliche Gefahr besteht, daß der Untergebrachte sich selbst tötet oder ernsthaft verletzt, daß er gewalttätig wird oder daß er die Einrichtung ohne Erlaubnis verlassen wird und wenn dieser Gefahr nicht anders begegnet werden kann" (§ 12 Abs. 1).

Der zweite in diesem Zusammenhang wichtige Komplex stellt die **Betreuung** dar. Die gesetzlichen Voraussetzungen für die Einrichtung einer Betreuung sind in § 1896 I des BGB benannt. Voraussetzung für die Einrichtung einer Betreuung sind schwerwiegende psychische Krankheiten, geistige oder seelische (und auch körperliche) Behinderungen. Diese Voraussetzungen können nur dann zur Betreuung führen, falls ein Betroffener deshalb seine Angelegenheiten ganz oder teilweise nicht besorgen kann. Eine Betreuung sollte dabei nur die letzte mögliche Maßnahme sein, andere Hilfsmöglichkeiten, z. B. Bevollmächtigungen, haben Vorrang.

Die Aufgabenkreise können umfangreich oder sehr begrenzt sein, je nach den individuellen Erfordernissen. Mögliche Beispiele sind:

- Fürsorge für eine Heilbehandlung
- Organisation ambulanter Hilfen zur häuslichen Versorgung
- Regelung von Mietangelegenheiten
- Geltendmachen von Rechten
- Entgegennahme und Öffnen der Post
- Vertretung gegenüber Behörden
- Entscheidung über freiheitsentziehende Maßnahmen und deren Kontrolle
- Einteilung, Verwendung und Verwaltung der Einkünfte
- Aufenthaltsbestimmung
- Entscheidungen über Untersuchungen und Operationen

Im Verfahren selbst muß beim zuständigen Vormundschaftsgericht eine Betreuung angeregt werden. Im Prinzip kann jeder eine Betreuung anregen, meist geht dies aber von Angehörigen, ferner auch von Krankenhäusern oder Sozialdiensten aus. Das Vormundschaftsgericht muß eine richterliche Anhörung durchführen, ein Sachverständigengutachten einholen und die örtliche Betreuungsbehörde verständigen, die Gelegenheit zur Äußerung erhält. Betroffene, die sich nicht ausreichend selbst äußern können, erhalten einen eigenen Verfahrenspfleger, der zusätzlich Stellung nimmt. Nach Durchführung aller Verfahrensschritte entscheidet ausschließlich das Gericht, ob eine Betreuung einzurichten ist. In diesem Fall wird ein Betreuer bestellt, der die gerichtlich festgelegten Aufgabenkreise wahrnimmt. Gegen diese vormundschaftsgerichtliche Entscheidung sind Rechtsmittel zulässig. Die Betreuung endet, wenn ihre Voraussetzungen wegfallen. **Eine Überprüfung muß mindestens alle 5 Jahre erfolgen.**

Der dritte wichtige Komplex, die **strafrechtliche Verantwortlichkeit** von psychisch Kranken, wird im Strafgesetzbuch in den Paragraphen 20 und 21 geregelt. Diese seien hier kurz zitiert:

- Paragraph 20: „Schuldunfähigkeit wegen seelischer Störungen Ohne Schuld handelt, wer bei Begehung der Tat wegen einer krankhaften seelischen Störung, wegen einer tiefgreifenden Bewußtseinsstörung oder wegen Schwachsinns oder einer schweren anderen seelischen Abartigkeit unfähig ist, das Unrecht der Tat einzusehen oder nach dieser Einsicht zu handeln."
- Paragraph 21: „Verminderte Schuldfähigkeit. Ist die Fähigkeit des Täters, das Unrecht der Tat einzusehen oder nach dieser Einsicht zu handeln, aus einem der im Paragraph 20 bezeichneten Gründe bei Begehung der Tat erheblich vermindert, so kann die Strafe nach Paragraph 49 Absatz 1 gemildert werden."

Unter „krankhafter seelischer Störung" sind psychiatrische Krankheitsbilder im engeren Sinne (organische und endogene Psychosen) zu verstehen. Mit „tiefgreifender Bewußtseinsstörung" sind Bewußtseinsveränderungen bei affektiver Erregung, Schreck, Übermüdung und Erschöpfung gemeint (auch als „affektiver Ausnahmezustand" bezeichnet), unter „Schwachsinn" wird geistige Behinderung verstanden. Der Begriff der „schweren seelischen Abartigkeit" umfaßt Neurosen, Persönlichkeits- und Sexualstörungen. Wichtig ist die Feststellung, ob zur Tatzeit die Einsichts- und/oder Steuerungsfähigkeit vermindert oder aufgehoben war. In der Regel wird eine solche Beurteilung zunächst durch einen psychiatrischen Sachverständigen erfolgen. Das Gericht allein entscheidet aber dann, ob Paragraph 20 oder 21 zutrifft oder nicht. Für die Beurteilung in einem Gutachten kann zunächst die stark vereinfachende Faustregel gelten: Aufgehobene oder verminderte Schuldfähigkeit ist wahrscheinlich bei organischen oder endogenen Psychosen, bei Persönlichkeitsstörungen und Neurosen jedoch nur in Ausnahmefällen anzuerkennen.

Paragraph 63 StGB regelt, ob – falls Paragraph 20 oder 21 zutreffen – eine Unterbringung in einem psychiatrischen Krankenhaus (meist in einer sog. forensischen Abteilung) erfolgt. Dies hängt davon ab, ob weitere „erheblich rechtswidrige Taten" zu erwarten sind und der Betreffende „deshalb für die Allgemeinheit gefährlich ist".

Besondere Bestimmungen gibt es für Jugendliche, Süchtige, für die Beurteilung der Geschäftsfähigkeit und in bezug auf das Eherecht; darauf soll an dieser Stelle nicht eingegangen werden.

Anhang

Bogen für Pflegepersonal zur Beschreibung epileptischer Anfälle

1. Vor- und Zuname des Kranken: Genaue Bezeichnung von Ort und Zeit des Anfalls (Zimmer, Diele, Treppe, Garten): Uhrzeit:

2. Die näheren Umstände des Anfalls: z.B. im Liegen, Sitzen, Stehen, aus dem Schlaf, beim Essen oder bei der Arbeit oder durch aufreizende Vorkommnisse; Vorboten und deren Dauer, z.B. Zuckungen, Empfindungen, Wahrnehmungen, Angst.

3. Beginn des Anfalls: Zeigte der Kranke ein sonderbares Verhalten? (Aufschreien, plötzliches Hinstürzen, langsames Zusammensinken, Veränderung des Blickes, Vor-sich-Hinstarren)

4. Art der krankhaften Muskelzuckungen: In welchem Körperbereich setzten sie ein? Wie verbreiteten sie sich über den Körper? Mundbewegungen: Lippenlecken, Kauen, Schlecken, Schmatzen, Schnüffeln? Reibe- und Wischbewegungen?

5. Veränderungen der Gesichtsfarbe: Rötung, Blässe oder blieb die Farbe unverändert? Schweißausbruch? Speichelfluß? Atemstillstand?

6. Schaum vor dem Mund: weiß oder blutig verfärbt? Zungenbiß? Wo: Zungenrand, rechts, links, Spitze?

7. Verhalten der Augen: Waren die Augenlider geschlossen oder wurden die Augäpfel nach einer Richtung bewegt? Zuckungen der Augäpfel?

8. Verhalten der Pupillen: Waren sie weit, mittelweit oder eng? Wurden sie enger beim Einfallen des Lichts oder blieben sie unverändert? (Art der Lichtquelle: Tages-, Sonnen-, künstliches Licht, Taschenlampe)

9. Prüfung des Gefühls während des Anfalls: Verzog der Kranke das Gesicht bei Nadelstich oder beim Kneifen der Haut, beim Ziehen am Haar?

10. Bestreichen der Fußsohle in der Richtung der großen Zehe (sog. Babinski-Zeichen mit einem stumpfen Gegenstand) (ob Auf- oder Abwärtsbewegung der großen Zehe erfolgt). Vorübergehende Lähmung?

11. Zustand nach Ablauf des Krampfanfalls: Wurde auf Fragen geantwortet? Herumnesteln an der Kleidung oder sonstige Zeichen von Verwirrtheit? Schlaf nach dem Anfall?

12. Verunreinigungen mit Stuhl oder Urin?

13. Dauer des Anfalls (nach Sekunden oder Minuten)?

14. Äußere Verletzung während des Anfalls: Sitz und Art der Verletzung?

Sonstige Bemerkungen

Uhrzeit der Eintragung:

Name des Beobachters:

Tätigkeitsmerkmale für Krankenpflegepersonal in der Psychiatrie (erarbeitet von der zentralen Arbeitsgruppe der Fachgruppe Psychiatrie im DBfK) (Auszüge)

DBfK (Deutscher Berufsverband für Krankenpflege)

1. Allgemeines zum Beruf von Krankenschwester/-pfleger und Kinderkrankenschwester/-pfleger in der Psychiatrie. Die Krankenschwester/ der Krankenpfleger, die Kinderkrankenschwester/der Kinderkrankenpfleger in der Psychiatrie/Psychosomatik ist zuständig für die fachgerechte umfassende, geplante Pflege des psychisch Erkrankten.

Psychiatrische Pflege berücksichtigt die psychischen, sozialen, pädagogischen und kulturellen Aspekte und die Situationen des Einzelnen und der Familie.

Grundlage der psychiatrischen Pflege ist die Alltagssituation des kranken Menschen und seine Beeinträchtigung in den lebenspraktischen Fähigkeiten (Alltagsfähigkeiten).

Psychiatrische Pflege befaßt sich mit den lebenspraktischen Fähigkeiten (Alltagsfähigkeiten) und deren Erhaltung, Anpassung oder Wiederherstellung.

Umfassende Pflege kann allgemeine und spezielle Pflege und die entsprechenden therapeutischen, kommunikativen und betrieblichen Anteile erfordern.

Die Pflege wird nach dem Pflegeprozeß (Pflegeanamnese, Pflegeziele, Pflegeplan, Pflegedokumentation) durchgeführt.

2. Grundlegende Aufgaben von Krankenschwester/-pfleger, Kinderkrankenschwester/-pfleger in der Psychiatrie. Allgemein (Alltagspflege): Die Schwester/der Pfleger hat bei der Pflege des Patienten/ Klienten folgende Aufgaben:

- die persönliche Entwicklung und die Lebenssituation des Patienten/Klienten berücksichtigen,
- seine häusliche Umgebung miteinbeziehen – ihm gegenüber Gesprächsbereitschaft zeigen,
- seine Interessen herausfinden,

- ihm die Auseinandersetzung mit der Geschlechterrolle und mit sexuellen Fragen ermöglichen,
- ihm bei der Auseinandersetzung mit Sinnfragen und Selbstverständnis behilflich sein,
- seine Selbständigkeit fördern.

Förderung der lebenspraktischen Fähigkeiten (Alltagsfähigkeiten): Das Pflegepersonal fördert beim Patienten/Klienten die Fähigkeit zur selbständigen Bewältigung des Alltags in folgenden Bereichen:

- Essen, Trinken,
- Ruhen, Schlafen,
- Körperpflege,
- Nähen, Waschen, Bügeln,
- Nahrung zubereiten (Kochen, Backen),
- hauswirtschaftliche Geräte gebrauchen,
- Einkäufe für den täglichen Bedarf,
- Fortbewegungs- und Verkehrstraining,
- Einteilung des Tages- und Wochenablaufs,
- Freizeitgestaltung und Beschäftigung,
- Gestaltung von Ausflügen und Urlaub,
- Kennenlernen der Umgebung,
- Einhalten von Absprachen,
- Kontaktaufnahme zu Mitmenschen,
- Beziehungsaufnahme zu Bekannten,
- Gestaltung des eigenen Umfeldes,
- Mann oder Frau sein,
- Kontaktaufnahme mit Behörden,
- Inanspruchnahme sozialer Rechte,
- Stärkung von Selbstbewußtsein.

3. Allgemeine Pflege. Die allgemeine Pflege von Patienten/Klienten umfaßt folgende Aufgaben:

- Aufnahme, Beobachtung und Entlassung,
- Gestaltung der Atmosphäre,
- Erkennen und Beurteilen des physischen und psychischen Zustandes,
- Kommunikation zwischen Personal und Patienten fördern,
- Beratung und Information,

- Hilfestellung in Abhängigkeit von der Einschränkung geben,
- Ansprechpartner sein,
- Kontakt zu Angehörigen und Partnern vermitteln.

4. Spezielle Pflege. Die spezielle Pflege von Patienten/Klienten umfaßt folgende Aufgaben:

- Erkennen von krankheitsbedingten Einschränkungen,
- Wahrnehmen, Stärken und Fördern der gesunden Anteile,
- Hilfestellung bei krankheitsbedingten Schwierigkeiten,
- Durchführung von Prophylaxen und bestimmten Pflegetechniken,
- psychische Entlastung durch zielgerichtete Gespräche,
- Hilfestellung bei Reflexion von Verhaltensweisen,
- Erkennen von Veränderungen im Befinden,
- Hilfe bei lebensbedrohlichen Zuständen,
- Anleitung zum Leben mit krankheitsbedingten Einschränkungen,
- Begleitung zu den verschiedenen Therapien,
- Vermittlung und Begleitung zu Selbsthilfegruppen, Übergangseinrichtungen und nach Hause.

5. Therapeutische Maßnahmen. Das Pflegepersonal hat folgende Aufgaben:

- Beobachtung von Wirkungen therapeutischer Maßnahmen,
- Mitwirkung bei diagnostischen Maßnahmen,
- Mitwirkung bei therapeutischen Maßnahmen,
- Mitwirkung an der Überprüfung und Erstellung der Diagnose,
- Mitwirkung bei der Auswahl der Medikamente und Therapien,
- Vergabe von Medikamenten und Injektionen (s.c., i.m.),
- Hilfestellung bei bestimmten Injektionen (z. B. i.v.) und Infusionen,
- Durchführung von Verordnungen.

6. Kommunikation. Das Pflegepersonal hat folgende Aufgaben:

- Einbeziehen des sozialen Umfeldes in die Pflege,
- Mitwirkung und Einrichtung von Aktions- und Neigungsgruppen,
- Erkennen und Beurteilung von Verhaltensweisen in der Gruppe,
- Abstimmen der Pflegeziele und der therapeutischen Ziele,
- Organisation und Durchführung von Stationsversammlungen,
- Organisation und Durchführung von Pflegebesprechungen (patientenzentriert, mitarbeiterzentriert),
- Besprechungen mit anderen Berufsgruppen, die zum Team gehören,
- Teilnahme an Supervision,
- Kontakte zu anderen Berufsgruppen,
- Kontakt zu außerstationären Therapien,
- Kontakt zu anderen Einrichtungen und Diensten.

7. Betriebliche Aufgaben. Die Pflege umfaßt folgende Punkte:

- Dokumentation der Pflegeplanung und der damit verbundenen Informationen,
- Dokumentation administrativer Daten,
- Aufstellen und Überwachen von Dienstplänen,
- Anleitung neuer Mitarbeiter und Schüler,
- Anforderung und sachgemäße Lagerung von Medikamenten und Pflegeutensilien,
- Verwaltung und Ersatzbeschaffung von Gütern und Inventar,
- Beachtung der Unfallverhütungs- und Brandvorschriften,
- Überwachung der Hygienevorschriften,
- Teilnahme an Fort- und Weiterbildung.

Zentrale Arbeitsgruppe der Fachgruppe Psychiatrie (ZAP) im Deutschen Berufsverband für Krankenpflege (DBfK) Koordinator: Lutz Feigner, Bildungszentrum Essen, Königgrätzstr. 12, 45108 Essen 1, Tel. (0201) 28 55 99.

Weiterführende Materialien und Literatur

Im Text haben wir um der besseren Lesbarkeit willen auf Literaturangaben verzichtet. Als Referenzwerke für Mentoren und Dozenten, die ggf. auch zur Vertiefung verwendet werden können, seien hier genannt die Lehrbücher *Psychiatrie und Psychotherapie* von R. Tölle (10. Aufl. 1994, Springer-Verlag) und *Therapie psychiatrischer Erkrankungen*, hrsg. von H.-J. Möller (Enke-Verlag, 1993).
Als Handbuch haben wir die von K.P. Kisker et al. herausgegebene *Psychiatrie der Gegenwart* (8 Bände, 3. Auflage 1986 ff., Springer-Verlag) verwendet.

Als weiterführende Literatur für diejenigen, die bereits erste Erfahrungen in der psychiatrischen Praxis gemacht haben, möchten wir aber v. a. die *Praktische Klinikpsychiatrie* von K. Ernst (2. Auflage 1988, Springer-Verlag) mit hilfreichen Kommentaren für den Klinikalltag empfehlen.

Knapp und leicht verständlich, dabei aber nicht oberflächlich, informiert A. Finzen über *Medikamentenbehandlung bei psychischen Störungen – Leitlinien für den psychiatrischen Alltag* (10. Auflage, 1995, Psychiatrieverlag).

Wer sich systematisch mit den für die psychiatrische Krankenpflege wichtigen Bereichen Pflegeplanung und Pflegedokumentation beschäftigen möchte, kann dies mit dem Buch *Pflegeplanung in der Psychiatrie* von I. Needham tun (2. Auflage 1991, Recom-Verlag).

G. Junkunz, A. Wallner: *Aufgaben psychiatrischer Pflege – Kommentar zur Aufgabenbeschreibung für die Krankenpflege laut Psychiatrie-Personalverordnung* (PSYCH-PV, Sommerberg-Verlag 1996). Erhältlich über Smith Kline Beecham Pharma GmbH, Leopoldstr. 175, 80804 München (v. a. für Mentoren nützlich, mit sehr detaillierter Beschreibung pflegerischer Tätigkeiten in der Psychiatrie).

H. Müßigbrot, S. Kleinschmidt, A. Schürmann et al. *Psychische Störungen in der Praxis – Leitfaden zur Diagnostik und Therapie in der Primärversorgung nach dem Kapitel V (F) der ICD-10*, Verlag Hans Huber: Bern, 1996. Ebenfalls für Mentoren und Ausbilder sehr hilfreich, da hier die Kategorien psychischer Erkrankungen nach ICD-10 für den großen Bereich der allgemeinmedizinischen Praxis brauchbar gemacht werden.

R. Saupe, A. Diefenbacher *Praktische Konsiliarpsychiatrie und -psychotherapie.* Enke-Verlag: Stuttgart 1996. Dieses Buch, auch für Mentoren und Ausbilder gedacht, informiert praxisorientiert über Umgang und Behandlung von körperlich kranken Patienten auf internistischen und chirurgischen Stationen im Allgemeinkrankenhaus, die zusätzlich an psychischen Störungen leiden.

Als **Periodikum** sei auf die vom Deutschen Berufsverband für Krankenpflege (DBfK) monatlich herausgegebene Zeitschrift *Krankenpflege* verwiesen, in der der psychiatrische Bereich adäquaten Raum neben den übrigen medizinischen Fachrichtungen findet. Der DBfK bietet überdies ein breites Fortbildungsangebot mit speziellen fachbezogenen Arbeitsgruppen an (Adresse: s. Anhang B).

Eine weitere Zeitschrift ist die *Psychiatrische Pflege* (Thieme-Verlag).

Videofilme

Schizophrenie: Leben mit einer Krankheit (ca. 35 min) (erhältlich bei Jannsen-Cilag, z. Hdn. Frau I. Michels, PF 210440, 41457 Neuss).

Der Weg in ein neues Leben – Neue Wege aus der Alkoholabhängigkeit (ca. 50 min) (erhältlich bei Lipha Arzneimittel GmbH, Zeche Katharina 6, 46307 Essen).

Film-/Videokatalog der Bundesärztekammer (Schutzgebühr DM 20, erhältlich bei Bundesärztekammer, Herbert-Lewin-Str. 1, 50931 Köln, enthält über 400 geprüfte Fortbildungsvideos etc., u. a. auch zu Themen der Psychiatrie und Nervenheilkunde).

Schlagwortverzeichnis